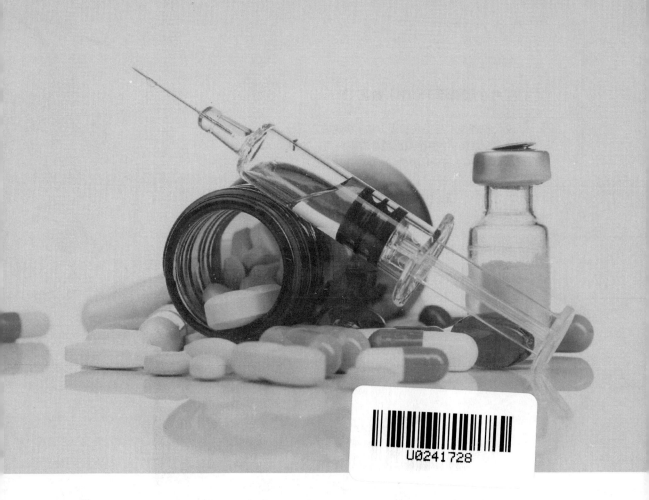

U0241728

现代护理技术与疾病护理方法

李建波 刘 畅 齐 越 主编

中国纺织出版社有限公司

图书在版编目（CIP）数据

现代护理技术与疾病护理方法 / 李建波，刘畅，齐
越主编. -- 北京：中国纺织出版社有限公司，2023.7
ISBN 978-7-5229-0767-3

Ⅰ.①现… Ⅱ.①李…②刘…③齐… Ⅲ.①护理学
Ⅳ.①R47

中国国家版本馆CIP数据核字（2023）第136117号

责任编辑：傅保娣　　责任校对：高　涵　　责任印制：王艳丽

中国纺织出版社有限公司出版发行
地址：北京市朝阳区百子湾东里A407号楼　邮政编码：100124
销售电话：010—67004422　传真：010—87155801
http://www.c-textilep.com
中国纺织出版社天猫旗舰店
官方微博 http://weibo.com/2119887771
三河市宏盛印务有限公司印刷　各地新华书店经销
2023年7月第1版第1次印刷
开本：787×1092　1/16　印张：13.75
字数：330千字　定价：88.00元

编 委 会

前　言

随着医学科学技术的迅猛发展，专科诊疗新业务、新技术不断应用于临床，同时，随着护理模式的转变和整体护理观的确立，对护士的专科知识、技术水平、业务素质及人文素养等提出了更高的要求。本书在编写中本着科学、严谨、创新的态度，融入了长期临床实践的经验积累及研究成果，阐述了先进的以人为本的护理理念，在引用各系统疾病诊断、治疗等现代治疗理论的基础上，着重介绍了疾病的护理问题。

本书重点讲述了临床各科常见病的护理，包括急诊、危重症护理，临床常见疾病内科护理等，最后阐述了儿科疾病护理、中医护理及康复护理等，在内容上力求先进性和科学性，突出实用性，希望能成为广大护理同仁的一本工具书。参编的各位作者紧密结合国家医疗卫生事业的最新进展，紧跟国际护理学发展的步伐，贴近护理工作实际，参考了大量的护理学文献，去粗取精，去伪存真，为护理工作增添了新观点和新内容。

在编写过程中，尽管我们参阅了大量的文献，但由于时间和篇幅有限，加上医学技术的不断发展，难免存在不妥之处，望广大读者给予批评指正，我们会不断改进，谢谢。

编　者
2023 年 4 月

目 录

第一章

急诊护理

第一节　现场急救中的护理

院前救援中护理人员主要的职责是配合其他救援人员对伤病员的病情进行迅速、准确的评估，做出初步诊断，处理致命病因与症状，并将伤病员迅速安全地转运。

一、现场护理体检

救援人员到达抢救现场后，护理人员首先应迅速配合处理直接威胁伤员生命的伤情或症状。同时迅速对伤员进行护理体检，判明损伤部位和伤情程度，检伤分类，从而为现场救援的初步处置及安全转运提供资料。

（一）生命体征

1. 呼吸

首先检查呼吸道是否通畅，注意观察呼吸频率、节律、深浅度，有无叹息样呼吸、呼吸暂停、被动呼吸体位及呼吸困难，有无"三凹征"及发绀。

2. 脉搏

测量脉率、脉律以及脉搏强弱。常规触摸桡动脉，桡动脉不能扪及者触摸颈动脉或股动脉。脉搏微弱或触摸困难常提示病员血容量不足和心功能不良。

3. 血压

血压是反映机体生命活动的重要指标。常测量肱动脉压，若双侧上肢损伤，无法测量肱动脉压，应测量腘动脉压。其压力值比上肢动脉压高 2.6~4.0 kPa（20~30 mmHg）。血压过高时需立即控制，血压过低或脉压缩小则提示有大量出血或休克存在。

4. 体温

首先用手触及病员肢体，测试其有无皮肤湿冷、发凉，并观察有无皮肤花纹出现，若肢端冰凉、发绀，且有皮肤花纹出现，提示休克存在。必要时或伤情许可，可用体温计直接测腋下温度。

（二）意识

根据病员对刺激（语言或疼痛）所产生的觉醒反应程度、觉醒水平及维持觉醒时间来判断意识状态。意识状态的改变是脑功能损害的基本表现，其程度一般与脑功能障碍的程度相应，故早期认识意识障碍并发现其原因，进行及时抢救，是挽救伤员生命的关键。

（三）瞳孔

观察伤员的瞳孔时应注意其瞳孔大小和对光反射。颅脑损伤者常发生颅内压增高而导致脑疝，观察瞳孔变化可及时发现脑疝，为救援处理提供信息。

（四）头部体征

1. 头颅骨

头部皮肤及颅骨是否完整，有无血肿或凹陷。

2. 面部

面色是否苍白、发绀或潮红，有无大汗。

3. 口

口唇色泽是否正常，有无发绀现象（注意区别口部化妆着色存在的假象），口腔内有无呕吐物、血液，唇、舌、牙龈等有无损伤，有无脱落的牙齿，如发现牙齿松脱或戴有活动性假牙要及时清除，并注意有无舌根后坠，若舌后坠影响呼吸，应立即放置口咽通气管。

4. 鼻

鼻的完整性，鼻腔是否通畅，有无呼吸气流，有无血性液或脑脊液自鼻孔流出。

5. 眼

观察眼球表面及晶状体有无出血、充血，视力如何，眼缘是否完整。

6. 耳

耳道中有无异物，听力如何，有无血性液或脑脊液自耳道流出，耳郭是否完整。

（五）颈部

仔细检查颈前部有无损伤、出血、血肿，气管位置是否居中，有无偏移。

（六）脊柱

对创伤伤病员在未确定是否存在脊髓损伤的情况下切不可盲目搬动。令伤病员活动手指和足趾，如活动消失，保持伤病员平卧位，用指腹自颈后沿后正中线从上到下按压，询问是否有疼痛；触摸、检查有无肿胀或形状异常，四肢有无麻木和运动障碍。如疑有颈椎骨折，侧翻伤病员时应保持脊柱轴线位，以免加重损伤。

（七）胸部

胸部叩诊可初步判断胸腔有无积液、积气。检查锁骨有无异常隆起或变形，在其上稍施压力，观察有无压痛，以确定有无骨折并定位；检查胸部在吸气时两侧胸廓是否扩张对称，胸部有无创伤、出血或可见畸形；双手平开，轻轻在胸部两侧稍加压力，检查有无肋骨骨折。

（八）腹部

观察腹壁有无伤口、内脏脱出、出血或畸形；腹壁有无压痛或肌紧张；若腹部为开放性损伤，流出粪水样液体为外伤性肠穿孔，流出黄色或红色血液为十二指肠或胆道损伤，流出鲜红色血液为腹腔内实质器官损伤。

（九）骨盆

两手分别放在病员髋部两侧，轻轻施加压力，检查有无疼痛或骨折存在。观察外生殖器有无明显损伤，男性有无前尿道损伤的体征。

（十）四肢

1. 上肢

检查上臂、前臂及手部有无异常形态、肿胀或压痛，桡动脉搏动是否存在，病员手指能否自主活动，有无感觉障碍，以判断有无骨折、关节脱位、血管神经损伤。若病员意识清楚，可以配合，可让其活动手指及前臂，检查推力、握力及皮肤感觉。

2. 下肢

用双手在伤员双下肢同时进行检查；两侧相互对照观察有无变形或肿胀；但切不可抬起伤员下肢检查足背动脉搏动及肢端、甲床血液循环情况。

现场体检要求迅速、轻巧，不同的致伤因素对伤员检查的侧重点不同，在检查中要随时处理直接危及伤员生命的症状和体征。

二、检伤分类

通过现场护理体检，依据伤情应及时将伤员分为以下 3 种情况，以便现场救援处置及时、准确、有序进行。

1. 轻症伤员

伤员清醒，对检查能够配合并反应灵敏。

2. 中度伤员

对检查有反应，但不灵敏，有轻度意识障碍，进入浅昏迷状态。

3. 重度伤员

对检查完全无反应，意识丧失，中度或深度昏迷状态，随时有生命危险。

遇到重大灾害性事故或成批伤员时应依据伤情分类，最好边检查边配发伤情识别卡，并同时发给转运标志，转运标志可用别针别于伤员胸前。伤情识别卡有红、黄、绿、黑 4 种：红卡表示危重伤员；黄卡表示重伤员；绿卡表示轻症伤员；黑卡表示死亡或濒死伤员。同时把同类伤病员集中到同一种标志的救护区。伤情识别卡的目的是：减少对伤员的不必要重复检查，节省时间，减少抢救的盲目性，减轻伤员痛苦，方便后续治疗的医务人员对伤员伤情进行辨别，以便在后续抢救中分清救援顺序。

三、现场救援护理措施

（一）脱离险境，解除致伤因素

救援人员赶到现场抢救伤员的第一步是尽快将伤员救出。当车辆发生燃烧时，避免使伤员继续受到烧伤或吸入有害气体。对溺水者首先立即清除其口鼻内淤泥、杂草、呕吐物等，如有活动性义齿，应取出，以免坠入气管；若伤员呼吸、心搏停止，应紧急实施口对口人工呼吸并同时配合胸外心脏按压。在火灾现场救人的原则是先挽救生命，如火焰烧伤，应使其速离火源，避免烟熏和继续吸入有害气体；脱去或剪去已着火的衣服，特别应注意着火的棉服，有时明火已熄，暗火仍燃。若为电击伤，当务之急是采取当时最快的方式脱离电源，同时注意救援人员自身的安全，这是抢救成功的关键。若为地震灾害，救援护理人员应根据倒塌的建筑物中的呼救声，组织人力、物力搜寻伤员，进行挖掘救援，在接近伤员时应防止工具的误伤，尽量用手刨，保证伤员不再受到损伤。发现伤员后应尽快判断伤情轻重，如伤员口鼻内泥沙或呕吐物、血凝块堵塞，应迅速清除，保持呼吸道通畅；若重物挤压时间过久，掀起重物后应密切注意挤压综合征的发生；在发现和怀疑有脊柱骨折时，小心搬动，防止脊柱弯曲和扭转而加重损伤。若肢体被绞进机器，应立即停止机器转动，并倒转机器轮子，缓慢退出伤肢，切忌强行向外拖拉伤肢。若系化学药品烧伤，应立即用清水冲洗烧伤部位。

（二）保持气道通畅防止窒息

若发现伤员呼吸困难、唇趾发绀、应立即解开伤员衣领和腰带，将伤员平卧，以仰头举颌法打开气道使头向后仰；若怀疑有头颈部受伤则采用托颌法，托起下颌迅速清除气道分泌物、呕吐物、血凝块或异物。舌后坠者，应用舌钳将舌牵于口外或放置口咽通气管，并同时吸氧。必要时行气管插管以保持气道通畅。

（三）创伤出血的现场处理

创伤出血是导致休克、引起死亡的主要原因之一，故救援人员应采取紧急止血措施，防止休克的发生。动脉出血呈鲜红色喷射状或随心脏舒缩一股一股地冒出，流速快，量多；静脉出血呈暗红色涌流状或徐徐外流，速度稍缓慢，量中等；毛细血管出血，血液像水珠样流出或渗出，血液由鲜红色变为暗红色且量少，判断出血的性质对抢救、止血具有指导意义。

现场止血的护理操作要点：①尽可能佩戴个人防护用品，戴上医用手套，若无，可用敷料、塑料袋、干净毛巾等做为隔离层防护，如必须用裸露的手处理伤口，在处理完毕后，清洗双手；②脱去或剪开衣服，暴露伤口，检查出血部位；③根据出血的部位及出血量的多少，采用不同的止血方法；④不要对嵌有异物或骨折断端外露的伤口直接压迫止血；⑤不要去除血液浸透的敷料，而应在其另加敷料并保持压力；⑥肢体出血，应尽可能将受伤区域抬高到超过心脏的高度；⑦四肢的动、静脉出血，如使用其他的止血方法能止血的，就不用止血带止血。

止血方法有包扎止血、加压包扎止血、指压止血、加垫屈肢止血、填塞止血、止血带止血。

1. 包扎止血法

用敷料包扎或就地取材，如干净毛巾、布料等包扎止血。用于表浅伤口出血损伤小血管和毛细血管，出血量小的伤口。

2. 加压包扎止血法

在出血伤口上置厚敷料或清洁的毛巾，用绷带加压包扎，压力以能止住出血而又不影响伤肢的血液循环为度。该方法多用于全身各部位小动脉、小静脉、毛细血管止血。

3. 指压止血法

在出血伤口近心端，根据动脉行走的部位，用手指、手掌或拳头将动脉压在骨骼上，达到止血或减少出血的目的。这种止血法只是临时紧急措施，多用于动脉出血且血量较多的伤口。在压迫止血的同时，应立即实施其他有效的止血方法。

4. 加垫屈肢止血法

对于肢体外伤出血量较大且无骨折者，用上肢加垫屈肢止血法或下肢加垫屈肢止血法。用此法需注意肢体远端的血液循环，每隔40~50分钟缓慢松开3~5分钟，防止肢体坏死。

5. 填塞止血法

对于四肢较深大的伤口或非贯通伤、贯通伤，出血多，组织损伤严重的应现场紧急救治。用消毒纱布、敷料（如无，用干净的布料代替）填塞在伤口内，再用加压包扎法包扎。

6. 止血带止血法

四肢大血管损伤，或伤口大、出血量多时，采用以上止血方法仍不能止血，方可选用止血带止血的方法。该方法简单易行且行之有效，但如果使用不当，则可造成组织缺血、坏死，甚至使伤员失去肢体。无论使用哪种止血带都要在上止血带部位垫好衬垫（绷带、毛巾、平整的衣物等），注意定时放松（每 40 ~ 50 分钟放松 1 次，每次 3 ~ 5 分钟），放松止血带要缓慢，防止血压波动或再出血。在转运时应明确标记，写明止血带的使用时间，做好交接工作。

（四）合理放置伤员体位

对于轻症或中、重度伤员，在不影响急救处理的情况下，救援护士应协助伤员取舒适、安全的体位，平卧位头偏向一侧（疑有颈椎骨折者，应使其头、颈、躯干保持平直卧位），或取屈膝侧卧位。使伤员以最大限度地放松，保持气道通畅，防止误吸发生，保证其重要器官的血流灌注。对于胸背部直接受撞击引起胸腔压力突然增高，压迫心脏，以致心脏力量减弱，造成胸部血液回流困难而引起损伤性窒息的伤员，原则上宜取半卧位，以减少回心血量，减轻心脏负荷，增加心肌收缩力。

（五）建立良好的静脉通道

凡需建立静脉通道的伤员，均应选择使用静脉留置针。静脉留置针穿刺方便、易于固定，可将软管留置在血管内；能保证快速而通畅的液体流速；对抢救创伤出血、休克等危重伤员，在短时间内扩充血容量极为有利；而且在病员躁动、体位改变和转运中留置针不易脱出或穿破血管壁。若发生创伤性休克，应迅速建立双静脉通道，保证有效循环血量，使尿量维持在每小时 60 ~ 80 mL，避免肾功能的进一步损伤。

（六）松解伤员衣物技巧

在救援现场，为便于抢救、观察及治疗，需适当地脱去或剪开伤员的某些衣物，尤其对创伤、烧伤者，衣服不仅掩盖了真实的创口或出血、粘连在创口，且有直接的污染作用。去除衣物需掌握一定的技巧，以免操作不当加重伤情。

1. 脱除头盔法

如伤员有头部创伤，且因头盔而妨碍呼吸时，应立即脱除头盔。疑有颈椎创伤时应十分慎重，必须与医生合作处理。如伤员无颅外伤、呼吸良好，且去除头盔较为困难时，不主张强行脱除。脱除头盔法是用力将头盔的边向外侧扳开，解除夹在头部的压力，再将头盔向后上方托起即可脱除。整个过程应稳妥，忌粗暴，以免加重伤情。

2. 脱上衣法

脱衣顺序是先脱健侧，再脱患侧。卧位伤员脱衣应先解开衣扣，将衣服尽量向肩部方向推，背部衣服向上平拉，提起健侧手臂，使其屈曲，将肘关节和前臂及手从衣袖中拉出；将脱下的一侧衣袖打成圈状（衣扣包在里面），衣服从颈后平推至对侧，然后徐徐退下患侧衣袖。如伤员生命垂危、情况紧急、伤员衣服与创伤处的血凝块粘贴较紧或伤员穿有套头式衣服较难脱去，可直接用剪刀剪开衣袖，为救援争取时间和减少意外创伤。

3. 脱长裤法

伤员呈平卧位，解开腰带及扣，从腰部将长裤退至髋下，保持双下肢平直，将长裤平拉脱出，不可随意抬高或屈曲双下肢。

4. 脱鞋袜法

托起并固定踝部，以减少震动，解开鞋带，向下再向前顺脚型方向脱下鞋袜。

上述救援护理准备为后续抢救和治疗提供了方便。现场救援护理的主要目的在于：维持伤员生命，减少出血及防止休克，保护伤口，避免加重骨折损伤，防止并发症及伤势恶化。一旦病情允许，迅速将伤员安全地转运到就近医院或专科医院继续治疗。

四、安全转运

经现场初步救援处置后，将伤员快速、安全地转至医院，使伤员尽早地接受专科治疗，这对减少伤残至关重要。决定伤员转运的基本条件是在搬动及转运途中，伤员不会因此而危及生命或使伤情急剧恶化。

（一）搬动伤员至安全区

救援现场停留的救护车，都配有功能良好的担架1～2副。一般而言，应尽可能在不改变伤员体位的情况下将伤员移上担架。在狭窄地带、山区、塌方或火灾现场，要依靠救援护理人员协助伤员移出危险区，并搬运至安全地带或救护车上。尽管这个过程短暂，但也应十分谨慎小心，处理恰当，否则会前功尽弃。如将脊柱损伤者随便抱扶至担架，可加重其骨折或损伤脊髓。

（二）搬运方法

1. 常用担架

担架的种类很多，除特制质量较好的担架外，简易的担架有以下几种。

（1）帆布担架：帆布担架构造简单，由一幅帆布、两根木棒、两根横铁或横木、两根负带和两根扣带组成。该方法适用于内科系列伤员，脊柱损伤者禁用。

（2）绳索担架：多为临时制成。用木棒或竹竿两根扎成长方形的担架状，然后缠以坚实的绳索即成。

（3）被服担架：取两件衣服或长衫、大衣翻袖向内成两管，插入两根木棒，再将纽扣扣好即成。

2. 上担架法

在尽可能不改变伤员体位的情况下，将伤员平抬上担架。如3人搬运，每人将双手平放在伤员的头、胸背、臀部、下肢下面，使伤员的头、躯干、四肢保持在同一水平，听统一号令，将伤员一同抬起，平移放在担架上。如搬运者是2人，可用一床单或毯子轻轻平塞入伤员身下拉平展开，搬运者站在伤员头、脚部，拉起床单的四角，共同用力平兜起伤员移置担架上。注意床单要结实完好，两人用力一致，以免摔伤伤员。如果使用的是可以拆装的帆布担架，则可拆下担架上的帆布，将其平铺在伤员身体下面，再将两根长杆插入帆布的侧筒中，即可将伤员移至担架上。

3. 徒手搬运法

当现场找不到担架，转运路程较近，并且伤情又允许时，可采用此法。但徒手搬运无论对搬运者或伤员来讲都比较劳累；对病情较重的伤员，如骨折、胸部创伤者不宜使用此法。

（1）单人搬运法：①搀扶法，适用于意识清楚、行动困难但不能自行脱离危险区的伤员，救护人员站在伤者一侧，一只手拉起伤者近侧手臂，使伤者手臂搭在救护者的颈部，然后救护者用外侧的手牵着伤者手腕，另一只手环绕住伤者腰部，并抓牢伤者衣服，使其依靠救护者的身体协助行动；②拖运法，使伤者平躺，两臂弯曲并搭放在胸前，救护者蹲在伤者头前方，双手置于伤员腋下，抓紧腋下衣服，使伤者头依附在救护者的前臂上，然后向后用力，使伤者在地上平移，直至拖行出危险区；③背负法，救护者站在伤者前面呈同一方向，微弯背部将伤者背起，但对胸部、脊柱创伤者不宜采用此法；如伤者卧于地上不能站立，则救护人员可躺于伤者一侧，一手紧握伤者肩，另一只手抱其腿，用力翻身，使伤者负于救护者背上，而后慢慢起来。

（2）双人搬运法：①椅托式，又称座位搬运法，甲乙两救护者在伤者两侧对立，甲以右膝而乙以左膝跪地，各以一手置于伤者大腿之下而相互握紧，另一只手彼此交替而搭于肩上，支持伤者背部以免跌下；②拉车式，由两名救护者实施，一人站在伤者头部，两手置于伤者腋下，将其抱入怀内；另一人站在伤者足部，跨在伤者的两腿中间，用手托起其大腿，两人步调一致，慢慢抬起，卧式前行。

4. 上、下救护车法

救护车上多安置有轨道滑行装置，上车时要注意伤者头部在前，将担架放在轨道上滑入车内。如无此装置，救护人员应合力将担架抬起，保持头部稍高位抬入救护车内。将担架抬下救护车时，救护人员要注意保护伤者，如从轨道上滑行，要控制好滑行速度，尽可能保持担架平稳。

（刘　畅）

第二节　伤员转送途中的护理

一、伤员转送途中护理的必要性

灾难发生时，绝大多数情况下，在较短的时间内突然造成大批的伤病员。由于现场环境恶劣、条件限制、场地狭小、人员拥挤，不允许就地抢救大量伤员，必须将伤员转送出去，方能实施有效救治。因此，做好转送途中的护理处置工作，对确保转送途中伤员的安全，减轻伤员的痛苦，预防和最大限度地减少并发症，降低伤残率和死亡率都有十分重要的意义。

二、伤员转送前的要求

（1）根据不同灾害和伤情，转运前必须将伤员进行大致分类，一般分轻、中、重、危重4类，并对受伤部位做出鲜明的标志，以利途中观察与处置。

（2）注意发现危及生命的症状及体征，如出血、内脏穿孔、发热抽搐、呼吸道阻塞、骨折等，都应在转送前做紧急处理，以防转送途中因伤情恶化而导致死亡。

（3）对失血过多的伤员除止血包扎外，应给予静脉补液或输注血浆代用品，纠正和预防失血性休克，以保证安全转运到达目的地。

（4）对接触的每例伤员应做必要的检查，发现伤处时注意保护。

三、不同转运工具转送的特点与途中护理要求

转运伤员所用的工具有担架（木板）、平板车、马车、汽车、火车、轮船、飞机等。下面介绍不同转运工具的注意事项和护理要求。

（一）担架（木板）转运伤员途中的护理

木板、担架是转运伤员最常用的工具，因其结构简单、轻便耐用，无论是短距离转运还是较长路段的转送，不管是农村山区，还是海岛丛林、码头车站，都是一种极为常用的转送工具。

1. 担架转送伤员的特点

担架转送伤员较为舒适平稳，转运途中对伤员的影响小，适用于各类伤员。它简单灵便，不受地形、道路等条件限制，担架不足时还可利用木板、树枝、竹竿等就地取材，临时制作，以供使用。缺点是非机械化，速度慢，占用人力多（一般需 4 人抬 1 人），担架员搬运途中消耗体力大。当遇寒冷、强风、雨雪等恶劣气候时影响使用，需加用保温、防雨等措施，否则会使伤员冻伤、感染、病情变化。

2. 伤员在担架上的体位

一般伤员在担架上取平卧位。有恶心、呕吐的伤员，应取侧卧位，防止呕吐物吸入气管或造成窒息。对有颅脑损伤、昏迷等伤员，应将其头转向一侧，以防舌根后缩或分泌物阻塞咽喉与气道。必要时将舌牵出，用别针别在衣服上。胸、肺部损伤伤员常有呼吸困难，可用一支架或被褥将其背部垫起或半卧位，这样可使症状减轻。担架在行进中，伤员头部在后，下肢在前，以便随时观察病情变化，如观察伤员面色、表情，呼吸是否平稳，有无缺氧等。

3. 使用止血带的伤员

应每隔 40 ~ 50 分钟松解 1 次，每次 3 ~ 5 分钟，松解止血带时要用力按压住出血的伤口，以防发生大出血而造成休克。

4. 对颅脑损伤者

应注意观察双侧瞳孔是否等大等圆，瞳孔对光反射是否灵敏，如出现头痛、呕吐、颈部抵抗、心率变慢等，说明有出血或脑水肿、颅压增高征象，应及时采取止血、脱水、降颅压等措施。

5. 担架在行进途中

担架员的步调力求协调一致、平稳，防止前后左右摆动、上下颠簸而增加伤员痛苦。另外，最好在担架上捆 2 条约束带，将伤员胸部和下肢与担架固定在一起，以防其摔下。

6. 防止压伤和压疮发生

每隔 3 ~ 4 小时应翻身或调整体位 1 次，在骨隆突处适当地加以拍打按摩以促进血液循环，并在该处加垫海绵、纱布等软物加以保护。

7. 防止伤员和担架员疲劳

途中应定时休息，并利用休息时间查看伤员的体温、脉搏、呼吸、血压及进行必要的护理，如更换绷带、纱布，给予注射、服药，协助伤员排大小便、进食、饮水、调整体位等。

8. 保持管道通畅

护送中带有输液管、气管插管及其他引流管道的伤员，必须注意保持管道通畅，防止滑脱、移位、扭曲、受压和阻塞等，必要时可指定专人观察和保护。

9. 注意防雨、防暑、防寒

担架上应有备用雨布、棉被、斗篷、热水袋等，以便在冬季保暖、防冻，夏季防晒、防雨。

10. 妊娠晚期孕妇转运

在担架上要倾斜30°，以减轻对膈肌的压迫。

（二）汽车转运伤员时的护理

1. 汽车转运伤员的特点

汽车转运伤员，因具有快速、机动、受气候条件影响小等特点，为转运伤员重要工具之一。常用的有救护车、客车、卡车等，其中以装有各种急救器材的救护车最为理想。但是，汽车在不平的山路、土路上行驶时颠簸较严重，难以在行驶中施行抢救。另外，部分伤员易发生晕车、恶心、呕吐，消耗体力，加重病情，给生活护理增加难度。

2. 汽车转运伤员的护理要求

（1）合理安排车辆：伤员乘坐的车辆，应由医护人员统一安排。原则上危重伤员及路途上需要输液、吸氧、抢救的伤员应使用救护车或带有急救设备的客车运送，轻伤员或途中一般不需要实施治疗的伤员可用大客车或卡车运送。

（2）对于转送途中有生命危险的伤员，如大出血，骨折固定不确定，休克，体温、脉搏、血压等生命体征尚不稳定者，应暂缓用汽车长途转送。

（3）体位的放置要合理：一般重伤员均可取仰卧位。胸部伤呼吸困难者，取半卧位并给吸氧。颅脑损伤和呕吐者头应偏向一侧，以防止发生窒息。长骨骨折伤员应将伤肢放在合适位置，背部及两侧用棉垫或被褥垫好并固定牢靠，防止行进中的颠簸、摩擦、撞击产生疼痛及再次损伤血管、神经。

（4）严密观察伤情：转运途中，护理人员应加强责任心，勤问勤查、监护伤员。注意伤员面色、表情、呼吸深浅、均匀度。观察呕吐物、分泌物及引流液颜色，伤员伤口敷料浸染程度等情况。发现异常情况及时处理。

（三）列车转送途中的护理要求

列车上的护理，当大批伤员转送时，每节车厢伤员的病情轻重应加以调配，转运人员对重伤员必须重点加以护理。应做到如下几点。

1. 对特殊或重伤员做明显标志

由于伤员多又分上、中、下3层，给转运途中的观察、治疗、护理带来困难。因此，对出血、瘫痪、昏迷、截瘫等危重伤员，必须在其身旁挂有醒目标记，以便对其重点实施观察和护理。

2. 要做到"四勤"

"四勤"即勤巡回、勤查体、勤询问、勤处理。只有这样，才能及时发现病情变化，及时给予处置。如本车厢处理抢救困难，应立即报告，请求他组援助，以保证伤员安全顺利到达目的地。

3. 全面观察、重点监护

列车在行进中伤员的伤情会随时发生变化，危重者可因及时救治转危为安，轻伤员也可因护理不周而使伤情恶化。因此，对列车上的所有伤员无论伤情轻重，医护人员都有责任认真检查，细心照顾。注意生命体征的观测，采取一看、二摸、三听的方法，以便及时发现伤情变化。①看，就是看病员的脸色、表情、姿势、呼吸的深浅及均匀程度，有无烦躁不安等。如伤员面色苍白，表情淡漠，出冷汗，可能为出血性休克。表情痛苦，可能由于伤口恶化、创伤骨折疼痛等所致。如口唇四肢末梢发绀，为缺血、缺氧所致。若面色潮红、惊厥，可能有高热、伤口感染的存在。内腔引流物或呕吐物出现咖啡色时说明该处有可能为内出血，若变成鲜红色，说明有活动性出血，均应立即采取措施。另外，要注意观察伤员瞳孔大小、对光反应灵敏度等，如双侧瞳孔不等大或眼球转动失灵，可能为脑出血、脑水肿或已形成脑疝，应考虑静脉给予止血、脱水、利尿、降颅压等药物。②摸，用手触摸伤员的皮肤温度、湿度，脉搏的频率和强弱。如失血过多进入休克前期，伤员可出现皮肤湿冷、脉搏细弱；另外，包扎伤口的绷带纱布松紧程度，腹部肌肉有无紧张及压痛、反跳痛，有无腹腔积液及尿潴留等均靠医护人员细心用手触摸。③听，听伤员有无呻吟、声音嘶哑、哮喘、咳嗽、气短，肺部有无干湿啰音、喘鸣、心律不齐、肠蠕动异常等不正常的声音。这些声音的存在和强弱变化可提示病变部位病情变化。如病员由原来的呻吟不止逐渐变成安静，要高度警惕，可能病情恶化。

4. 注意保持各种导管功能良好

伤员中由于病情需要可能带有输液管、气管插管、胃肠减压管、导尿管、胸腔及腹腔引流管等。各种导管必须按要求加以保护，尤其当伤员躁动或列车晃动时，管道极易脱出、坠入、移位、扭曲、阻塞等。为确保管道通畅应做到：①加强固定，在搬运前用胶布、缝线、绷带纱布等牢牢加以固定；②各种引流管要留有一定的长度，以方便站立和左右翻身；③定时抽吸，防止引流物形成凝块阻塞；④注意保持管道清洁，加强无菌操作，导管外口要覆盖无菌纱布或罩单；脱出的导管不经消毒处理或更换，禁止随意再次连接，以防带入细菌，导致感染。

5. 保持伤员合适体位

合适的体位不但能减少伤员痛苦，而且也是一种有效的治疗措施。如下肢损伤或手术的伤员转运途中应适当抬高 15°～20°，以减少伤口的出血、水肿造成的胀痛不适。颅脑损伤伤员则应垫高头部，并用沙袋固定头部以减少震动和损伤。对气胸和腹部损伤的伤员可用被褥或大衣垫成半卧位。伤员足部可朝向车厢通道，身体靠在车厢壁上，这样既利于伤员呼吸，又利于观察伤员面部表情。对于高位截瘫的伤员，除取平卧位外，还应注意保持其头颈部的稳定。

6. 做好危重伤员的生活护理

对车厢中昏迷、瘫痪和其他重伤员，除积极治疗外，还应做好生活护理。定时给予翻身、拍背、刷牙、漱口，以防压疮和感染的发生。对烦躁不安、意识不清伤员的衣食住行，根据气候温度随时增减被褥和衣服，注意饮食卫生。不能自行进食的伤员，工作人员应喂水、喂饭，并协助其大小便。对剩饭、剩菜、果皮垃圾以及大小便随时清理，以保持车厢内清洁卫生，减少传染病的发生。

（四）飞机转运伤员的护理

1. 飞机运送伤员的特点

利用飞机运送伤员已逐渐增多，飞机运送伤员具有速度快、效率高、平稳舒适等优点，且不受道路、地形的影响。但是，飞机运送伤员也有不足之处，例如随着飞行高度的上升，空气中氧含量减少，氧分压下降。一般每升高 1 000 m，氧分压则下降 2.4 ~ 2.7 kPa（18 ~ 20 mmHg），含氧量低对心肺功能不全患者会加重其病情。另外，飞机上升及下降时，气压的升降变化会使开放性气胸的伤员纵隔摆动而加重呼吸困难。腹部手术的伤员则可引起或加重腹部胀气、疼痛、伤口裂开。飞机的噪音、震动、颠簸还可引起伤员晕机、烦躁、恶心、呕吐等。

2. 空中转运时的护理要求

（1）伤员在机中摆放的位置：大型运输机，伤员可横放两排，中间为过道，便于医护人员巡视治疗。休克伤员因血容量少，血压低，头部应朝向机尾，以免飞行中引起脑缺血。若系直升机，伤员应从上到下逐层安置担架。危重伤员最好放在下层以利抢救。

（2）高空中温度、湿度较低：气管切开插管患者应配用雾化器、加湿器等，使之保持空气湿润，防止气管内分泌物黏稠、结痂而阻塞气道，或定时在气管内滴 1 ~ 2 mL 生理盐水和抗生素，反复滴入、吸出以保持清洁湿润。对闭式气管插管的气囊在空运中要避免气压降低引起的膨胀，压迫气管黏膜造成缺血性坏死，气囊内空气注入量应适当减少，待飞机着陆后再适当补充。

（3）外伤导致的脑脊液漏患者，因空中气压低会增加漏出量。要用多层无菌纱布加以保护，严谨堵漏，预防逆行感染。

（4）头面部外伤波及中耳及鼻旁窦时，空气可能由此进入颅腔，引起颅内压增高。可在鼻腔内滴入麻黄碱、肾上腺素等血管收缩药，以保持中耳鼓室、鼻旁窦与外界畅通。

（5）昏迷患者因眼球易外露致角膜干燥，要定时滴氯霉素滴眼液、眼膏及眼球上覆盖无菌湿纱布加以保护。

（6）注意伤员身上各种导管的保护。

（7）做好机舱内检疫消毒工作：发现有传染病患者应立即登记标明，在到达转运终点后进行隔离治疗。伤员搬运完毕，应彻底清理仓内污物、垃圾，并进行机舱消毒。

（五）轮船转运伤员的护理

轮船是水路运送伤员的理想工具。但由于风浪大时颠簸厉害，极易引起晕船，转运中应注意如下事项。

（1）上船前应详细了解，凡晕船者，对晕船者服用茶苯海明予以预防。

（2）有昏迷、晕船呕吐者，将其头转向一侧，防止呕吐物吸入气管引起窒息。

（3）随时清除呕吐物、果皮、垃圾，保持船舱清洁，防止传染病的发生。

（4）病情观察与途中急救护理措施同陆路转运。

（刘　畅）

第三节　昏迷伤员的护理

昏迷是最严重的意识障碍，即意识完全丧失，伤员仅存脑干和脊髓反射，主要特征为意识障碍、随意运动丧失、对外界刺激失去正常反应，但生命体征如呼吸、脉搏、血压和体温尚存。其涉及疾病原因很多。只有及时明确病因、积极治疗，才能挽救昏迷伤员的生命，而精心细致的护理是成功救治的重要保证。

一、病情观察

（一）意识状况

昏迷伤员在护理过程中应随时观察其意识变化，可用疼痛刺激，如压迫眶上神经、压迫胸大肌或针刺等来判断昏迷的程度，也可根据睁眼、语言及运动等反应按 Glasgow 计分法对意识进行分级。具体方法如下所示。

1. 睁眼反应

自发性睁眼 4 分，语言刺激可引起睁眼 3 分，疼痛刺激可引起睁眼 2 分，不能睁眼 1 分。

2. 语言反应

问题回答正确 5 分，言语错乱 4 分，词句不确切 3 分，语音难理解 2 分，不能言语 1 分。

3. 运动反应

能按吩咐动作 6 分，有定位性动作 5 分，有回缩反应 4 分，异常屈曲反应 3 分，伸直反应 2 分，不动 1 分。

以上 3 项合计最高 15 分，低于 9 分属于浅昏迷，7 分以下则为深昏迷。伤员昏迷加深常表示病情加重，此时应立即报告医生并协助进行急救处理。

（二）瞳孔变化

观察瞳孔变化对判断病情和及时发现险情非常重要，正常瞳孔两侧对等、直径 2 ~ 5 mm。脑部病情变化者如遇一侧瞳孔散大、对光反射消失、意识障碍加深，常提示有小脑幕切迹疝形成；双侧瞳孔散大，对光反射消失，伴病理性呼吸暂停或去大脑强直常为枕骨大孔疝所致。以上情况说明病情极其危重，应立即通知医生进行脱水等处理，必要时应实施手术减压。

（三）生命体征

生命体征包括血压、脉搏、呼吸和体温，它们是反映伤员病情变化的指征。如伤员表现为"两慢一高"即呼吸、脉搏减慢，血压升高，常为颅内压增高所致。呼吸节律紊乱常是脑干衰竭的早期表现，如脉快、血压下降，呼吸急促而不规则，应考虑有血容量不足或酸中毒等，体温升高可能为伤口或肺部、泌尿道等感染所致，均应及时报告医生，采取有效治疗措施。

二、呼吸道护理

昏迷伤员各种反射包括咳嗽与吞咽反射均受限或消失，极易窒息或导致呼吸道感染，故加强呼吸道护理十分重要。

（一）保持呼吸道通畅

昏迷伤员痰量多而黏稠，加之伤员咳嗽反射减弱，痰不能咳出，易致肺部感染。此时即使大量使用抗生素，也难以控制，故应勤吸痰，并于每次翻身前后叩背和吸痰，以利于两侧支气管内痰液排出。吸痰管插入长度以相当于口腔、鼻腔至咽后壁的深度为宜，每次吸痰，吸痰管均应插入适当深度后再开启吸引器，边吸边退出吸痰管，直至吸痰管全部退出。

（二）吸氧

昏迷伤员无论病因如何，脑组织均处于缺氧状态而出现脑水肿。因此，应对伤员进行间断或持续低流量吸氧，以改善供氧，减轻脑水肿。应经常检查吸氧管的通畅情况，以免被痰痂阻塞而影响有效吸氧。

（三）人工辅助呼吸

应用人工辅助呼吸的指征为：① $PaO_2 < 6.67$ kPa（50 mmHg），$PaCO_2 > 6.67$ kPa（50 mmHg）；②无自动呼吸或呼吸过速（>40 次/分钟）、过缓（<10 次/分钟），节律不规则；③弥漫性脑挫伤，颅内压 >5.33 kPa（544 mmH_2O），呈去大脑或去皮质强直的严重脑干伤伤员。

（四）呼吸机管理

使用呼吸机应注意通气压力的变化。压力增高，常提示气道阻塞或肺部顺应性减低，压力减低则可能由于进气量不足或气囊破裂，管内有液体所致，均需及时处理。定压定时型呼吸机对潮气量不能定量显示，临床上可根据胸廓的起伏、进气时限长短及呼吸音强弱，并结合血气分析加以判断和调整。

（五）气管切开

对昏迷较深、呼吸功能一般 72 小时不能改善者，应考虑进行气管切开。术后应注意如下事项。

1. 保持环境清洁、安静

保持环境空气清新，室温控制在 22℃，相对湿度控制在 60% 左右。

2. 勤吸痰

注意清除套管内及口腔和鼻腔内的分泌物，防止咳出的痰液返入气管。对管道内痰痂应给予清除。

3. 稀释痰液

如分泌物过稠，可按时向套管内滴入定量化痰液体（以生理盐水 100 mL，庆大霉素 8 万 U 和糜蛋白酶 5 mg 配成液体），也可对呼吸道行雾化吸入，每日数次。

4. 气管套管

每 4 小时要清洗消毒 1 次，气管气囊每 4 小时放气 1 次，时间为 30 分钟。套管口应盖双层温盐水纱布，以防止灰尘及异物吸入，并改善吸入空气的湿度。

5. 伤员体位不宜变动过多

头颈及上身保持在同一水平，翻身或改变体位时应同时移动头部和躯体，以避免套管移动而刺激气管脱出。

三、消化道护理

颅脑损伤或烧伤、休克、败血症、尿毒症、大手术后均可因丘脑受损或神经体液调节紊乱而导致应激性胃溃疡并发上消化道出血，应予警惕。如伤员呕吐咖啡样液体或排出黑便，提示消化道出血，此时应立即报告医生及时使用 H_2 受体阻滞剂如雷尼替丁、西咪替丁或奥美拉唑等药物予以控制。酌情进行胃肠减压，做好各项抢救准备工作。

四、营养护理

昏迷伤员都有不同程度缺氧，机体水、电解质及酸碱失衡，营养不良，机体抵抗力差，容易并发各种疾病。因此，加强营养非常重要。

1. 静脉输液

应保持静脉通道畅通，持续输液，给予维生素及各种能量合剂和脑细胞活化剂，促使脑细胞功能恢复。

2. 鼻饲

昏迷持续 2 天以上、肠鸣音存在者可进行鼻饲进食，以增强营养摄入。内容以含有多种营养成分的混合牛奶为主，也可喂以菜汤等。注意计算摄入热量以每日 1 500 cal（6 240 J）为宜，饮食温度以 37℃ 左右为宜。每日 6 次，每次 300 mL。每次灌注鼻饲营养液后，即注入 50 ~ 100 mL 温开水，增加体内水分，防止胃管内堵塞，预防感染。

五、中枢性高热护理

昏迷伤员因脑部受损或并发感染等均可出现高热。而高热本身又可加重脑缺氧，对昏迷十分不利。故凡遇高热伤员，除积极寻求病因加以治疗外，应采取适当措施予以降温。具体方法：①冰袋、冰帽降温；②30% ~ 35% 酒精擦浴；③药物降温，可应用适量退热剂，如复方氨基比林、柴胡注射液等；④对体温持续不退者酌情选用冬眠合剂（氯丙嗪 25 mg + 异丙嗪 25 mg）每 6 小时肌内注射 1 次，同时辅以物理降温。

六、泌尿系统护理

昏迷伤员常有尿潴留或尿失禁，应予处理。对尿失禁者可实施假性导尿或直接用塑料袋接尿；对尿潴留者先用针刺、按摩等促使排尿，无效者予以留置导尿。留置导尿应注意：①严格执行无菌操作技术；②妥善固定气囊导尿管，按要求更换无菌引流袋及导尿管；③保持导尿管通畅，必要时行膀胱冲洗；④每日做会阴及尿道口护理 1 ~ 2 次；⑤观察尿液性状、颜色、量，并记录；定期检验尿常规和尿培养，如有尿路感染，应及时选用有效抗生素治疗。

七、观察记录出入量

昏迷伤员由于缺氧、抽搐、高热、呕吐等原因或由于治疗中使用激素、脱水、利尿、限制水盐摄入量等因素，常伴有水、电解质紊乱和酸碱失衡。严格观察、记录出入量并根据病情调整治疗方案。对不能进食超过 3 日者，应计算每日液体出入量，定期检测血、尿、电解质浓度。发现异常，及时通知医生加以处理。输液次序随病情不同而异，如对有失血休克倾向的伤员宜先输血，而对有严重脑水肿者宜先行脱水疗法，而后酌情输液。一般状况下，切忌输液速度过快，以免加重脑水肿或肺水肿而导致病情恶化。出入量记录必须及时准确。

八、加强肢体功能锻炼

昏迷伤员肢体多无自主运动，久之可出现关节僵直及肌肉挛缩，应尽早对伤员进行肢体被动功能锻炼。按摩伤员肢体，并做被动伸屈运动，每日 2 次，同时辅以理疗和针灸治疗。

九、口腔和眼部护理

（一）口腔

昏迷伤员由于吞咽反射减弱或消失，口腔及呼吸道分泌物的残留，容易使细菌繁殖而发生口腔炎、黏膜溃疡及化脓性腮腺炎等并发症。故应及时清除口腔内分泌物，用生理盐水或3%过氧化氢清洗口腔，每日2次。口唇涂以液状石蜡油以防干燥、裂口，口唇裂口者可涂抗生素软膏。

（二）角膜

昏迷伤员由于眼睑闭合不全，角膜外露，引起角膜干燥、坏死或继发感染等，导致视力障碍。一般应用眼罩、使用涂凡士林纱布覆盖保护或用胶布牵拉上、下眼睑使之闭合，并定时滴以抗生素溶液或涂以抗生素油膏。一旦发现角膜光泽消失或浅层浑浊，更应加强角膜的护理，必要时缝合眼睑。

十、皮肤护理

做好皮肤护理是预防压疮的关键。①勤翻身并保持皮肤的清洁和干燥，避免长期受压，定时翻身（不可在床褥上拖拉以免擦伤皮肤）。②对于易发生压疮的部位，如骶尾、踝部、足跟部、肩胛部、髂后上棘、头皮等处，应避免长时间受压。可用减压敷料贴、海绵垫、轮流充气气垫床等缓解压力，并且保持床单平整干燥，湿污后随时更换。③局部皮肤发红是压疮发生的前驱征象，须及时去除原因、解除压力与刺激，一般短期内即可消退。④皮肤擦伤或有水泡形成时，应按外科常规处理创面，并在无菌条件下抽出液体，局部敷以无菌纱布或水胶敷料贴，不久即可愈合。⑤对压疮已形成者，可根据皮肤损伤程度，选择不同的专用于压疮的系列护理敷料或外科换药等方法治疗。

（李　霞）

第二章

临床常见急危重症护理

第一节　呼吸困难

呼吸困难（dyspnea）是指患者主观上感觉空气不足或呼吸费力，客观上表现为呼吸运动费力，严重时可出现张口呼吸、鼻翼扇动、端坐呼吸甚至发绀、辅助呼吸肌参与呼吸运动，并且可伴有呼吸频率、深度、节律的改变。呼吸困难是急诊科的常见急症之一，常见于呼吸系统和循环系统疾病，如肺栓塞、哮喘、气胸、急性呼吸窘迫综合征、慢性阻塞性肺疾病急性发作、心力衰竭等，其他系统疾病也可累及呼吸功能而引起呼吸困难。

一、病因与发病机制

不同原因引起呼吸困难的发病机制各异，但均可导致肺的通气和（或）换气功能障碍，引起呼吸困难。

（一）急性肺栓塞（APE）

APE 是各种栓子阻塞肺动脉系统引起的以肺循环和呼吸功能障碍为主要表现的一组疾病或临床综合征的总称，包括肺血栓栓塞（PTE）、脂肪栓塞、羊水栓塞、空气栓塞。临床上以 PTE 最为常见，通常所指的 APE 即指 PTE。其发病机制为肺血管栓塞后，由于血栓机械性堵塞肺动脉，引发神经、体液因素参与的肺血管痉挛和气道阻力增加，从而引起通气血流比例失调、肺不张和肺梗死，导致呼吸功能改变。

（二）支气管哮喘

支气管哮喘简称哮喘，是由多种细胞和细胞组分参与的气道慢性炎症性疾病。哮喘的发病机制非常复杂，气道炎症、气道反应性增高和神经调节等因素及其相互作用被认为与哮喘的发病密切相关。其中，气道炎症是哮喘发病的本质，而气道高反应是哮喘的重要特征。常因接触变应原、刺激物或呼吸道感染诱发。

（三）急性呼吸窘迫综合征（ARDS）

ARDS 是由各种肺内、肺外因素导致的急性弥漫性肺损伤和进而发展的急性呼吸衰竭。发病机制主要为肺毛细血管内皮细胞和肺泡上皮细胞损伤，造成肺毛细血管通透性增高、肺水肿及透明膜形成，引起肺容积减少、肺顺应性降低、严重的通气血流比例失调，导致呼吸功能障碍。

（四）慢性阻塞性肺疾病（COPD）

COPD 是一组以气流受限为特征的肺部疾病，气流受限呈进行性发展，与气道和肺组织对有害气体或有害颗粒的异常慢性炎症反应有关，与慢性支气管炎和肺气肿密切相关。发病机制主要为各级支气管壁均有炎症细胞浸润，基底部肉芽组织和机化纤维组织增生导致管腔狭窄。

（五）气胸

胸膜腔是不含有空气的密闭潜在性腔隙，一旦胸膜腔内有气体聚集，即称为气胸。气胸可分为自发性气胸和创伤性气胸。自发性气胸常指无创伤及医源性损伤而自行发生的气胸。根据脏胸膜膜破裂口的情况可将气胸分为闭合性气胸、开放性气胸、张力性气胸。气胸发生后，胸膜腔内压力增高，肺失去膨胀能力，通气功能严重受损，引起严重呼吸困难。

二、病情评估与判断

（一）健康史

1. 询问健康史

询问既往咳、痰、喘等类似发作史与既往疾病，如咳、痰、喘症状与季节有关，可能为肺源性呼吸困难。既往有心脏病史，呼吸困难发作与活动有关，可能是心源性呼吸困难。

2. 起病缓急和时间

①突然发作的呼吸困难多见于自发性气胸、肺水肿、支气管哮喘、急性心肌梗死和肺栓塞等；②夜间阵发性呼吸困难以急性左心衰竭所致心源性肺水肿为最常见，COPD 患者夜间可因痰液聚积而引起咳喘，被迫端坐体位；③ARDS 患者原发病起病后 7 日内，约半数患者在 24 小时内出现呼吸加快，随后呼吸困难呈进行性加重或窘迫。

3. 诱发因素

包括：①有过敏原（如鱼、虾、花粉、乳胶、真菌、动物皮屑等）、运动、冷刺激（吸入冷空气和食用冰激凌）、吸烟、上呼吸道感染等诱因而出现的呼吸困难，常提示哮喘或 COPD 急性发作；②有深静脉血栓的高危因素，如骨折、创伤、长期卧床、外科手术、恶性肿瘤等，排除其他原因的呼吸困难可考虑肺栓塞；③在严重感染、创伤、休克和误吸等直接或间接肺损伤后 12 ~ 48 小时内出现呼吸困难，可考虑 ARDS；④有过度用力或屏气用力史而突然出现的呼吸困难可考虑自发性气胸。

（二）临床表现

1. 呼吸型态的改变

（1）呼吸频率：呼吸频率增快常见于呼吸系统疾病、心血管疾病、贫血、发热等；呼吸频率减慢多见于急性镇静催眠药中毒、一氧化碳中毒等。

（2）呼吸深度：呼吸加深见于糖尿病及尿毒症酸中毒，呼吸中枢受刺激，出现深而慢的呼吸，称为酸中毒深大呼吸或库斯莫尔（Kussmaul）呼吸。呼吸变浅见于肺气肿、呼吸肌麻痹及镇静剂过量等。呼吸浅快，常见于癔症发作。

（3）呼吸节律：常见的呼吸节律异常可表现为 Cheyne-Stokes 呼吸（潮式呼吸）或 Biot 呼吸（间停呼吸），是呼吸中枢兴奋性降低的表现，反映病情严重。Cheyne-Stokes 呼吸见于中枢神经系统疾病和脑部血液循环障碍，如脑动脉硬化、心力衰竭、颅内压增高以及糖尿病昏迷和尿毒症等。Biot 呼吸偶见于脑膜炎、中暑、颅脑外伤等。

2. 主要症状与伴随症状

引起呼吸困难的原发病不同，其主要症状与伴随症状也各异。患者有不能解释的呼吸困难、胸痛、咳嗽，同时存在深静脉血栓的高危因素，应高度怀疑急性肺栓塞的可能。既往曾诊断哮喘或有类似症状反复发作，突然出现喘息、胸闷，伴有哮鸣的呼气性呼吸困难，可考虑支气管哮喘急性发作。急性起病，呼吸困难和（或）呼吸窘迫，顽固性低氧血症，常规给氧方法不能缓解，出现非心源性肺水肿，可考虑为 ARDS。呼吸困难伴有突发一侧胸痛（每次呼吸时都会伴随疼痛），呈针刺样或刀割样疼痛，有时向患侧肩部放射，常提示气胸。

3. 体征

可通过观察患者的胸廓外形及呼吸肌活动情况、有无"三凹征"和颈静脉充盈，叩诊胸廓和听诊呼吸音等评估呼吸困难患者的体征。肺栓塞患者可有颈静脉充盈，肺部可闻及局部湿性啰音及哮鸣音，肺动脉瓣区第二心音亢进或分裂，严重时血压下降甚至休克。支气管哮喘急性发作时胸部呈过度充气状态，吸气性"三凹征"，双肺可闻及广泛的呼气相哮鸣音，但非常严重的哮喘发作可无哮鸣音（静寂胸）。呼吸浅快、桶状胸、叩诊呈过清音，辅助呼吸肌参与呼吸运动甚至出现胸腹矛盾运动，常见于 COPD。患侧胸廓饱满、叩诊呈鼓音、听诊呼吸音减弱或消失，应考虑气胸。

（三）辅助检查

1. 血氧饱和度监测

了解患者缺氧情况。

2. 动脉血气分析

为呼吸困难最常用的检查。可了解氧分压、二氧化碳分压的高低以及 pH 值等，从而判断是否存在呼吸衰竭、呼吸衰竭的类型以及是否有酸中毒、酸中毒的类型等情况。

3. 胸部 X 线摄片或 CT 检查

了解肺部病变程度和范围，明确是否存在感染、占位性病变、气胸等情况。

4. 心电图检查

初步了解心脏情况，除可了解有无心肌梗死和心律失常外，对诊断肺栓塞有参考意义。

5. 血常规检查

了解是否存在感染、贫血以及严重程度。

6. 特殊检查

如病情允许可做下列检查：①肺动脉造影，确诊或排除肺血栓栓塞症；②肺功能检查，可进一步明确呼吸困难类型。

（四）病情严重程度评估与判断

可以通过评估患者的心率、血压、血氧饱和度、意识以及患者的呼吸型态、异常呼吸音、体位、讲话方式、皮肤颜色等，初步判断患者呼吸困难的严重程度。

1. 讲话方式

患者一口气不间断地说出话语的长度是反映呼吸困难严重程度的一个指标。能说完整的语句表示轻度或无呼吸困难，说短语为中度呼吸困难，仅能说单词常为重度呼吸困难。

2. 体位

体位也可以提示呼吸困难的程度。可平卧，为没有或轻度呼吸困难；可平卧但愿取端坐位，常为中度呼吸困难；无法平卧，可能为严重呼吸困难。

3. 气胸威胁生命的征象

气胸的患者如出现下列中任何 1 项，即为威胁生命的征象：张力性气胸、急剧的呼吸困难、低血压、心动过速、气管移位。

4. 急性肺血栓栓塞症病情危险程度

分为 3 个等级：①低危 PTE（非大面积），血流动力学稳定，无右心室功能不全和心肌损伤，临床病死率 <1%；②中危 PTE（次大面积），血流动力学稳定，但出现右心室功能不全和（或）心肌损伤，临床病死率为 3% ~5%；③高危 PTE（大面积），以休克和低血压为主要表现，即体循环动脉收缩压 <90 mmHg，或较基础值下降幅度 ≥40 mmHg，持续 15分钟以上，临床病死率 >15%。

5. 哮喘急性发作时病情严重程度分级

哮喘急性发作时病情严重程度分级见表 2-1。

表 2-1　哮喘急性发作时病情严重程度分级

临床特点	轻度	中度	重度	危重
气短	步行、上楼时	稍事活动	休息时	
体位	可平卧	喜坐位	端坐呼吸	
讲话方式	连续成句	常有中断	单字	不能讲话
精神状态	可有焦虑/尚安静	时有焦虑或烦躁	常有焦虑、烦躁	嗜睡、意识模糊
出汗	无	有	大汗淋漓	
呼吸频率	轻度增加	增加	常 >30 次/分钟	
辅助呼吸肌活动及"三凹征"	常无	可有	常有	胸腹矛盾运动
哮鸣音	散在，呼吸末期	响亮、弥漫	响亮、弥漫	减低乃至无
脉率	<100 次/分钟	100 ~120 次/分钟	>120 次/分钟	脉率变慢或不规则
奇脉（深吸气时收缩压下降）	无，<10 mmHg	可有，10 ~25 mmHg	常有，>25 mmHg	无
使用 β_2 受体激动剂后 PEF 占预计值或个人最佳值	>80%	60% ~80%	<60% 或绝对值 <100 L/min 或作用持续时间 <2 小时	
PaO_2（吸空气）	正常	≥60 mmHg	<60 mmHg	<60 mmHg
$PaCO_2$（吸空气）	<45 mmHg	≤45 mmHg	>45 mmHg	>45 mmHg
SaO_2	>95%	91% ~95%	≤90%	≤90%
pH 值			可降低	降低

6. ARDS 的诊断标准

根据 ARDS 柏林定义，满足以下 4 项条件方可诊断 ARDS。①明确诱因下 1 周内出现的急性或进展性呼吸困难；②胸部 X 线或 CT 显示双肺浸润影，不能完全用胸腔积液、肺叶不张和（或）肺不张（以及肺部）结节来解释；③呼吸衰竭不能完全用心力衰竭或液体超负荷来解释；如无危险因素，需用超声心动图等客观检查来评价心源性肺水肿；④低氧血症：

根据 PaO_2/FiO_2 确立 ARDS 诊断，并将其分为轻度、中度、重度。轻度：$200 < PaO_2/FiO_2 \leqslant 300$，且 PEEP 或 CPAP$\geqslant$0.49 kPa；中度：$100 < PaO_2/FiO_2 \leqslant 200$，且 PEEP 或 CPAP$\geqslant$0.49 kPa；重度：$PaO_2/FiO_2 \leqslant 100$，且 PEEP$\geqslant$0.49 kPa。需要注意的是，如果所在地海拔 $> 1\,000$ m，PaO_2/FiO_2 值需用公式校正，校正后 $PaO_2/FiO_2 = PaO_2/FiO_2 \times$（当地大气压值/760）。

7. 心源性肺水肿与 ARDS 的鉴别

心源性肺水肿与 ARDS 的鉴别要点见表 2-2。

表 2-2　心源性肺水肿与 ARDS 的鉴别要点

鉴别点	急性心源性肺水肿	ARDS
健康史	年龄一般 >60 岁	年龄一般 <60 岁
	心血管疾病史	感染、创伤等病史
	颈静脉充盈、怒张	颈静脉塌陷
	左心增大，心尖抬举	脉搏洪大
体征	可闻及第三、四心音	心率增快
	下肢水肿	无水肿
	双下肺湿啰音多，实变体征不明显不能平卧	湿啰音，不固定，后期实变体征较明显能平卧
心电图	动态 ST-T 变化，心律失常，左室肥厚	窦性心动过速，非特异性 ST-T 改变
	心脏增大	心脏大小正常
胸部 X 线	向心性分布阴影、肺门增大	外周分布浸润阴影
	支气管周围血管充血间隔线，胸腔积液	支气管充气征常见
治疗反应	对强心、利尿和扩血管等治疗反应明显	对强心、利尿和扩血管等治疗反应差
肺毛细血管楔压	>18 mmHg	≤18 mmHg

三、救治与护理

（一）救治原则

呼吸困难的救治原则是保持呼吸道通畅，纠正缺氧和（或）二氧化碳潴留，纠正酸碱平衡失调，为基础疾病及诱发因素的治疗争取时间。最终改善呼吸困难取决于病因治疗。

（二）护理措施

1. 即刻护理措施

任何原因引起的呼吸困难均应以抢救生命为首要原则。①保持呼吸道通畅。②氧疗，鼻导管、面罩或鼻罩给氧。COPD 伴有 CO_2 潴留和肺栓塞合并通气功能障碍时应先低流量给氧。哮喘急性发作时，可先经鼻导管给氧，如果缺氧严重，应经面罩或鼻罩给氧。ARDS 患者一般高浓度给氧，以尽快提高氧分压。③建立静脉通路，保证及时给药。④心电监护，监测心率、心律、血压、呼吸和血氧饱和度。⑤准确留取血标本，采血查动脉血气、D-二聚体、血常规等。⑥取舒适体位，嘱患者安静，取半坐卧位或端坐卧位，昏迷或休克患者取平卧位，头偏向一侧。⑦备好急救物品，如患者呼吸困难严重，随时做好气管插管或气管切开、机械通气的准备与配合工作，备好吸引器等抢救物品和抢救药品。⑧做好隔离措施，对可疑呼吸道传染性疾病，应注意做好隔离与防护，防止交叉感染。

2. 用药护理

遵医嘱及时、准确给予各种药物。

（1）控制感染：呼吸困难伴有呼吸道和肺部感染时，遵医嘱应用抗生素，注意观察有无药物过敏反应。

（2）解痉、平喘：①β_2 受体激动药，如沙丁胺醇、特布他林和非诺特罗，β_2 受体激动药可舒张支气管平滑肌，是控制哮喘急性发作的首选药物；哮喘急性发作时，因气道阻塞，影响口服吸入法治疗的效果，可经皮下或静脉途径紧急给药；应用时注意观察患者有无头痛、头晕、心悸、手指颤抖等不良反应；②茶碱类，具有舒张支气管平滑肌作用及强心、利尿、扩张冠状动脉、兴奋呼吸中枢和呼吸肌作用；静脉滴注时浓度不宜过高，注射速度每分钟不宜超过 0.25 mg/kg，以免引起心动过速、心律失常、血压下降，甚至突然死亡等不良反应；③糖皮质激素，是控制哮喘发作最有效的药物，可分为吸入、口服和静脉用药，重度或严重哮喘发作时应及早遵医嘱应用激素；④肾上腺素，支气管哮喘发作紧急状态下时，可遵医嘱给予 0.1% 肾上腺素 0.3～0.5 mL 皮下注射，以迅速解除支气管痉挛。

（3）维持呼吸：呼吸兴奋剂可应用于 CO_2 潴留并有呼吸中枢抑制的患者，如不能改善缺氧状态，应做好人工机械通气的准备。应用呼吸兴奋剂时，应保持呼吸道通畅，适当提高吸氧浓度，静脉滴注时速度不宜过快，注意观察呼吸频率、节律、意识变化，监测动脉血气。

（4）维持血压：肺栓塞、气胸的患者，往往会有血流动力学的改变，出现心率加快、血压下降，甚至休克，应遵医嘱及时给予多巴胺或多巴酚丁胺等血管活性药物治疗心力衰竭、休克，维持体循环和肺循环稳定。

（5）止痛：剧烈胸痛影响呼吸功能时，遵医嘱应用止痛药物。

（6）纠正酸中毒：严重缺氧可引起代谢性酸中毒，遵医嘱静脉滴注 5% 碳酸氢钠。

3. 病情观察

（1）监测生命体征和呼吸功能：注意监测心率、心律、血压的变化，有无血流动力学障碍。观察呼吸频率、深度和节律改变，注意监测血氧饱和度和动脉血气情况。

（2）观察氧疗效果：氧疗过程中，应注意观察氧疗效果。如吸氧后呼吸困难缓解、发绀减轻、心率减慢，表示氧疗有效；如意识障碍加深或呼吸过度表浅、缓慢，可能为 CO_2 潴留加重。应定期按医嘱复查动脉血气，根据动脉血气分析结果和患者的临床表现，及时遵医嘱调整氧流量或呼吸机参数设置，保证氧疗效果。

4. 肺栓塞的护理

如果呼吸困难是由于肺栓塞引起，除上述护理外，还应给予如下护理。

（1）镇静：绝对卧床休息，保持安静，防止活动致使其他静脉血栓脱落。

（2）胸痛护理：观察胸痛的部位、诱发因素、疼痛严重程度，必要时遵医嘱给予止痛药物。

（3）溶栓治疗的护理：①保证静脉通路畅通；②用药护理，溶栓和抗凝治疗的主要药物不良反应为出血，应密切观察患者有无出血倾向，如牙龈、皮肤、黏膜、穿刺部位等；观察患者有无头痛、呕吐、意识改变等脑出血症状；动、静脉穿刺时，要尽量选用小号针头，穿刺后要充分压迫止血，放松压迫后要观察是否继续出现皮下渗血；③溶栓后护理，按医嘱抽血查凝血时间、动脉血气，描记心电图，以判断溶栓效果及病情变化。

（4）其他处理：做好外科手术和介入治疗的准备。

5. 支气管哮喘急性发作的护理

如果呼吸困难是由哮喘急性发作引起的，应尽快配合采取措施，缓解气道阻塞，纠正低氧血症，恢复肺功能，预防哮喘进一步恶化或再次发作，防治并发症。遵医嘱给予 β_2 受体激动药、氨茶碱、抗胆碱药、糖皮质激素等，解除支气管痉挛。维持水、电解质与酸碱平衡，注意补充液体，纠正因哮喘持续发作时张口呼吸、出汗、进食少等原因引起的脱水，避免痰液黏稠导致气道堵塞。部分患者可因反复应用 β_2 受体激动药和大量出汗而出现低钾、低钠等电解质紊乱，应及时按医嘱予以纠正。并发呼吸衰竭者，遵医嘱给予鼻（面）罩等无创伤性辅助通气。若无效，做好有创机械通气治疗的准备与配合，对黏液痰栓阻塞气道的患者，必要时可行支气管肺泡灌洗术。

6. ARDS 的护理

（1）氧疗护理：确定给氧浓度的原则是在保证 PaO_2 迅速提高到 60 mmHg 或 SpO_2 达 90% 以上的前提下，尽量降低给氧浓度。ARDS 患者轻者可用面罩给氧，多数患者需使用机械通气。

保护性机械通气是治疗 ARDS 的主要方法，其中最重要的是应用 PEEP 和小潮气量治疗。采用小潮气量，旨在控制吸气平台压，防止肺泡过度扩张。应用 PEEP 时应注意：①对血容量不足的患者，应补充足够的血容量以代偿回心血量的不足，但又不能过量，以免加重肺水肿；②PEEP 一般从低水平开始应用，逐渐增加至合适水平，使 PaO_2 维持在 >60 mmHg 而 FiO_2 <0.6；③使用 PEEP 时，应注意观察，避免气压伤的发生；④有条件者采用密闭式吸痰方法，尽量避免中断 PEEP。

（2）控制液体量：注意控制 ARDS 患者液体摄入量，出入量宜维持负平衡（-500 mL 左右）。

（3）积极配合治疗原发病：如按医嘱控制感染、固定骨折、纠正休克等。

（4）营养支持：由于 ARDS 时机体常处于高代谢状态，应按医嘱补充足够的营养，应提倡全胃肠营养。

（5）防治并发症：注意观察感染等并发症，如发热、咳嗽、咳黄绿色痰等，应根据医嘱留取各种痰液标本。

7. 慢性阻塞性肺疾病急性发作的护理

在控制性氧疗、抗感染、祛痰、止咳、松弛支气管平滑肌等治疗措施的基础上，协助患者咳嗽、咳痰，必要时给予吸痰，保持呼吸道通畅。

8. 气胸的护理

积极配合给予排除胸腔气体，闭合漏口，促进患肺复张，减轻呼吸困难，改善缺氧症状等急救措施。

（1）胸腔穿刺抽气：张力性气胸患者如病情危重，应做好配合紧急穿刺排气的准备。在患侧锁骨中线第 2 或第 3 肋间用 16～18 号粗针头刺入排气，每次抽气不宜超过 1 000 mL。

（2）胸腔闭式引流：目的是排出气体，促使肺膨胀。患者在胸腔闭式引流时，护理上应注意：①连接好胸腔闭式引流装置；②搬动患者时，应夹闭引流管并妥善固定；③更换引流装置时需夹闭引流管，注意无菌操作；④引流过程中注意观察引流是否通畅，穿刺口有无渗血，渗血多时，及时报告医生，随时给予更换敷料等处理；⑤鼓励患者咳嗽、深呼吸，促进胸腔内气体的排出。

（3）手术准备：若胸腔引流管内持续不断逸出大量气体，呼吸困难未改善，提示可能有肺和支气管的严重损伤，应做好手术探查修补裂口的准备。

（4）并发症的护理：①复张后肺水肿处理，复张后肺水肿多发生于抽气过多或过快时，表现为胸闷、咳嗽、呼吸困难无缓解，严重者可有大量白色泡沫痰或泡沫血痰，处理包括停止抽气，患者取半卧位、吸氧、应用利尿药等；②皮下气肿和纵隔气肿，皮下气肿一般不需要特殊处理往往能自行吸收，但需注意预防感染，吸入高浓度氧可促进皮下气肿的吸收、消散，纵隔气肿张力过高，必要时需做锁骨上窝切开或穿刺排气处理。

9. 心理护理

呼吸困难患者因为突然发病，几乎都存在恐惧心理，应关注患者的神情变化，给予恰当的病情告知、安慰与心理支持，使其尽可能消除恐惧，保持情绪平稳，有良好的遵医行为。

10. 转运护理

急诊处理后需手术或住院的患者，应做好转运的准备工作。根据病情，准备氧气、监护仪、简易呼吸器、除颤仪等必要的转运抢救设施，安排相应的工作人员护送至手术室或病房，保证转运途中安全。

（宋莹莹）

第二节 窒息

窒息（asphyxia）是指气流进入肺脏受阻或吸入气体缺氧导致的衰竭或呼吸停止状态。一旦发生窒息，可迅速危及生命，应立即采取相应措施，查明原因，积极进行抢救。本节主要讨论气道阻塞引起的窒息。

一、病因与发病机制

引起窒息的原因各异，但其发病机制都是由于机体的通气受限或吸入气体缺氧导致肺的通气与换气功能障碍，引起全身组织与器官缺氧、二氧化碳潴留，进而导致组织细胞代谢障碍、酸碱失衡、功能紊乱甚至衰竭而死亡。根据病因可分为：①气道阻塞性窒息，分泌物或异物部分或完全堵塞气道致通气障碍所引起的窒息；②中毒性窒息，如一氧化碳（CO）中毒，大量的 CO 经呼吸道进入血液，与血红蛋白结合形成碳氧血红蛋白，阻碍氧与血红蛋白的结合及解离，引起组织缺氧造成的窒息；③病理性窒息，包括肺炎与淹溺等所致的呼吸面积的丧失，以及脑循环障碍引起的中枢性呼吸停止，主要表现为 CO_2 和其他酸性代谢产物蓄积引起的刺激症状与缺氧导致的中枢神经麻痹症状交织在一起。

二、病情评估与判断

（一）气道阻塞的原因判断

通过健康史、血气分析、胸部平片、纤维支气管镜检查，可分别判断不同原因引起的窒息。

（二）临床表现

气道阻塞的患者常呈吸气性呼吸困难，出现"四凹征"（胸骨上窝、锁骨上窝、肋间隙及剑突下软组织）。根据气道是否被完全阻塞可分为以下几类。

（1）气道不完全阻塞：患者张口瞪目，有咳嗽、喘气或咳嗽微弱无力，呼吸困难，烦躁不安。皮肤、甲床和口腔黏膜、面色青紫。

（2）气道完全阻塞：患者面色灰暗青紫，不能说话及呼吸，很快意识丧失，呼吸停止。如不紧急解除窒息，将迅速导致死亡。

（三）气道阻塞引起窒息的严重程度分级

Ⅰ度：安静时无呼吸困难，当活动时出现轻度的呼吸困难，可有轻度的吸气性喉喘鸣及胸廓周围软组织凹陷。

Ⅱ度：安静时有轻度呼吸困难，吸气性喉喘鸣及胸廓周围软组织凹陷，活动时加重，但不影响睡眠和进食，无烦躁不安等缺氧症状，脉搏尚正常。

Ⅲ度：呼吸困难明显，喉喘鸣声较响亮，吸气性胸廓周围软组织凹陷显著，并出现缺氧症状，如烦躁不安、不易入睡、不愿进食、脉搏加快等。

Ⅳ度：呼吸极度困难。患者坐立不安、手足乱动、出冷汗、面色苍白或发绀、心律不齐、脉搏细速、昏迷、大小便失禁等。若不及时抢救，可因窒息导致呼吸、心搏停止而死亡。

三、救治与护理

（一）救治原则

当窒息发生时，保持呼吸道通畅是关键，其次是采取病因治疗。对于气道不完全阻塞的患者，应查明原因，采取病因治疗和对症治疗，尽早解除气道阻塞。对于气道完全阻塞的患者，应立即解除窒息，或做好气管插管、气管切开或紧急情况下环甲膜穿刺的准备。

（二）护理措施

1. 即刻护理措施

即刻护理措施包括：①迅速解除窒息因素，保持呼吸道通畅；②给予高流量吸氧，使血氧饱和度恢复94%以上，必要时建立或重新建立人工气道，给予人工呼吸支持或机械通气；③建立静脉通路，遵医嘱给予药物治疗；④监测生命体征，给予心电、血压、呼吸、血氧饱和度监护，遵医嘱采动脉血做血气分析；⑤备好急救物品，如吸引器、呼吸机、气管插管、喉镜等开放气道用物。

2. 根据窒息的严重程度，配合给予相应的救治与护理

（1）Ⅰ度：查明病因并进行针对性治疗，如由炎症引起，按医嘱应用抗生素及糖皮质激素控制炎症。若由分泌物或异物所致，尽快清除分泌物或取出异物。

（2）Ⅱ度：针对病因治疗，多可解除喉阻塞。

（3）Ⅲ度：严密观察呼吸变化，按医嘱同时进行对症治疗及病因治疗。经保守治疗未见好转、窒息时间较长、全身情况较差者，应及早做好配合气管插管或气管切开的准备。

（4）Ⅳ度：需立即行气管插管、气管切开或环甲膜穿刺术，应及时做好吸痰、吸氧及其相关准备与配合工作。

应注意的是：气管阻塞或气道异物引起的窒息，如条件允许，即使Ⅲ度、Ⅳ度呼吸困难，也可把握好时机，有效清理呼吸道或将异物取出后即可缓解呼吸困难，而不必首先行气

管插管或气管切开术。

3. 气道异物的护理

气道异物有危及生命的可能，应尽早配合取出异物，以保持呼吸道通畅，防止窒息及其他并发症的发生。可使用 Heimlich 手法排除异物，或经内镜（直接喉镜、支气管镜、纤维支气管镜）取出异物。如确实难以取出的异物，应做好开胸手术、气管切开的准备。对有明显气道阻塞的患者，紧急情况下可用粗针或剪刀行环甲膜穿刺或切开术，以开放气道。

4. 喉阻塞的护理

喉阻塞患者的护理重点是保持呼吸道通畅。对舌后坠及喉阻塞者，可使用口咽通气管开放气道。如为气管狭窄、下呼吸道梗阻所致的窒息，应立即做好施行气管插管或气管切开术的准备，必要时准备配合给予机械辅助通气。

5. 大咯血窒息时的紧急处理

如为肺部疾病所致大咯血，有窒息前兆症状时，应立即将患者取头低足高 45°的俯卧位，头偏向一侧，轻拍背部以利引流；及时吸出口腔内的血块，畅通呼吸道；在解除气道阻塞后按医嘱给予吸氧等措施，改善缺氧。

6. 严密观察病情变化

随时注意患者呼吸、咳嗽及全身情况，如患者窒息后呼吸急促、口唇发绀、烦躁不安等症状仍不能改善或逐渐加重，应准备继续进行抢救。

7. 术前护理

必要时，做好经纤维支气管镜或喉镜取异物的术前准备工作。

8. 心理护理

嘱患者安静休息，避免剧烈活动，对精神紧张的患者做好解释和安慰工作。

（宋莹莹）

第三节　急性胸痛

胸痛（chest pain）是指胸前区的不适感，包括胸部闷痛、刺痛、烧灼感、紧缩或压榨感等，有时可放射至面颊、下颌部、咽颈部、肩部、后背部、上肢或上腹部，表现为酸胀、麻木或沉重感等，常伴有精神紧张、焦虑、恐惧感，是急诊科常见的症状之一。胸痛的病因复杂，情况各异，且危险性存在较大的差别。急性胸痛是一些致命性疾病的主要临床表现，如急性冠状动脉综合征、主动脉夹层、急性肺栓塞等。目前，"胸痛中心"是一种新型的医疗模式，通过院内多学科及院内外急救医疗服务体系信息共享和流程优化，使急性胸痛患者得到快速诊断和及时治疗，病死率降低，临床预后得到改善。

一、病因与发病机制

胸痛的病因涵盖各个系统，有多种分类方法，其中，从急诊处理和临床实用角度，可将胸痛分为致命性胸痛和非致命性胸痛两大类。致命性胸痛又可分为心源性胸痛和非心源性胸痛，其中急性冠脉综合征（ACS）、主动脉夹层（AD）和急性肺栓塞属于致命性胸痛。

ACS 是以冠状动脉粥样硬化斑块破溃、继发完全或不完全闭塞性血栓形成为病理基础的一组临床综合征，包括不稳定型心绞痛（unstable angina，UA）、非 ST 段抬高型心肌梗死

（NSTEMI）和 ST 段抬高型心肌梗死（STEMI）；前两者又称非 ST 段抬高型急性冠脉综合征（NSTE-ACS）。其中，斑块破溃若形成微栓子或不完全血栓，可诱发 UA 或 NSTEMI；若形成完全性血栓，可诱发 STEMI。这些综合征均可导致心搏骤停和死亡，因此，早期识别和快速反应至关重要。

AD 是指主动脉内的血液经内膜撕裂口流入囊样变性的主动脉中层，形成夹层血肿，并随血流压力的驱动，沿主动脉壁纵轴延伸剥离导致的严重心血管急症。由于机械压迫、刺激和损伤，导致突发撕裂样的胸部疼痛。约有半数 AD 由高血压引起，其他病因包括遗传性血管病变如马方综合征、血管炎性疾病如 Takayasu 动脉炎、医源性因素如导管介入诊疗术、主动脉粥样硬化斑块内膜破溃以及健康女性妊娠晚期等。

急性肺栓塞引起的胸痛与低氧血症、冠状动脉灌注减少、肺动脉高压时的机械扩张和波及壁胸膜有关。

由于心、肺、大血管以及食管的传入神经进入同一个胸背神经节，通过这些内脏神经纤维，不同脏器疼痛会产生类似的胸痛表现。此外，内脏病变除产生局部疼痛外，尚可产生牵涉痛，其发生机制是由于内脏器官的痛觉神经纤维与由来自皮肤的感觉神经纤维在脊髓后角终止于同一神经元上，通过脊髓丘脑束传入大脑，大脑皮质把来自内脏的痛觉误感觉为相应体表的痛觉。

二、病情评估与判断

（一）评估与判断流程

急诊接诊急性胸痛患者时，首要任务是迅速评估患者生命体征，简要收集临床病史，判断是否有危及生命的表现，如生命体征异常、面色苍白、出汗、发绀、呼吸困难等，以决定是否需要立即对患者实施抢救；然后详细询问病史中疼痛及放射的部位、性质、持续时间、影响因素、伴发症状等，配合体格检查和辅助检查，进行综合分析与判断。需要强调的是，急诊护士面对每一例胸痛患者，均需优先排查致命性胸痛。

（二）临床表现

1. 起病

ACS 多在 10 分钟内胸痛发展到高峰，而 AD 是突然起病，发病时疼痛最严重。

2. 部位及放射

心绞痛或心肌梗死的疼痛常位于胸骨后或心前区，向左肩和左臂内侧放射，也可向左颈或面颊部放射而被误诊为牙痛。AD 随夹层血肿的扩展，疼痛可随近心端向远心端蔓延，升主动脉夹层疼痛可向前胸、颈、喉放射，降主动脉夹层疼痛可向肩胛间、背、腹、腰或下肢放射。急性肺栓塞、气胸常呈剧烈的患侧胸痛。

3. 性质

疼痛的性质多种多样，程度可呈剧烈、轻微或隐痛。典型的心绞痛和心肌梗死呈压榨样痛并伴有压迫窒息感，而非典型疼痛表现为"胀痛"或"消化不良"等非特异性不适。AD 为骤然发生的前后移行性撕裂样剧痛。急性肺栓塞有胸膜炎性胸痛或心绞痛样疼痛。

4. 持续时间及影响因素

心绞痛一般持续 2~10 分钟，休息或含服硝酸甘油后 3~5 分钟内缓解，诱因包括劳累、运动、饱餐、寒冷、情绪激动等。不稳定型心绞痛还可在患者活动耐量下降或静息状态下发作，胸痛持续时间延长，程度加重，发作频率增加。心肌梗死的胸痛持续时间常大于 30 分钟，硝酸甘油无法有效缓解。呼吸时加重的胸痛多见于肺、心包或肌肉骨骼疾患。与进食关系密切的胸痛多见于食管疾病。

5. 伴发症状

胸痛伴有血流动力学异常，如大汗、颈静脉怒张、血压下降或休克时，多见于致命性胸痛。胸痛伴有严重呼吸困难、发绀、烦躁不安，提示呼吸系统疾病的可能性较大。恶心、呕吐可为心源性或消化系统疾病所致胸痛患者的伴发症状。

（三）体格检查

ACS 患者可无特异性临床体征，部分表现为面色苍白、皮肤湿冷、发绀、颈静脉怒张、低血压、心脏杂音、肺部啰音等。AD 累及主动脉根部，可闻及主动脉瓣杂音；夹层破入心包引起心脏压塞可出现贝克三联征，即颈静脉怒张、脉压减小、心音低钝遥远；夹层压迫锁骨下动脉可造成脉搏短绌、双侧收缩压和（或）脉搏不对称。急性肺栓塞患者最常见体征是呼吸频率增快，可伴有口唇发绀；血压下降、休克提示大面积肺栓塞；单侧或双侧不对称性下肢肿胀、腓肠肌压痛，提示患者合并深静脉血栓形成。

（四）辅助检查

（1）心电图检查：心电图是早期快速识别 ACS 的重要工具，标准 12 导联或 18 导联心电图有助于识别心肌缺血部位、范围和程度。①STEMI 患者典型心电图，至少 2 个相邻导联 J 点后新出现 ST 段弓背向上抬高，伴或不伴病理性 Q 波、R 波减低；新发的完全左束支传导阻滞；超急性期 T 波改变。②NSTE-ACS 患者典型心电图，同基线心电图比较，至少 2 个相邻导联 ST 段压低 ≥ 0.1 mV 或者 T 波改变，并呈动态变化。少数 UA 患者可无心电图异常表现。上述心电图变化可随心绞痛缓解而完全或部分消失，如果其变化持续 12 小时以上，提示 NSTEMI。③急性肺栓塞患者典型心电图，$S_I Q_{III} T_{III}$ 征，即 I 导联 S 波加深，III 导联出现 Q 波及 T 波倒置。

（2）实验室检查：心肌肌钙蛋白 I/T（cTn I/T）是诊断心肌梗死的特异性高、敏感性好的生物性标志物，高敏肌钙蛋白（hs-cTn）是检测 cTn I/T 的高敏感方法。如不能检测 cTn，肌酸激酶同工酶（CK-MB）检测可作为替代。

多数急性肺栓塞患者血气分析 $PaO_2 < 80$ mmHg 伴 $PaCO_2$ 下降；血浆 D-二聚体升高，因其敏感性高而特异性差，若其含量低于 500 $\mu g/L$，有重要的排除价值。

（3）超声心动图检查：可定位 AD 内膜裂口，显示真、假腔的状态及并发心包积液和主动脉瓣关闭不全的改变等。

（4）CT 血管成像：是 AD 和急性肺栓塞的临床首选影像学检查。

（5）肺动脉造影术：是在 CT 检查难以确诊或排除急性肺栓塞诊断时，或者患者需要血流动力学监测时应用。

（五）ACS 的危险分层

对于 ACS 患者的预后判断和治疗策略选择具有重要价值。

STEMI 的高危特征包括：广泛的 ST 段抬高、新发左束支传导阻滞、既往心肌梗死病史、Killip 分级 > II 级、下壁心肌梗死伴左室射血分数 $\leq 35\%$ 或收缩压 < 100 mmHg 或心率 >

100 次/分钟或前壁导联 ST 段下移≥0.2 mV 或右室导联 V_4R ST 段抬高≥0.1 mV、前壁心肌梗死且至少 2 个导联 ST 段抬高≥0.2 mV。

三、救治与护理

(一)救治原则

急性胸痛的处理原则是首先迅速识别致命性胸痛，给予积极救治，然后针对病因进行治疗。

1. ACS 的救治原则

(1)院前急救：①首先识别并确认缺血性胸痛，获取 12 导联心电图，如果 ST 段抬高，将患者送往能进行心血管再灌注治疗的医院，条件允许的情况下应提前与医院沟通；②监测生命体征和血氧饱和度，如果血氧饱和度 <94%，给予吸氧；③如果发生心搏骤停，立即进行 CPR 和除颤；④对症治疗，如舌下含服或喷雾硝酸甘油，必要时给予吗啡止痛；⑤建立静脉通路；⑥如果考虑给予院前溶栓治疗，应排除禁忌证。

(2)急诊科救治：①救治目标，识别并分诊患者，缓解缺血性胸部不适；预防和治疗 ACS 的急性致命并发症，如室颤、无脉性室速、心源性休克、急性心力衰竭等；②危险分层，根据评估结果，可将患者划分为 STEMI、高危 NSTE-ACS 以及中低危 NSTE-ACS，分别采取不同的救治措施；③早期再灌注治疗，如果 STEMI 患者症状出现时间 <12 小时，应直接行经皮冠状动脉介入治疗（percutaneous coronary intervention，PCI），目标时间是从接诊到球囊扩张时间 <90 分钟。如果采用静脉溶栓治疗，目标时间是从接诊到进针时间 <30 分钟。

2. 急性主动脉夹层的救治原则

积极给予镇静与镇痛治疗，给予控制血压、负性心率与负性心肌收缩力的药物，必要时予以介入或外科手术治疗。

3. 急性肺栓塞的救治原则

在呼吸循环支持治疗的基础上，以抗凝治疗为主；对于伴有明显呼吸困难、胸痛、低氧血症的大面积肺栓塞病例，采取溶栓、外科手术取栓或介入导管碎栓治疗。

(二)护理措施

1. 即刻护理措施

急性胸痛在没有明确病因前应给予：①安静卧床休息；②连接心电、血压、呼吸和血氧饱和度监测仪，注意电极位置应避开除颤区域和心电图胸导联位置；③当有低氧血症时，给予鼻导管或面罩吸氧，使血氧饱和度≥94%；④描记 12 或 18 导联心电图，动态关注 ST 段变化；⑤建立静脉通路，保持给药途径畅通；⑥按所在部门救治流程采集动脉、静脉血标本，监测血常规、血气分析、心肌损伤标志物、电解质、凝血试验、肝肾功能、D-二聚体等；⑦对 ACS 的急性致命并发症，如室颤、无脉性室速等，准备好急救药物和抢救设备；⑧对于 NSTE-ACS 极高危缺血患者，做好紧急行冠状动脉造影（<2 小时）的准备；⑨如果病情允许，协助患者按医嘱接受胸部 X 线摄片、CT、磁共振成像（MRI）等影像学检查。

2. 胸痛护理

观察胸痛的部位、性质、严重程度、有无放射、持续时间、伴随症状、缓解和加重因素。注意疼痛程度的变化，观察胸痛时表情、有无面色苍白、大汗和血流动力学障碍。及时向医生报告患者疼痛变化。根据医嘱使用镇痛药，及时评估止痛的效果。

3. ACS 的护理

如胸痛的病因为 ACS，护理如下。

（1）按医嘱应用药物：明确用药剂量、途径、适应证、禁忌证以及简单的药物原理。

1）阿司匹林：对于疑似 STEMI 患者，若无阿司匹林过敏史和近期胃肠道出血，应遵医嘱立即让其嚼服阿司匹林 150~300 mg，保证药物吸收效果。

2）硝酸酯类药物：包括硝酸甘油和硝酸异山梨酯。对于阿司匹林无法缓解的胸痛患者，若血流动力学稳定（收缩压高于 90 mmHg 或低于基线值 30 mmHg 以内，且心率为 50~100 次/分钟），每 3~5 分钟让其舌下含服 1 片硝酸甘油，含服时确保舌下黏膜湿润，尽可能取坐位，以免加重低血压反应。若胸痛仍未缓解，及时报告医生，准备给予静脉滴注硝酸甘油，滴注过程中注意定期调整滴注速度，监测血流动力学和临床反应，使血压正常患者平均动脉压下降 10%，高血压患者平均动脉压下降 20%~30%。部分患者用药后可能出现面色潮红、头部胀痛、头晕、心动过速、心悸等不适，应告知患者是由于药物所产生的血管扩张作用所致，并注意密切观察。特别需要注意的是，对于心室前负荷不足的患者应慎用或不用硝酸甘油，这些情况包括下壁心肌梗死和右室心肌梗死、低血压、心动过缓、心动过速、过去 24~48 小时服用过磷酸二酯酶抑制剂。

3）吗啡：对于经硝酸酯类药物治疗胸痛未缓解的患者，应及时报告医生，准备给予吗啡治疗。吗啡有扩张血管作用，可能有前负荷依赖或 UA/NSTEMI 患者应慎用吗啡，因吗啡可能与其病死率增高有关。

4）β 受体阻滞药：排除低血压、心动过缓、心力衰竭的 ACS 患者按医嘱给予 β 受体阻滞药，降低过快心率和高血压，减轻心肌耗氧。

5）氯吡格雷：具有血小板抑制剂作用，起效快，使用安全。高危 ACS 保守治疗患者或延迟性 PCI 患者在早期辅助治疗中按医嘱给予氯吡格雷可改善预后，尤其适合对阿司匹林过敏的 ACS 高危人群应用。

（2）再灌注心肌的治疗与护理：起病 3~6 小时，最多在 12 小时内，做好使闭塞的冠状动脉再通的准备，使心肌得到再灌注，减小心肌坏死的范围。

1）直接 PCI 治疗的适应证。STEMI 患者，包括：①发病 12 小时内或伴有新出现左束支传导阻滞，或伴严重急性心力衰竭或心源性休克（不受发病时间限制）；②发病 12~24 小时，具有临床或心电图进行性缺血证据。

2）溶栓后 PCI 治疗的适应证：所有在院前溶栓的患者应及时转运到能进行 PCI 治疗的医院。①溶栓成功后 3~24 小时，或溶栓后出现心源性休克或急性严重心力衰竭时，应行冠状动脉造影，并对梗死相关血管行血运重建；②溶栓治疗失败的患者；③溶栓成功后若出现再发缺血、血流动力学不稳定以及危及生命的室性心律失常或有再次闭塞证据的患者。

3）PCI 术前护理：协助医生向患者及家属介绍 PCI 目的、方法。按医嘱采血进行血常规、凝血试验、心肌损伤标志物、肝肾功能等化验，做好手术区域的备皮，备好便携式给氧设施及必要的抢救药品与物品，尽快护送患者到介入导管室。

4）溶栓治疗的护理：如果因各种原因不能进行 PCI 而采用溶栓治疗，应做到：①评估溶栓治疗的适应证和禁忌证；②按医嘱准确给药，如尿激酶（UK）、链激酶（SK）和重组组织型纤维蛋白溶酶原激活剂（rt-PA）；③监测血压的改变；④按医嘱随时做心电图，及时了解再灌注心律失常和 ST 段的改变；⑤溶栓治疗最严重的并发症是颅内出血，应密切观察患者是否发生严重头痛、视觉障碍、意识障碍等；动、静脉穿刺后要注意延长按压局部时间至不出血为止；⑥按医嘱及时抽取和送检血液标本，及时了解化验和特殊检查结果；⑦注意观察有无药物不良反应，如寒战、发热等过敏反应。

（3）并发症的监测与处理。

1）心律失常的监测与处理：注意观察监护仪及心电图的心率（律），及时识别各种心律失常，并迅速配合医生给予及时处理。

2）心源性休克的监测与处理：密切观察患者的呼吸、血压、心率及皮肤颜色、温度及潮湿度等表现。如果患者出现心率持续增快、血压有下降趋势（＜90 mmHg），血氧饱和度低于94％，皮肤颜色苍白或发绀，四肢湿冷，表情淡漠等症状，应高度警惕发生心源性休克的可能，应及时通知医生，配合给予必要的处理。

心源性休克的处理：①补充血容量，估计有血容量不足，按医嘱补充液体，注意按输液计划调节滴速，观察有无呼吸困难、颈静脉充盈、恶心、呕吐、心前区疼痛加重等表现；②及时按医嘱给予药物，如血压低于 90 mmHg，及时给予血管活性药物，如多巴胺等静脉滴注，用药时注意观察血压和输液部位的皮肤，根据医嘱和血压具体情况调节输液速度，需要时按医嘱采取措施纠正酸中毒及电解质紊乱，保护肾功能；③密切观察病情变化，注意观察药物作用与不良反应，密切观察心率（律）、血压、血氧饱和度、尿量和患者状况，准确记录出入液量，及时向医生报告病情变化情况。

3）急性左心衰竭的监测与处理：患者出现不能平卧、呼吸困难、咳嗽、发绀、烦躁等心力衰竭症状时，立即准备按医嘱采取紧急措施。①体位，将患者置于坐位或半坐位。②保持呼吸道通畅，给予高流量面罩吸氧。③遵医嘱给予各种抢救药物，如静脉注射吗啡以镇静、减轻恐惧感，同时也可降低心率、减轻心脏负荷；应用氨茶碱以解除支气管痉挛，缓解呼吸困难；给予洋地黄制剂以增加心肌收缩力和心输出量；应用硝酸甘油、硝普钠等血管扩张剂静脉滴注以扩张周围血管，减少静脉回心血量；给予呋塞米静脉注射以利尿、减少循环血量。在给药过程中，注意按药物用法给药，血管活性药物一般应用微量泵注入控制输液速度，防止低血压。但对于肺和（或）体循环淤血者，注意严格控制静脉输液速度，监测液体出入量。④密切观察病情变化，协助完善相关检查，进行心电、血压、血氧饱和度监测，密切观察药物作用及患者的病情变化。描记 12 导联心电图，留取动脉血气、脑钠肽、血常规、血糖、电解质和心肌损伤标志物等各种血标本；协助患者接受胸部 X 线摄片、超声检查。

（4）心理护理：ACS 患者突然发病、症状重，加之处于医院的特殊环境，告知的手术风险及医疗费用等因素均会引起紧张、恐惧、焦虑、烦躁甚至绝望等负性情绪。因此，应重视对患者的心理护理，注意关心、体贴患者。抢救过程中适时安慰和鼓励患者，有针对性地告知相关抢救措施，减轻患者的恐惧感，取得患者及家属的配合，使其积极配合救治，增强对治疗的信心。

（5）健康指导：在救治 ACS 患者的同时，结合患者病情和不同特点对患者和家属实施健康教育和康复指导，强化预防意识；已有 ACS 病史者应预防再次梗死和其他心血管不良事件，称为二级预防。

1）改变生活方式：①合理膳食，宜摄入低热量、低脂、低胆固醇、低盐饮食，多食蔬菜、水果和粗纤维食物，如芹菜、糙米等，避免暴饮暴食；②适当运动，保持适当的体力活动，以有氧运动为主，注意运动的强度和时间，以不致发生疼痛症状为度；③控制体重，在饮食治疗的基础上，结合运动和行为治疗等控制体重；④戒烟、戒酒。

2）避免诱发因素：调整日常生活与工作量，不可过于劳累，避免情绪激动，减轻精神压力，保证充足睡眠。

3）正确应用药物：告知患者用药目的、作用及注意事项，指导患者正确应用抗血小板聚集、抗缺血、抗心律失常、降压、降脂、降糖等药物，积极治疗冠心病、高血压、高血脂、糖尿病等基础慢性疾病。

4）病情自我监测：向患者讲解疾病的知识，包括 ACS 发生的简单过程、诱因、监护意义。教会患者自测脉率，以及早发现心律失常。告知患者及家属心绞痛发作时的缓解方法，如心绞痛发作比以往频繁、程度加重、疼痛时间延长，应警惕心肌梗死的发生，并及时就医。

4. AD 的护理

如胸痛的病因是 AD，护理如下。

（1）按医嘱给予药物治疗：①降压治疗，降压可以减轻或缓解患者胸痛，防止主动脉破裂，争取手术机会；一般静脉持续应用微量泵给药扩血管药物，如硝普钠，同时配合应用 β 受体阻滞药或钙通道阻滞剂，将收缩压控制在相应安全水平；用药过程中要密切监测血压变化，避免血压出现骤降或骤高，根据血压变化调节药物剂量，使血压维持在相对稳定和安全的水平；②镇痛治疗，如果患者胸痛剧烈，应及时报告医生，遵医嘱给予吗啡等治疗，观察并记录胸痛缓解情况，密切监测有无心动过缓、低血压和呼吸抑制等不良反应。

（2）密切观察病情变化：严密监测四肢血压和心率（律）的变化，观察胸痛缓解或加重情况；关注辅助检查结果，了解病情严重程度与发展趋势；出现任何异常情况，及时向医生报告。AD 极易发生夹层破裂而危及生命，应随时做好抢救的准备。

（3）做好介入治疗、手术或转运的准备：按医嘱为患者做好接受介入治疗或住院接受外科手术治疗的准备，按部门要求为转运过程中可能发生的病情变化做好充分的准备。

5. 急性肺栓塞的护理

如胸痛病因是急性肺栓塞，其护理参见本章第一节"呼吸困难"。

（刘桂芳）

第四节 急性腹痛

急性腹痛（acute abdominal pain）是指发生在 1 周之内，由各种原因引起的腹腔内外脏器急性病变而表现在腹部的疼痛，是临床上常见的急症之一，具有发病急、变化多、进展快的特点，若处理不及时，极易发生严重后果，甚至危及患者生命。护士细致的评估、严密的观察和及时的护理，对把握抢救时机和提高疾病的疗效与改善预后起到重要的作用。

一、病因与发病机制

（一）病因

可引起腹痛的病因很多，可分为器质性和功能失调性两类。器质性病变包括急性炎症、梗阻、扩张、扭转、破裂、损伤、出血、坏死等；功能失调性因素有麻痹、痉挛、神经功能紊乱、功能暂时性失调等。

1. 腹腔脏器病变引起的腹痛

包括：①急性炎症，如急性胃炎、急性胃肠炎、急性肠系膜淋巴结炎、急性肾盂肾炎、急性回肠或结肠憩室炎、自发性腹膜炎等；急性胰腺炎、阑尾炎、胆囊炎、急性化脓性胆管炎、腹腔内各种脓肿、急性盆腔炎、急性附件炎、急性泌尿系感染以及急性细菌性或阿米巴性痢疾等；②急性梗阻或扭转，常见的有急性肠梗阻（包括肠套叠、肠扭转），腹内/外疝、胆道、肾、尿路管结石嵌顿性绞痛，胆道蛔虫症、肠系膜或大网膜扭转、急性胃或脾扭转、胃黏膜脱垂症、卵巢囊肿蒂扭转等；③急性穿孔，消化性溃疡急性穿孔、胃肠道癌或肠炎症性疾病急性穿孔、胆囊穿孔、子宫穿孔、外伤性胃肠穿孔等；④急性内出血，如腹部外伤所致肝、脾、肾等实质脏器破裂，肝癌等破裂；异位妊娠、卵巢或黄体破裂等；⑤血管病变，见于腹主动脉瘤、肾梗死、肠系膜动脉急性栓塞或血栓形成、肠系膜静脉血栓形成、急性门静脉或肝静脉血栓形成、脾梗死、夹层动脉瘤等；⑥其他，如急性胃扩张、痛经、肠易激综合征、腹壁皮肤带状疱疹等。

2. 腹腔外脏器或全身性疾病引起腹痛

以胸部疾病所致的放射性腹痛和中毒、代谢疾病所致的痉挛性腹痛为多，常伴有腹外其他脏器病症，而无急性腹膜炎征象。①胸部疾病，如不典型心绞痛、急性心肌梗死、急性心包炎、主动脉夹层、肋间神经痛、下肺肺炎、肺脓肿、胸膜炎、气胸等；②代谢及中毒疾病，如铅、砷、汞、酒精中毒，尿毒症，糖尿病酮症酸中毒，低钙血症等；③变态反应性疾病，如腹型过敏性紫癜、腹型风湿热；④神经源性疾病，如脊柱结核、带状疱疹、末梢神经炎、腹型癫痫、胃肠功能紊乱、神经功能性腹痛等。

（二）腹痛发病机制

1. 体性痛

脏腹膜上虽然没有感觉受体，但近脏器的肠系膜、系膜根部、小网膜及膈肌等均有脊髓性感觉神经，当病变累及其感觉神经时产生冲动，并上传至丘脑，被大脑感知。体性痛较剧烈，定位较准确，与体位有关，变换体位常可使疼痛加重。

2. 内脏痛

多由消化道管壁平滑肌突然痉挛或强力收缩、管壁或脏器突然扩张、急性梗阻及缺血等刺激自主神经的痛觉纤维传导所致，常为脏器本身的疼痛。

3. 牵涉痛

也称放射痛或感应性痛，是由某种病理情况致身体某一局部疼痛，疼痛部位非病变所在部位，但与病变脏器的感觉常来自同一节段的神经纤维。

二、病情评估与判断

（一）病情评估

1. 快速评估全身情况

急诊护士接诊后应首先评估患者的总体情况，初步判断病情的轻、重、缓、急，以决定是否需要做急救处理。对危重患者，应重点评估（包括意识、回答问题能力、表情、血压、脉搏、体位、疼痛程度等），之后迅速分诊，送入治疗区进行急救处理，待情况允许，再做详细检查。表情痛苦、面色苍白、脉搏细速、呼吸急促、大汗淋漓、仰卧不动或蜷曲侧卧、明显脱水等提示病情较重。如脉搏细速伴低血压，提示低血容量。

2. 评估一般情况

包括：①年龄，青壮年以急性胃穿孔、阑尾炎、肠梗阻、腹部外伤所致脏器破裂出血等多见；中老年以胃肠道癌肿及并发症、胆囊炎、胆石症及血管疾病等发病率高；②性别，如溃疡病穿孔、急性阑尾炎、肠梗阻、尿路结石男性多见，而胆囊炎、胰腺炎则女性多见；③既往史，了解既往有无引起急性腹痛的病史，如溃疡病、阑尾炎等，有无类似发作史，有无腹部外伤史、手术史，有无心肺等胸部疾病和糖尿病、高血压史等；女性应了解月经史、生产史，闭经且发生急性腹痛并伴休克者，应高度警惕异位妊娠破裂内出血。

3. 重点详细询问腹痛相关信息

（1）诱发因素：胆囊炎或胆石症常于进食油腻食物后发作；急性胰腺炎发作前常有酗酒、高脂饮食、暴饮暴食史；部分机械性肠梗阻与腹部手术有关；溃疡病穿孔在饱餐后多见；剧烈活动或突然改变体位后突发腹痛可能为肠扭转；腹部受暴力作用引起剧痛伴休克者，可能是肝、脾破裂所致。

（2）疼痛部位：最早发生腹痛及压痛最明显的部位常是发生病变的部位，可帮助推断可能的病因。

（3）疼痛的起病方式、性质和程度。

1）疼痛的起病方式、性质：①炎症性急性腹痛，以腹痛、发热、压痛或腹肌紧张为主要特点，一般起病较缓慢，多由轻渐重，剧痛呈持续性并进行性加重，炎症波及脏器浆膜和壁腹膜时，呈典型局限性或弥漫性腹膜刺激征，常见于急性阑尾炎、胆囊炎、腹膜炎、胰腺炎、盆腔炎等；②穿孔性急性腹痛，以突发持续腹痛、腹膜刺激征，可伴有肠鸣音消失或气腹为主要特点；突然起病，呈剧烈的刀割样痛、烧灼样痛，后呈持续性，范围迅速扩大；常见于外伤、炎症或癌肿侵蚀导致的空腔脏器破裂，如溃疡穿孔、胃癌穿孔、胆囊穿孔、外伤性肠穿孔等；③梗阻性急性腹痛，以阵发性腹痛、呕吐、腹胀、排泄功能障碍为主要特点；多突然发生，呈阵发性剧烈绞痛，当梗阻器官合并炎症或血运障碍时，常呈持续性腹痛，阵发性加重；常见于肾、输尿管结石、胆绞痛、胆道蛔虫病、肠梗阻、肠套叠、嵌顿性疝、卵巢囊肿蒂扭转等；④出血性急性腹痛，以腹痛、失血性休克与急性贫血、隐性（内）出血或显性（外）出血（呕血、便血、尿血）为主要特点；起病较急骤，呈持续性，但不及炎症性或穿孔性腹痛剧烈，由于大量积血刺激导致急性腹膜炎，但腹膜刺激症状较轻，有急性失血症状；常见于消化性溃疡出血、肝脾破裂出血、胆道出血、肝癌破裂出血、腹主动脉瘤破裂出血、异位妊娠破裂出血等；⑤损伤性急性腹痛，以外伤、腹痛、腹膜炎或内出血综合征为主要特点；因暴力着力点不同，可有腹壁伤、空腔脏器伤及实质脏器伤造成的腹痛，原发性休克恢复后，常呈急性持续性剧烈腹痛，伴恶心、呕吐；⑥绞窄与扭转性急性腹痛，又称缺血性急性腹痛，疼痛呈持续性，因受阵发牵拉，可有阵发性类似绞痛加剧，常可触及压痛性包块，可有频繁干呕、消化道排空症状，早期无腹膜刺激征，随着坏死的发生而出现；⑦功能性紊乱及全身性疾病所致急性腹痛，疼痛常无明显定位，呈间歇性、一过性或不规律性，腹痛虽然严重，但体征轻，腹软，无固定压痛和反跳痛，常有精神因素或全身性疾病史，如肠道易激综合征、胃肠神经症、肠系膜动脉硬化或缺血性肠病、腹型癫痫、过敏性紫瘕等。

腹部绞痛多发病急，患者痛苦，应注意鉴别，尽早明确病因。

2）疼痛程度：腹痛程度可反映腹内病变的轻重，但疼痛的个体敏感性和耐受程度差异较大，影响其评价。刀割样剧痛可能为化学刺激引起，如空腔脏器急性穿孔；梗阻性疾病为剧烈疼痛，如肠扭转、卵巢囊肿蒂扭转、肾绞痛等；脏器破裂出血性疾病引起的腹痛略次之，如宫外孕、脾破裂、肝破裂等；炎症性疾病引起的腹痛较轻，如阑尾炎、肠系膜淋巴结炎等。

（4）与发作时间、体位的关系：餐后痛可能由于胆、胰疾病，胃部肿瘤或消化不良所致；饥饿痛发作呈周期性、节律性者见于胃窦、十二指肠溃疡；子宫内膜异位者腹痛与月经周期有关；卵泡破裂者腹痛发作在月经间期。如果某些体位使腹痛加剧或减轻，有可能成为诊断的线索，如胃黏膜脱垂患者左侧卧位可使疼痛减轻；胰腺疾病患者前倾坐位或膝胸位时疼痛减轻；腹膜炎患者活动时疼痛加剧，蜷缩侧卧则疼痛减轻；反流性食管炎患者烧灼痛在躯体前屈时明显，而直立位时减轻。

（5）伴随症状。

1）消化道症状：①恶心、呕吐，常发生于腹痛后，可由严重腹痛引起；急性胆囊炎、溃疡病穿孔均可伴有恶心、呕吐；急性胃肠炎、胰腺炎发病早期呕吐频繁，高位肠梗阻呕吐出现早而频繁，低位肠梗阻或结肠梗阻呕吐出现晚或不出现，呕吐物的性质及量与梗阻部位有关，如呕吐宿食中不含胆汁则为幽门梗阻，呕吐粪水样物常为低位肠梗阻；②排便情况，腹痛伴有呕吐，肛门停止排气、排便多见于肠梗阻；腹痛伴有腹泻，多见于急性肠炎、痢疾、炎症性肠病、肠结核等；伴有果酱样便是肠套叠的特征；伴有血便，多见于绞窄性肠梗阻、肠套叠、溃疡性结肠炎、坏死性肠炎、缺血性疾病等。

2）其他伴随症状：①休克，腹痛同时伴有贫血者可能是腹腔脏器破裂（如肝破裂、脾破裂或异位妊娠破裂）；不伴贫血者见于急性胆管炎、胃肠穿孔、绞窄性肠梗阻、肠扭转、急性胰腺炎等；②黄疸，多见于急性胆管炎、胆总管结石、壶腹部癌或胰头癌；③发热，外科疾病一般是先有腹痛，后发热；而内科疾病多先有发热，后有腹痛；如伴发热、寒战者，多见于胆道感染、腹腔或腹内脏器化脓性病变、下肺炎症或脓肿等；④血尿、排尿困难，多见于泌尿系感染、结石等；⑤盆腔炎症或积液、积血时可有排便次数增多、里急后重感。

4. 体格检查

重点在评估腹部情况。腹部体检时应嘱患者取仰卧位，双腿屈曲，充分暴露全腹，然后对腹部进行视诊、触诊、叩诊、听诊4个方面的检查。①视诊，全腹膨胀是肠梗阻、腹膜炎晚期表现。不对称性腹胀可见于肠扭转、闭袢性肠梗阻。急性腹膜炎时腹式呼吸运动减弱或消失。注意有无胃肠蠕动波及胃肠型，腹股沟区有无肿块等。②触诊，为最重要的腹部检查，着重检查腹膜刺激征，腹部肌紧张、压痛与反跳痛的部位、范围和程度。压痛最明显之处往往就是病变所在，是腹膜炎的客观体征。炎症早期或腹腔内出血表现为轻度腹肌紧张，较重的感染性病变如化脓性阑尾炎、肠穿孔表现为明显肌紧张。胃及十二指肠、胆道穿孔时，腹壁可呈"板状腹"，但随着时间延长，腹腔内渗液增加而使腹膜刺激征反而减轻。注意年老体弱、肥胖、小儿或休克患者，腹膜刺激征常较实际为轻。③叩诊，先从无痛区开始，叩痛最明显处常是病变部位。肝浊音界消失提示胃肠道穿孔致膈下游离气体。移动性浊音表示腹腔积液或积血。④听诊：判断胃肠蠕动功能，一般选择脐周听诊。肠鸣音活跃、音调高、有气过水音提示机械性肠梗阻。肠鸣音消失或减弱多见于急性腹膜炎、血运性肠梗阻和肠麻痹。上腹部振水音可能提示幽门梗阻或胃扩张。

5. 辅助检查

（1）实验室检查：①血常规检查，白细胞和中性粒细胞增多提示感染性疾病；血红蛋白及红细胞进行性减少提示有活动性出血可能；②尿常规检查，尿中大量红细胞提示肾绞痛、泌尿系肿瘤和损伤，白细胞增多表示感染；糖尿病酮症酸中毒可见尿糖、尿酮体阳性；③大便常规检查，糊状或水样便，含少量红、白细胞可能为细菌性食物中毒引起的急性肠炎；黏液脓血提示痢疾可能；血便提示有消化道出血；大便隐血阳性提示消化道肿瘤；④血生化，血、尿或腹腔积液淀粉酶增高常是急性胰腺炎；血肌酐、尿素氮升高提示肾功能不全；人绒毛膜促性腺激素有助于异位妊娠诊断。

（2）X线检查：胸部X线摄片检查可显示肺、胸膜及心脏病变；腹部透视和摄片检查如发现膈下游离气体，提示胃肠穿孔；肠内有气—液平面，肠腔内充气较多，提示肠梗阻；怀疑有尿路病变，可摄腹部平片或做静脉肾盂造影。

（3）超声检查：对肝、胆、胰、脾、肾、输尿管、阑尾、子宫及附件、膀胱等形态、大小、占位病变、结石、异位妊娠、腹腔积液、腹腔内淋巴结及血管等病变等均有较高的诊断价值，是首选检查方法。在超声指引下可进行脓肿、腹腔积液及积血等穿刺抽液。

（4）内镜检查：包括胃镜、十二指肠镜、胆道、小肠镜和结肠镜等，对急性腹痛的诊断具有极其重要的意义。在明确消化道出血病因的同时可行内镜下止血或病灶切除。

（5）CT检查：对病变定位、定性有很大价值。其优点是不受肠管内气体的干扰。CT是评估急腹症的又一个安全、无创而快速、有效的方法，特别是对判断肝、胆、胰腺等实质性脏器病变，十二指肠和主动脉病变方面较超声检查更具优势。PET-CT检查对肿瘤的诊断更加敏感。

（6）直肠指检：盆位阑尾炎可有右侧直肠壁触痛，盆腔脓肿或积血可使直肠膀胱陷凹呈饱满感、触痛。

（7）其他检查：疑腹腔有积液或出血，可进行腹腔诊断性穿刺，吸取液体进行常规检查和细胞学检查，可以确定病变性质；阴道后穹隆穿刺主要用于判断异位妊娠破裂出血、盆腔脓肿或盆腔积液；40岁以上患者，既往无慢性胃病史，突然发作上腹痛应常规做心电图，以识别有无心脏及心包病变。

（二）病情判断

急性腹痛的病情严重程度可分为3类。①危重，先救命后治病。患者出现呼吸困难、脉搏细弱、严重贫血貌，如腹主动脉瘤破裂、异位妊娠破裂合并重症休克，应立即实施抢救。②重，配合医生诊断与治疗。患者持续腹痛伴器官功能障碍，如消化道穿孔、绞窄性肠梗阻、卵巢囊肿蒂扭转等，应配合医生尽快完成各项相关检查，纠正患者一般情况，准备急诊手术和相关治疗。③普通，可存在潜在危险性，通常患者体征平稳，可按常规程序接诊，细致观察，及时发现危及生命的潜在病因。如消化道溃疡、胃肠炎等，也可能有结石、恶性肿瘤的可能性。需要强调的是，面对每一例腹痛患者，均需重视并优先排查。

三、救治与护理

(一) 救治原则

急性腹痛的病因虽然不同，但救治原则基本相似，即挽救生命、减轻痛苦、积极的对因治疗和预防并发症。

1. 手术治疗

手术是急腹症的重要治疗手段。肠梗阻、内脏穿孔或出血、急性阑尾炎等病因明确，有手术指征者，应及时手术治疗。

2. 非手术治疗

非手术治疗主要适用于病因未明而腹膜炎症状不严重的患者，给予纠正水、电解质紊乱，抗感染，防治腹胀，防止休克等对症支持措施。对病因已明确而不需手术治疗、疼痛较剧烈的患者，应适当使用镇痛剂。

3. 不能确诊的急腹症患者

要遵循"四禁"原则，即禁食、禁灌肠、禁止痛、禁用泻药。经密切观察和积极治疗后，腹痛不缓解，腹部体征不减轻，全身状况无好转反而加重的患者，可行剖腹探查，明确病因。

(二) 护理措施

1. 即刻护理措施

应首先处理能威胁生命的情况，如腹痛伴有休克，应及时配合抢救，迅速建立静脉通路，及时补液，纠正休克。如有呕吐，应使其头应偏向一侧，以防误吸。对于病因明确者，遵医嘱积极做好术前准备。对于病因未明者，遵医嘱暂时实施非手术治疗措施。

2. 控制饮食及胃肠减压

对于病情较轻且无禁忌证者，可给予少量流质或半流质饮食。病因未明或病情严重者，必须禁食。疑有空腔脏器穿孔、破裂，腹胀明显或肠梗阻患者，须行胃肠减压，注意保持引流通畅，观察与记录引流液的量、色和性状，及时更换减压器。对于病情严重，预计较长时间不能进食者，按医嘱应尽早给予肠外营养。

3. 补液护理

遵医嘱给予输液、补充电解质和能量合剂、纠正体液失衡，并根据病情变化随时调整补液方案和速度。

4. 遵医嘱给予抗生素控制感染

急腹症多为腹腔内炎症和脏器穿孔引起，多有感染，是抗生素治疗的确定指征。一般首先予经验性用药，宜采用广谱抗生素，且主张联合用药。待细菌培养明确病原菌及药敏后，尽早采用针对性用药。

5. 严密观察病情变化

观察期间要注意病情演变，综合分析，特别是对病因未明的急性腹痛患者，严密观察是极为重要的护理措施。观察内容包括：①意识状态及生命体征；②腹痛部位、性质、程度、范围以及腹膜刺激征的变化和胃肠功能状态，如饮食、呕吐、腹胀、排便、肠蠕动、肠鸣音等；③全身情况及重要脏器功能变化；④腹腔异常，如腹腔积气、积液、肝浊音界变化和移动性浊音；⑤新的症状与体征出现等。

6. 对症处理

如腹痛病因明确者，遵医嘱及时给予解痉、镇痛药物。使用止痛药物后应严密观察腹痛等病情变化，病因未明时禁用镇痛剂。高热者可给予物理降温或药物降温。

7. 卧床休息

尽可能为患者提供舒适体位。一般状况良好或病情允许时宜取半卧位或斜坡卧位。注意经常更换体位，防止压疮等并发症。

8. 稳定患者情绪，做好心理护理

急性腹痛往往给患者造成较大的恐惧。因此，应注意对患者及其家属做好解释安慰工作，对患者的主诉采取共情性倾听，减轻焦虑，降低患者的不适感。

9. 术前准备

对危重患者应在不影响诊疗前提下尽早做好必要的术前准备，一旦治疗过程中出现手术指征，立刻完善术前准备，送入手术室。

（邢丽娜）

第三章

呼吸内科疾病护理

第一节　呼吸内科常见症状的护理

一、咳嗽与咳痰

咳嗽是呼吸系统最常见的症状之一。咳嗽是一种反射性防御动作，咳嗽可以有效清除呼吸道内分泌物和进入气道内的异物。咳嗽是由于延髓咳嗽中枢受刺激引起的。但咳嗽也有不利的一面，它可使呼吸道内感染扩散，剧烈的咳嗽可导致呼吸道出血，甚至诱发自发性气胸等。因此，若长期、频繁、剧烈咳嗽影响工作、休息，则为病理状态。

咳痰是气管、支气管的分泌物或肺泡内的渗出液借助咳嗽而排出，称为咳痰。

（一）护理评估

1. 病因评估

（1）呼吸道疾病：从鼻咽部至小支气管整个呼吸道黏膜受到刺激时，可引起咳嗽。咽喉炎、喉结核、喉癌等可引起干咳，气管支气管炎、支气管扩张、支气管哮喘、支气管内膜结核及各种物理（包括异物）、化学、过敏因素对气管、支气管的刺激以及肺部细菌、结核菌、真菌、病毒、支原体或寄生虫感染以及肺部肿瘤，均可引起咳嗽和（或）咳痰。呼吸道感染是引起咳嗽、咳痰最常见的原因。

（2）胸膜疾病：如各种原因所致的胸膜炎、胸膜间皮瘤、自发性气胸或胸腔穿刺等均可引起咳嗽。

（3）心血管疾病：当二尖瓣狭窄或其他原因所致左心衰竭引起肺淤血、肺水肿，或因右心及体循环静脉栓子脱落引起肺栓塞时，肺泡及支气管内漏出物或血性渗出物，刺激肺泡壁及支气管黏膜，引起咳嗽。

（4）中枢神经因素：从大脑皮质发出冲动传至延髓咳嗽中枢，可随意引致咳嗽或抑制咳嗽反射，脑炎、脑膜炎时也可出现咳嗽。

2. 症状评估

（1）咳嗽的性质：咳嗽无痰或痰量甚少，称为干性咳嗽，见于急性或慢性咽喉炎、急性支气管炎初期、喉癌、气管受压、支气管异物、支气管肿瘤、原发性肺动脉高压、二尖瓣狭窄以及胸膜炎等；咳嗽伴有痰液称为湿性咳嗽，见于慢性支气管炎、肺炎、支气管扩张、肺脓肿和空洞型肺结核等。

（2）咳嗽的时间和节律：突然出现的发作性咳嗽，常见于吸入刺激性气体所致急性咽喉炎、气管与支气管异物、百日咳、气管或支气管分叉部受压迫等，少数支气管哮喘也可表现为发作性咳嗽。长期慢性咳嗽多见于慢性呼吸道疾病，如慢性支气管炎、支气管扩张、慢性肺脓肿、肺结核等。此外，慢性支气管炎、支气管扩张和肺脓肿等疾病，咳嗽往往于清晨或夜间变动体位时加剧，并伴咳痰。左心衰竭、肺结核夜间咳嗽明显。

（3）咳嗽的音色：指咳嗽声音的特点。咳嗽声音嘶哑，多见于声带炎、喉炎、喉结核、喉癌和喉返神经麻痹等；金属音调咳嗽，见于纵隔肿瘤、主动脉瘤或支气管癌压迫气管；鸡鸣样咳嗽，表现为连续阵发性剧咳伴有高调吸气回声，多见于百日咳、会厌、喉部疾患或气管受压；咳嗽声音低微或无声，见于严重肺气肿、极度衰弱或声带麻痹患者。

（4）痰的性质和量：痰的性质可分为黏液性、浆液性、脓性和血性等。黏液性痰多见于急性支气管炎、支气管哮喘及大叶性肺炎的初期，也可见于慢性支气管炎、肺结核等。浆液性痰见于肺水肿。脓性痰见于化脓性细菌性下呼吸道感染。血性痰是由于呼吸道黏膜受侵害、损害毛细血管或血液渗入肺泡所致。急性呼吸道炎症时痰量较少，痰量增多常见于支气管扩张、肺脓肿和支气管胸膜瘘，且排痰与体位有关，痰量多时静置后出现分层现象：上层为泡沫，中层为浆液或浆液脓性，下层为坏死组织。恶臭痰提示有厌氧菌感染。铁锈色痰为典型肺炎球菌肺炎的特征；黄绿色或翠绿色痰，提示铜绿假单胞菌感染；痰白、黏稠且牵拉成丝、难以咳出，提示有真菌感染；大量稀薄浆液性痰中含粉皮样物，提示棘球蚴病（包虫病）；粉红色泡沫痰是肺水肿的特征。日咳数百或上千毫升浆液泡沫样痰，应考虑弥漫性肺泡癌的可能。

3. 心理—社会状况

评估患者的精神状况、情绪状态，有无疲乏、失眠、焦虑、抑郁、情绪不稳、注意力不集中等，以及患病以来对生活、学习、工作的影响及程度。

（二）护理措施

1. 环境

提供整洁、舒适的病房环境，减少不良刺激，尤其避免尘埃和烟雾的刺激。保持室内空气新鲜、洁净，经常开窗通风，保持室内适宜的温度（18~22℃）和湿度（50%~70%）。

2. 饮食

给予高蛋白、高维生素饮食，避免油腻、辛辣等刺激性食物。适当补充水分，一般每日饮水1 500 mL以上，使呼吸道黏膜湿润和修复，利于痰液稀释和排出。

3. 促进有效排痰

（1）指导患者有效咳嗽：适用于意识清醒能咳嗽的患者，有效咳嗽的方法为患者取舒适的坐位或卧位，先行5~6次深而慢的呼吸，于深吸气末屏气，身体前倾，做2~3次短促咳嗽，将痰液咳至咽部，再迅速用力将痰咳出。或用自己的手按压上腹部，帮助咳嗽。或患者取仰卧屈膝位，可借助膈肌、腹肌收缩增加腹压，有效咳出痰液。

（2）湿化和雾化疗法：适用于痰液黏稠不易咳出者，目的是湿化气道、稀释痰液。常用的湿化剂有蒸馏水、生理盐水、低渗盐水。临床上常在湿化剂中加入药物（如痰溶解剂、支气管舒张剂、激素等）以雾化的方式吸入，以达到祛痰、抗炎、止咳、平喘的作用。但在气道湿化时应注意以下问题。

1）防止窒息：干结的分泌物湿化后膨胀，易阻塞支气管，应帮助患者翻身、拍背、及时排痰，尤其是体弱、无力咳嗽者。

2）避免湿化过度：过度湿化有利于细菌生长，加重呼吸道感染，还可引起气道黏膜水肿、狭窄、阻力增加，甚至诱发支气管痉挛，严重时可导致体内水潴留，加重心脏负荷。要注意观察患者的情况，湿化时间不宜过长，一般以 10～20 分钟为宜。

3）控制湿化温度：温度过高可引起呼吸道烧伤，温度过低可致气道痉挛、寒战反应，一般应控制湿化温度在 35～37℃。

4）防止感染：定期进行装置、病房环境消毒，严格无菌操作。

5）观察各种吸入药物的不良反应，激素类药物吸入后应指导患者漱口，避免真菌性口腔炎发生。

（3）胸部叩击与胸壁震荡：适用于久病体弱、长期卧床、排痰无力的患者，禁用于未经引流的气胸、肋骨骨折及有病理性骨折史、咯血、低血压及肺水肿等患者。

1）胸壁叩击法：患者取侧卧位或在他人协助下取坐位，叩击者右手的手指指腹并拢，使掌侧呈杯状，以手腕力量，由肺底自下向上、由外向内、迅速而有节律地叩击胸壁，震动气道，每一肺叶叩击1～3分钟，120～180 次/分钟，叩击时发出一种空而深的拍击音则表明手法正确。

2）胸壁震荡法：操作者双手掌重叠，并将手掌置于欲引流的胸廓部位，吸气时，手掌随胸廓扩张慢慢抬起，不施加任何压力，从吸气末开始，在整个呼气期手掌紧贴胸壁，施加一定压力并做轻柔的上下抖动即快速收缩和松弛手臂和肩膀（肘部伸直），以震荡患者胸壁5～7 次，每一部位重复 6～7 个呼吸周期。震荡法只在呼气末进行，且紧跟叩击后进行。

操作力度、时间和病情观察：力量适中，以患者不感到疼痛为宜，每次叩击和（或）震荡时间以 5～15 分钟为宜，应安排在餐后 2 小时至餐前 30 分钟完成，操作时要注意观察患者的反应。

操作后护理：在患者休息时，协助患者排痰；做好口腔护理，去除痰液气味；询问患者的感受，观察痰液情况，复查生命体征、肺部呼吸音及湿啰音变化。

（4）体位引流：是利用重力作用使肺、支气管内分泌物排出体外，又称重力引流。适用于支气管扩张、肺脓肿、慢性支气管炎等痰液较多者。禁用于呼吸衰竭、有明显呼吸困难和发绀者、近 1～2 周内曾有大咯血史、严重心血管疾病或年老体弱不能耐受者。具体方法见支气管扩张患者的护理。

（5）机械吸痰：适用于无力咳出黏稠痰液、意识不清或排痰困难者。经患者的口、鼻腔、气管插管或气管切开处进行负压吸痰。注意事项：每次吸引时间少于 15 秒，两次抽吸间隔时间大于 3 分钟；吸痰动作要迅速、轻柔，将不适感降至最低；在吸痰前、中、后适当提高吸入氧的浓度，避免吸痰引起低氧血症；严格无菌操作，避免呼吸道交叉感染。

4. 正确留取痰标本

（1）一般检查应以清晨第一口痰为宜，采集时应先漱口，然后用力咳出气管深处痰液，盛于清洁容器内送检。

（2）细菌培养，需用无菌容器留取并及时送检。

（3）做 24 小时痰量和分层检查时，嘱患者将痰吐在无色广口瓶内，需要时可加少许苯酚以防腐。

（4）做浓集结核杆菌检查时，需留 12～24 小时痰液送检。

5. 健康教育

（1）病情缓解、咳嗽症状消失后，应向患者讲解预防原发病复发的具体措施。

（2）指导患者加强身体锻炼，增加机体所需营养，提高自身的抗病能力，预防疾病。

（3）如原发病复发，应及时就诊治疗。

二、咯血

咯血是指喉及喉以下呼吸道任何部位的出血，经口腔排出。咯血须与口腔、鼻、咽部出血及上消化道出血引起的呕血相鉴别（表3-1）。

表3-1 咯血与呕血的鉴别要点

鉴别点	咯血	呕血
病因	肺结核、支气管扩张症、肺炎、肺脓肿、肺癌、心脏病等	消化性溃疡、肝硬化、急性胃黏膜病变、胆管出血、胃癌等
出血前症状	喉部痒感、胸闷、咳嗽等	上腹不适、恶心、呕吐等
出血方式	咯出	呕出，可为喷射状
血色	鲜红	棕红、暗红，有时为鲜红色
血中混有物	痰、泡沫	食物残渣、胃液
反应	碱性	酸性
黑便	无，若咽下血液量较多时可有	有，可为柏油样便，呕血停止后仍持续数日
出血后痰液性状	常有血痰数日	无痰

（一）护理评估

1. 病因评估

（1）支气管疾病：常见的有支气管扩张症、支气管肺癌、支气管结核和慢性支气管炎等，较少见的有支气管结石、支气管腺瘤、支气管非特异性溃疡等。

（2）肺部疾病：常见的有肺结核、肺炎、肺脓肿，较少见的有肺淤血、肺梗死、肺真菌病、肺吸虫病、肺泡炎等。

（3）心血管疾病：较常见的是二尖瓣狭窄。某些先天性心脏病，如房间隔缺损、动脉导管未闭等引起的肺动脉高压时，也可发生咯血。

（4）其他：血液病（如血小板减少性紫癜、白血病、血友病、再生障碍性贫血等），急性传染病（如流行性出血热、肺出血型钩端螺旋体病等），风湿病（如结节性动脉周围炎、系统性红斑狼疮、韦格纳肉芽肿、白塞病）等均可引起咯血。

2. 症状评估

（1）年龄：青壮年咯血多见于肺结核、支气管扩张症、风湿性心瓣膜病（二尖瓣狭窄）等。40岁以上、有长期吸烟史者，要高度警惕支气管肺癌。

（2）咯血量：每日咯血量在100 mL以内为小量，100～500 mL为中等量，500 mL以上（或一次咯血100～500 mL）为大量。大量咯血主要见于空洞性肺结核、支气管扩张症和慢性肺脓肿。支气管肺癌咯血主要表现为持续或间断痰中带血，少有大咯血。慢性支气管炎和支原体肺炎咳嗽剧烈时，可偶见痰中带血或血性痰。

（3）颜色和性状：肺结核、支气管扩张症、肺脓肿、支气管结核、出血性疾病，咯血颜色鲜红；铁锈色血痰主要见于肺炎球菌性肺炎（大叶性肺炎）、肺吸虫病和肺泡出血；砖红色胶冻样血痰主要见于肺炎克雷伯菌肺炎。二尖瓣狭窄肺淤血咯血一般为暗红色，左心衰竭肺水肿时咳浆液性粉红色泡沫样血痰，并发肺梗死时常咳黏稠的暗红色血痰。

（4）伴随症状：常伴有发热、胸痛、咳嗽、脓痰、皮肤黏膜出血、黄疸等。

（5）大咯血窒息先兆：患者出现情绪紧张、面色灰暗、喉头痰鸣、咯血不畅。

（6）大咯血窒息的表现：患者表情恐怖、张口瞠目、大汗淋漓、唇指发绀、意识丧失等。

3. 心理—社会状况

患者一旦咯血，不论咯血量多少，都会情绪紧张，呼吸、心率加快，反复咯血者常有烦躁不安、焦虑、恐惧等心理反应。

（二）护理措施

1. 环境

保持病室安静，减少不良刺激。

2. 休息

避免不必要的谈话，减少肺部活动。小量咯血者静卧休息，大量咯血者绝对卧床休息，不宜随意搬动。协助患者取患侧卧位或平卧位头偏向一侧，嘱其尽量将血轻轻咯出，绝对不要屏气，以免诱发喉头痉挛，造成呼吸道阻塞而发生窒息。

3. 饮食

大量咯血者暂禁食，小量咯血者宜进少量凉或温的饮食。多饮水及多食含纤维素食物，保持大便通畅。

4. 用药护理

遵医嘱应用止血药，如垂体后叶素，并注意观察疗效及不良反应。垂体后叶素有收缩小动脉的作用，故高血压、冠心病及孕妇忌用。注射过快可引起恶心、便意、心悸、面色苍白等不良反应。

5. 防止窒息的护理

发现窒息先兆时，立即通知医生，置患者于侧卧头低足高位，轻拍背部以利血块排出，并尽快用吸引器吸出或用手指套上纱布清除口、咽、鼻部血块，必要时用舌钳将舌牵出，清除积血。及时为患者漱口，擦净血迹，保持口腔清洁、舒适，以免因口腔异味刺激引起再度咯血。床边备好吸痰器、鼻导管、气管插管和气管切开包等急救用品，以便协助医生及时抢救。

6. 心理护理

大咯血患者易产生恐惧、焦虑的心理，应守护在患者身边，安慰患者，轻声、简要解释病情，减轻患者的紧张情绪，消除恐惧感，告知患者心情放松有利止血，并嘱其配合治疗。

三、胸痛

胸痛是由于胸内脏器或胸壁组织病变引起的胸部疼痛。因痛阈个体差异性大，胸痛的程度与原发疾病的病情轻重并不完全一致。

（一）护理评估

1. 病因评估

（1）胸壁疾病：急性皮炎、皮下蜂窝织炎、带状疱疹等。

（2）心血管疾病：心绞痛、急性心肌梗死、肺梗死等。

（3）呼吸系统疾病：胸膜炎、胸膜肿瘤、自发性气胸、肺炎、急性气管支气管炎、肺癌等。

（4）纵隔疾病：纵隔炎、纵隔肿瘤等。

（5）其他：膈下脓肿、肝脓肿、脾梗死等。

2. 症状评估

（1）发病年龄：青壮年胸痛多为胸膜炎、自发性气胸、心肌病、风湿性心脏病；老年人则应注意心绞痛与心肌梗死。

（2）胸痛部位：胸壁的炎症性病变，局部可有红、肿、热、痛表现；带状疱疹是成簇的水疱沿一侧肋间神经分布伴神经痛，疱疹不超过体表中线。非化脓性肋骨软骨炎多侵犯第一、二肋软骨，呈单个或多个隆起，有疼痛但局部皮肤无红肿表现。食管及纵隔病变，胸痛多在胸骨后。心绞痛及心肌梗死的疼痛多在心前区及胸骨后或剑突下。自发性气胸、胸膜炎及肺梗死的胸痛多位于患侧的腋前线及腋中线附近。

（3）胸痛性质：带状疱疹呈刀割样痛或灼痛。食管炎则多为烧灼痛。心绞痛呈绞窄性并有窒息感。心肌梗死则疼痛更剧烈而持久，并向左肩和左臂内侧放射。干性胸膜炎常呈尖锐刺痛或撕裂痛。肺癌常有胸部闷痛。肺梗死则表现为突然的剧烈刺痛、绞痛，并伴有呼吸困难与发绀。

（4）持续时间：平滑肌痉挛或血管狭窄缺血所导致疼痛为阵发性；炎症、肿瘤、栓塞或梗死所导致疼痛呈持续性。如心绞痛发作时间短暂，而心肌梗死疼痛持续时间很长且不易缓解。

（5）影响疼痛的因素：包括发生诱因、加重与缓解因素。劳累、体力活动、精神紧张可诱发心绞痛。休息、含服硝酸甘油可使心绞痛缓解，而对心肌梗死则无效。胸膜炎和心包炎的胸痛则可因深呼吸与咳嗽而加剧。

（6）伴随症状：胸痛伴吞咽困难者提示食管疾病（如反流性食管炎）。伴有咳嗽或咯血者提示为肺部疾病，可能为肺炎、肺结核或肺癌。伴随呼吸困难者提示肺部较大面积病变，如大叶性肺炎或自发性气胸、渗出性胸膜炎，以及过度换气综合征。

3. 心理—社会评估

胸痛发作时，患者常烦躁不安、坐卧不宁，因对疾病的担心而情绪抑郁、焦虑甚至恐惧，从而影响休息和睡眠。

（二）护理措施

1. 一般护理

保持病房环境安静、舒适，协助患者采取舒适的体位，部分患者采取患侧卧位，以减少胸壁与肺的活动，缓解疼痛。

2. 对症护理

指导患者在咳嗽、深呼吸或活动时，用手按压疼痛的部位制动，用以减轻疼痛。对疼痛剧烈者，遵医嘱使用镇痛药，观察并记录疗效及不良反应。教会患者采用减轻疼痛的方法，如放松技术、局部按摩、穴位按压及欣赏音乐等，以转移对疼痛的注意力，延长镇痛药用药的间隔时间，减少对药物的依赖和成瘾。

3. 心理护理

及时向患者说明胸痛的原因及治疗、护理措施，取得患者的信任。与患者及其家属讨论疼痛发作时分散注意力的方法，使患者保持情绪稳定，注意休息，配合治疗。

四、肺源性呼吸困难

呼吸困难是指患者主观感觉空气不足、呼吸费力，客观表现为呼吸活动用力，并伴有呼吸频率、深度与节律异常。肺源性呼吸困难是由于呼吸系统疾病引起肺通气和（或）肺换气功能障碍，导致缺氧和（或）二氧化碳潴留。

（一）护理评估

1. 病因评估

（1）呼吸道和肺部疾病：有感染、气道炎症、气道阻塞或狭窄、肿瘤、肺动脉栓塞等，如肺炎、慢性阻塞性肺部疾病、支气管哮喘、支气管肺癌等。

（2）胸廓疾患：气胸、大量胸腔积液、严重胸廓畸形、脊柱畸形和胸膜肥厚等。

2. 症状评估

（1）吸气性呼吸困难：特点是吸气显著困难，重者由于呼吸肌极度用力，胸腔负压增大，吸气时胸骨上窝、锁骨上窝和肋间隙明显凹陷，称为"三凹征"，常伴有干咳及高调吸气性喉鸣。

（2）呼气性呼吸困难：特点是呼气费力，呼气时间延长而缓慢，常伴有哮鸣音。

（3）混合性呼吸困难：特点是吸气与呼气均感费力，呼吸频率增快、变浅，常伴有呼吸音异常（减弱或消失），可有病理性呼吸音。

（4）伴随症状：发作性呼吸困难伴哮鸣音，伴一侧胸痛、发热、咳嗽、咳脓痰、意识障碍等。

3. 心理—社会状况

了解患者的心理反应，如有无紧张、疲乏、注意力不集中、焦虑、抑郁或恐惧，以及睡眠障碍和行为改变。

（二）护理措施

1. 环境

提供安静舒适、空气洁净的病房环境，温度、湿度适宜，避免刺激性的气体吸入。

2. 休息

协助患者采取舒适的体位，如抬高床头或半卧位。严重呼吸困难者应尽量减少活动和不必要的谈话，减少耗氧量。

3. 饮食

保证每日摄入足够的热量，给予富含维生素、易消化的食物。张口呼吸者给予足够的水分，摄入量每日为 1 500 ~ 2 000 mL，每日做口腔护理 2 ~ 3 次。

4. 对症护理

（1）遵医嘱给予抗感染药物、支气管扩张药、祛痰药等。气道分泌物较多者，协助患者有效排痰，保证气道通畅。

（2）遵医嘱给予合理氧疗，纠正缺氧，缓解呼吸困难。

（3）指导患者采取有效的呼吸技巧，如教会慢性阻塞性肺气肿患者做缓慢深呼吸、缩唇呼吸、腹式呼吸等，训练呼吸肌，增加肺活量。

5. 心理护理

医护人员应陪护患者，适当安慰患者，做好心理疏导，增强患者安全感，减轻紧张、焦虑情绪，缓解症状，有利于休息和睡眠。

（李建波）

第二节　慢性支气管炎

慢性支气管炎是气管、支气管黏膜及其周围组织的慢性非特异性炎症。临床上以咳嗽、咳痰或伴有喘息及反复发作为主要症状，每年发病持续3个月，连续2年或2年以上，排除具有咳嗽、咳痰、喘息症状的其他疾病，如肺结核、肺尘埃沉着症、肺脓肿、心脏病、心功能不全、支气管扩张、支气管哮喘、慢性鼻咽炎、食管反流综合征等疾患。

本病是常见病，多见于中老年人，随着年龄的增长，患病率递增，50岁以上的患病率高达15%。本病流行与吸烟、地区和环境卫生等有密切关系。吸烟者患病率远高于不吸烟者。北方气候寒冷，患病率高于南方。工矿地区大气污染严重，患病率高于一般城市。

一、护理评估

（一）健康史

询问患者起病的原因及诱因，有无呼吸道感染及吸烟等病史，有无过敏原接触史；询问患者的工作、生活环境，有无有害气体、烟雾、粉尘等的吸入史。有无受凉、感冒、过度劳累而引起急性发作或加重。

（二）身体评估

（1）症状：缓慢起病，病程长，反复急性发作而病情加重。主要症状为咳嗽、咳痰或伴有喘息。急性加重系指咳嗽、咳痰、喘息等症状突然加重。急性加重的主要原因是呼吸道感染，病原体可以是病毒、细菌、支原体和衣原体等。

1）咳嗽：一般晨间咳嗽为主，睡眠时有阵咳或排痰。

2）咳痰：一般为白色黏液和浆液泡沫痰，偶见痰中带血。清晨排痰较多，起床后或体位变动后可刺激排痰。伴有细菌感染时，则变为黏液脓性痰，痰量也增加。

3）喘息或气急：喘息明显者称为喘息性支气管炎，部分可能伴支气管哮喘。若伴肺气肿时可表现为劳动或活动后气急。

（2）体征：早期多无异常体征。急性发作期可在背部或双肺底听到干、湿啰音，咳嗽后可减少或消失。如并发哮喘可闻及广泛哮鸣音并伴呼气期延长。

（3）分型：分为单纯型和喘息型两型。单纯型的主要表现为咳嗽、咳痰；喘息型除有咳嗽、咳痰外尚有喘息，常伴有哮鸣音，喘鸣于睡眠时明显，阵咳时加剧。

（4）分期：按病情进展分为3期。

1）急性发作期：指1周内出现脓性或黏液脓性痰，痰量明显增加，或伴有发热等炎症表现，或指1周内咳、喘、痰症状中任何1项明显加剧。

2）慢性迁延期：患者有不同程度的咳、痰、喘症状，迁延达1个月以上。

3）临床缓解期：经治疗或临床缓解，症状基本消失或偶有轻微咳嗽，痰液量少，持续2个月以上者。

（三）心理—社会状况

慢性支气管炎患者早期由于症状不明显，尚不影响工作和生活，患者往往不重视，感染时治疗也不及时。由于病程长，反复发作，患者易出现烦躁不安、忧郁、焦虑等情绪，易产生不利于恢复呼吸功能的消极因素。

（四）辅助检查

（1）血液检查：细菌感染时偶可出现白细胞和（或）中性粒细胞增多。

（2）痰液检查：可培养出致病菌，涂片可发现革兰阳性菌或革兰阴性菌，或大量破坏的白细胞和已破坏的杯状细胞。

（3）胸部X线摄片检查：早期无异常，反复发作引起支气管壁增厚，细支气管或肺泡间质炎症细胞浸润或纤维化。

（4）呼吸功能检查：早期无异常，随病情发展逐渐出现阻塞性通气功能障碍，表现为第一秒用力呼气量占用力肺活量比值（FEV_1/FVC）<60%，最大通气量（MBC）<80%预计值等。

二、治疗原则

急性发作期和慢性迁延期患者，以控制感染及对症治疗（祛痰、镇咳、平喘）为主；临床缓解期以加强锻炼、增强体质、避免诱发因素、预防复发为主。

（一）急性加重期的治疗

（1）控制感染：根据病原菌类型和药物敏感情况选择药物治疗。

（2）镇咳、祛痰：常用药物有氯化铵、溴己新、喷托维林等。

（3）平喘：有气喘者可加用解痉平喘药，如氨茶碱和茶碱缓释剂，或长效 β_2 激动剂加糖皮质激素吸入。

（二）缓解期治疗

（1）戒烟，避免有害气体和其他有害颗粒的吸入。

（2）增强体质，预防感冒。

（3）反复呼吸道感染者，可试用免疫调节剂或中医中药。

三、护理措施

（一）环境

保持室内空气流通、新鲜，避免感冒受凉。

（二）饮食

合理安排食谱，给予高蛋白、高热量、高维生素、易消化的食物，多吃新鲜蔬菜、水果，避免过冷、过热及产气食物，以防腹胀影响膈肌运动。注意食物的色、香、味。水肿及心力衰竭患者要限制钠盐的摄入，痰液较多者忌用牛奶类饮料，以防引起痰液黏稠不易排出。

（三）用药护理

遵医嘱使用抗炎、祛痰、镇咳药物，观察药物的疗效和不良反应。对痰液较多或年老体弱者以抗炎、祛痰为主，避免使用中枢镇咳药，如可卡因，以免抑制咳嗽中枢，加重呼吸道阻塞，导致病情恶化。可待因有麻醉性中枢镇咳作用，适用于剧烈干咳者，有恶心、呕吐、便秘等不良反应，应用不当可能成瘾；喷托维林是非麻醉性中枢镇咳药，用于轻咳或少量痰液者，无成瘾性，有口干、恶心、头痛等不良反应；溴己新可使痰液中黏多糖纤维断裂，痰液黏度降低，偶见恶心、转氨酶升高等不良反应，胃溃疡者慎用。

（四）保持呼吸道通畅

要教会患者排痰技巧，指导患者有效咳嗽的方法。每日定时给予胸部叩击或胸壁震颤，协助排痰。鼓励患者多饮水，根据机体每日需要量、体温、痰液黏稠度，估计每日水分补充量，每日至少饮水 1 500 mL，使痰液稀释，易于排出。痰多黏稠时可予雾化吸入，湿化呼吸道，以促使痰液顺利咳出。

（五）改善呼吸状况

缩唇腹式呼吸；肺气肿患者可通过腹式呼吸以增强膈肌活动来提高肺活量，缩唇呼吸可减慢呼气，延缓小气道陷闭而改善呼吸功能，因而缩唇腹式呼吸可有效地提高患者的呼吸功能。患者取立位，亦可取坐位或卧位，一手放在前胸，另一手放在腹部，先缩唇，腹内收，胸前倾，由口徐徐呼气，此时切勿用力，然后用鼻吸气，并尽量挺腹，胸部不动。呼、吸时间之比为 2∶1 或 3∶1，7~8 次/分钟，每日锻炼 2 次，10~20 分钟/次。

（六）心理护理

对年老患者应加强心理护理，帮助其克服年老体弱的悲观情绪。患者病程长加上家人对患者的支持也常随病情进展而显得无力，患者多有焦虑、抑郁等心理障碍。护士应聆听患者的倾诉，做好患者与家属的沟通、心理疏导，让患者进行适当的文体活动。引导其进行循序渐进的锻炼，如打太极拳、户外散步等，将有助于增强老年人的机体免疫能力。为患者创造有利于治疗、康复的最佳心理状态。

四、健康教育

（一）指导患者和家属

了解疾病的相关知识，积极配合康复治疗。

（二）加强管理

（1）环境因素：消除及避免烟雾、粉尘和刺激性气体的吸入，避免接触过敏原或去空气污染、人多的公共场所；生活在空气清新、温湿度适宜、阳光充足的环境中，注意防寒避暑。

（2）个人因素：制订有效的戒烟计划；保持口腔清洁；被褥轻软、衣服宽大合身，沐浴时间不宜过长，防止晕厥等。

（3）饮食营养：足够的热量、蛋白质、维生素和水分，增强食欲。

（三）加强体育锻炼，增强体质，提高免疫力

锻炼应量力而行、循序渐进，以患者不感到疲劳为宜；可进行散步、慢跑、打太极拳、体操、有效的呼吸运动等。

（四）防止感染

室内用食醋 2～10 mL/m²，加水 1～2 倍稀释后加热蒸熏，每次 1 小时，每日或隔日 1 次，有一定的防止感冒作用。患者可在发病高发季节前应用气管炎疫苗、核酸等，从而增强免疫功能，以减少患者感冒和慢性支气管炎的急性发作。

（五）帮助患者加强身体的耐寒锻炼

耐寒锻炼需从夏季开始，先用手按摩面部，后用冷水浸毛巾拧干后擦头面部，渐及四肢。体质好、耐受力强者，可全身大面积冷水摩擦，持续到 9 月，以后继续用冷水按摩面颈部，最低限度冬季也要用冷水洗鼻部，以提高耐寒能力，预防和减少本病发作。

（李建波）

第三节　肺脓肿

肺脓肿是由多种病原菌引起肺实质坏死的肺部化脓性感染。早期为肺组织的化脓性炎症，继而坏死、液化，由肉芽组织包绕形成脓肿。临床特征为高热、咳嗽和咳大量脓臭痰。胸部 X 线摄片显示 1 个或多发的含气—液平的空洞，如多个直径小于 2 cm 的空洞则称为坏死性肺炎。本病可见于任何年龄，青壮年男性及年老体弱有基础疾病者多见。自抗生素广泛应用以来，肺脓肿发病率明显降低。

病原体常为上呼吸道、口腔的定植菌，包括需氧、厌氧和兼性厌氧菌。约 90% 肺脓肿患者并发有厌氧菌感染。常见的其他病原体包括金黄葡萄球菌、化脓性链球菌、肺炎克雷伯菌和铜绿假单胞菌。根据感染途径，肺脓肿可分为 3 种类型：吸入性肺脓肿、继发性肺脓肿和血源性肺脓肿。

一、护理评估

（一）健康史

了解患者有无意识障碍、肺部感染，以及牙齿、口、鼻咽部感染等相关病史；询问有无手术、劳累、醉酒、受凉和脑血管病等病史，以及身体其他部位的感染病史；了解细菌的来源和脓肿的发生方式。

（二）身体评估

（1）症状：急性起病，畏寒、高热，体温达 39～40℃，伴有咳嗽、咳黏痰或黏液脓性痰。炎症累及壁层胸膜可引起胸痛，且与呼吸有关。病变范围大时可出现气促。此外，还有精神不振、全身乏力、食欲减退等全身中毒症状。如感染控制不及时，可于发病的 10～14

日，突然咳出大量脓臭痰及坏死组织，每日可达 300 ~ 500 mL，静置后可分为 3 层。偶有1/3患者有不同程度的咯血，偶有中、大量咯血而突然窒息致死。一般在咳出大量脓痰后，体温明显下降，全身中毒症状随之减轻，数周内一般情况逐渐恢复正常。肺脓肿破溃到胸膜腔，可出现突发性胸痛、气急，出现脓气胸。部分患者缓慢发病，仅有一般的呼吸道感染症状。血源性肺脓肿多先有原发病灶引起的畏寒、高热等全身脓毒症的表现。经数日或数周后才出现咳嗽、咳痰，痰量不多，极少咯血。慢性肺脓肿患者常有咳嗽、咳脓痰、反复发热和咯血，持续数周到数日。可有贫血、消瘦等慢性中毒症状。

（2）体征：与肺脓肿的大小和部位有关。初起时肺部可无阳性体征或患侧可闻及湿啰音；病变继续发展，可出现肺实变体征，可闻及支气管呼吸音；肺脓腔增大时，可出现空瓮音；病变累及胸膜可闻及胸膜摩擦音或呈现胸腔积液体征。血源性肺脓肿多无阳性体征。慢性肺脓肿常有杵状指（趾）。

（三）心理—社会状况

急性肺脓肿起病急，症状明显，患者易产生紧张不安的情绪；慢性肺脓肿病程长，破坏了正常的工作、生活秩序，咳出大量脓性臭痰，无论对本人还是其他人都是一种不良刺激，患者常出现情绪抑郁，表现为悲观、失望、焦虑等。

（四）辅助检查

（1）血常规检查：急性肺脓肿血白细胞总数可达（20 ~ 30）×10⁹/L，中性粒细胞占比在90%以上，明显核左移，常有中毒颗粒。慢性患者的白细胞可稍有升高或正常，红细胞和血红蛋白减少。

（2）痰细菌学检查：气道深部痰标本细菌培养可有厌氧菌和（或）需氧菌存在。

（3）胸部 X 线摄片检查：胸部 X 线摄片早期可见大片浓密模糊浸润阴影，边缘不清或团片状浓密阴影。脓肿形成，脓液排出后，可见圆形透亮区及液平面。经脓液引流和抗生素治疗后，周围炎症先吸收，最后可仅残留纤维条索状阴影。血源性肺脓肿典型表现为两肺外侧有多发球形致密阴影，大小不一，中央有小脓腔和气—液平面。

（4）纤维支气管镜检查：有助于明确病因、病原学诊断及治疗。

二、治疗原则

本病的治疗原则是抗菌药物治疗和脓液引流。

（一）抗菌药物治疗

一般选用青霉素。对青霉素过敏或不敏感者，可用林可霉素、克林霉素或甲硝唑等药物。若疗效不佳，要注意根据细菌培养和药物敏感试验结果选用有效抗菌药物。

（二）脓液引流

脓液引流是提高疗效的有效措施。痰液黏稠、不易咳出者可用祛痰药或雾化吸入生理盐水、祛痰药或支气管舒张剂以利痰液引流。身体状况较好者可采取体位引流排痰。

（三）支气管肺泡灌洗术（bronchoalveolar lavage，BAL）

BAL 是一种介入性操作，在纤维支气管镜直视下操作，能有效清除肺脓肿腔内的脓性分泌物，并可直接注入抗生素。

（四）手术治疗

经抗生素治疗难以治愈的患者可考虑手术治疗。

三、护理措施

（一）环境

肺脓肿患者咳痰量大，常有厌氧菌感染，痰有臭味，应保持室内空气流通，同时注意保暖，如有条件最好住单间。

（二）饮食护理

由于脓肿的肺组织在全身消耗严重的情况下修复困难，机体需要较强的支持疗法，应加强营养，给予高蛋白、高维生素、高热量、易消化饮食，食欲欠佳者应少量多餐。

（三）咳嗽、咳痰的护理

肺脓肿患者通过咳嗽排出大量脓痰。应鼓励患者进行有效的咳嗽，经常活动和变换体位，以利痰液排出。鼓励患者增加液体摄入量，以促进体内的水化作用，使脓痰稀释而易于咳出。要注意观察痰的颜色、性质、气味和静置后是否分层。准确记录24小时痰液排出量。当发现血痰时，及时报告医生，若痰中血量较多，要严密观察病情变化，并准备好抢救药品和用品，嘱患者头偏向一侧，最好取患侧卧位，注意大咯血或窒息的发生。

（四）体位引流的护理

体位引流有利于大量脓痰排出体外，可根据病变部位采用肺段、支气管引流的体位，使支气管内痰液借重力作用，经支气管、气管排出体外。对脓痰甚多，且体质虚弱的患者应做监护，以免大量脓痰涌出但无力咳出而窒息。年老体弱、呼吸困难明显者或在高热、咯血期间不宜行体位引流。必要时，应用负压吸引器给予经口吸痰或支气管镜抽吸排痰。痰量不多，中毒症状严重，提示引流不畅，应积极进行体位引流。发绀、呼吸困难、胸痛明显者，应警惕脓气胸。

（五）口腔护理

肺脓肿患者高热时间较长，唾液分泌减少，口腔黏膜干燥；又因咳大量脓臭痰，利于细菌繁殖，易引起口腔炎及黏膜溃疡；而大量抗生素的应用，易诱发真菌感染。因此，要在晨起、饭后、体位引流后、临睡前协助患者漱口，做好口腔护理。

（六）用药护理

遵医嘱给予抗生素、祛痰药、支气管扩张剂，或给予雾化吸入，以利痰液稀释、排出。

（七）心理护理

本病患者常有焦虑、抑郁、内疚等不良心理状态。护理人员应富有同情心和责任感，向患者解释肺脓肿的有关知识，多进行安慰，对患者提出的问题耐心解答，建立良好的护患关系，使患者能积极主动配合治疗，以缩短疗程，争取早日彻底康复。

四、健康教育

（一）疾病预防指导

让患者了解肺脓肿的感染途径，彻底治疗口腔、上呼吸道慢性感染病灶，如龋齿、化脓性扁桃体炎、鼻窦炎、牙周溢脓等，以防止病灶分泌物吸入肺内，诱发感染。重视口腔清洁，经常漱口，多饮水，预防口腔炎的发生。积极治疗皮肤外伤感染、痈、疖等化脓性病灶，不挤压痈、疖，防止血源性肺脓肿的发生。不酗酒。

（二）疾病知识指导

（1）教会患者有效咳嗽、体位引流的方法，及时排出呼吸道异物，防止吸入性感染，保持呼吸道通畅，促进病变的愈合。

（2）指导慢性病、年老体弱患者家属经常为患者翻身、叩背，促进痰液排出，疑有异物吸入时要及时清除。

（3）肺脓肿患者的抗生素治疗需较长时间才能治愈及防止病情反复，患者及家属应了解其重要性，遵从治疗计划。

（张　娟　贾　俊）

第四章

心血管内科疾病护理

第一节　心内科常见症状的护理

一、心悸

心悸是指患者自觉心跳或心慌，伴有心前区不适感。由各种原因引起的心动过速、心动过缓及心房颤动等心律失常，均易引起心悸。

正常情况下，人在静态或休息时不会感到自己的呼吸和心跳。如果在静态或休息状态下自觉心脏搏动并有不适感，则为心悸。此时，体格检查可发现心脏搏动增强、心率和心律变化，部分患者可正常。心悸是一种常见的临床症状，与患者的敏感性及心搏强度、速率或节律的变化有关。

（一）护理评估

1. 病因评估

（1）病史询问：患者有无心悸、心惊、胸部跳蹦，甚至感到心脏跳到咽喉部等症状；有无与心悸发生有关的心脏病病史或其他疾病病史，了解心功能状态；心悸与气候、环境、体力劳动、情绪、饮食起居、服药的关系。

（2）体格检查：重点了解心脏大小、脉搏、心率、心律与心音的变化，各瓣膜区有无杂音，有无贫血体征，有无甲状腺肿大等。

（3）实验室及其他辅助检查：除血常规、血糖及儿茶酚胺浓度外，应特别注意心电图、甲状腺功能检查的结果。

通过上述病史询问、相关体格检查和实验室及其他辅助检查，判断患者有无心悸，确定其心悸的性质为功能性或器质性。

2. 心悸发作时间、部位、性质、程度及其伴随症状

（1）时间：自第一次发作至今有多长时间，心悸发作的频率，每次发作持续与间隔的时间，突发性、暂时性还是持续性等，一般器质性心脏病引起的心悸持续时间较长。

（2）部位：多数患者心悸位于心前区，少部分位于心尖波动处或胸骨下等，极少数患者从心前区直至咽喉部。

（3）性质和程度：心悸为主观感觉，依个人感受不同，其程度差异也较大。由心律失常引起的心悸，在检查患者的当时其心律失常不一定存在，因此，务必让患者详细陈述其发

生心悸当时的主观感觉,如心跳是过快还是过慢、有无不规则样感觉等,帮助鉴别快速型或慢速型心律失常。

(4)伴随症状:心悸是否有前驱症状或伴有胸痛、呼吸困难、头晕、发热等症状,确定心悸的病因。

3. 目前诊断和治疗的情况

引起心悸的原因很多,其性质可能是功能性的,也可能是器质性的,诊断和治疗也会存在很大差异,应仔细询问患者目前的诊断和用药情况,有无采用电学方法(如电复律、人工心脏起搏)、外科手术或其他治疗方法,疗效如何等。

4. 评估心悸对患者的影响

重点是评估患者目前的睡眠、工作和日常生活有无因心悸而改变,其程度如何,以及有无与心悸有关的情绪改变等。

(二)护理措施

1. 病情观察

注意心悸发生的时间、性质、程度、诱发或使其减轻的因素,以及呼吸困难、胸痛、晕厥等伴随症状的变化,重点观察心脏的体征,尤其是心率、心律的变化。监测心电图的变化及各相关检查的结果。

2. 心理护理

建立相互信任的护患关系,倾听患者的主诉,了解患者的心理状态和心理需求,给予患者必要的精神安慰,解除紧张、焦虑的情绪,增强安全感和治疗的信心。对神经症患者更应关心。此外,舒适、安静的环境有利于患者身心放松。

3. 控制诱发因素

包括限制饮酒、吸烟、饮用刺激性饮料,调整运动强度、工作压力和环境刺激,避免寒冷、刺激性谈话及电视或电影等。

4. 减轻症状

(1)休息:原则上根据心悸原发病的轻重、心功能不全的程度,决定如何休息。严重心律失常(阵发性室上性心动过速,多发、多源、连发的室性期前收缩伴 R on T 现象,二度和三度房室传导阻滞,发作频繁的窦性停搏等)者应卧床休息,直到心悸好转后再逐渐起床活动。心功能 3 级及以上者,应以绝对卧床休息为主。

(2)体位:心悸明显者卧床时应避免左侧卧位,因左侧卧位较易感觉到心悸;器质性心脏病伴心功能不全者,为减少回心血量和减轻心悸,宜取半坐卧位。衣服宜宽松,以免患者因衣服的束缚而使心悸加重。

(3)吸氧:对心律失常尤其是严重心律失常者,或器质性心脏病引起的心悸伴气急、不能平卧、发绀者,可行面罩或鼻导管吸氧,以增加重要脏器的氧供,提高血氧浓度,改善患者的自觉症状。

5. 饮食

器质性心脏病所致心悸者,应给予少盐、易消化饮食,少量多餐,以减轻水肿及心脏前负荷;多食富含维生素的水果、蔬菜,以利于心肌代谢,防止低钾;控制总热量,以降低新陈代谢,减轻心脏负担;避免饱餐,因饱餐可诱发室性期前收缩、阵发性室上性心动过速等心律失常,加重心悸。

6. 排便护理

养成良好排便习惯，防止便秘发生；适当增加全身运动量，增加直肠血供及肠蠕动，以利排便；做好腹部按摩或仰卧起坐运动，锻炼膈肌、腹肌和提肛肌力，促进排便；避免过久、过度无效排便导致心脏不适、脱肛、痔疮等。

7. 药物治疗的护理

抗心律失常药、强心药、利尿药、扩血管药、降压药、肾上腺糖皮质激素、抗生素、抗甲状腺药等被用于治疗不同原因的心悸患者。护士应掌握上述药物的药理机制、使用方法和不良反应，用于指导对药物疗效和不良反应进行观察。

8. 特殊治疗的护理

对做心电监护、床旁血流动力学监测、电复律、人工心脏起搏等特殊检查和治疗的患者，必须做好相应的护理。

9. 健康教育

（1）指导患者正确描述症状，如心悸的时间、性质、程度、伴随症状、诱发或使症状减轻的因素等。

（2）向患者说明心悸的原因和发生机制，避免过度劳累、精神刺激、情绪激动、饮酒、饮用咖啡和浓茶等可能诱发或加重心悸的因素。

（3）遵照医嘱用药，定期门诊随访。

二、心源性呼吸困难

呼吸困难是指患者主观感到空气不足、呼吸费力，客观上表现为呼吸运动用力，严重时可出现张口呼吸、鼻翼煽动、端坐呼吸，甚至发绀，辅助呼吸肌参与活动，并伴有呼吸频率、深度与节律的改变。全身重要脏器疾病常伴有呼吸困难。心源性呼吸困难又称气促或气急，是患者在休息和轻体力活动中自我感觉到的呼吸异常。循环系统疾病引起的呼吸困难最常见的病因是左心衰竭，也可出现于右心衰竭、心肌病、心包炎、心脏压塞时。由左心衰竭所致的呼吸困难较为严重。

（一）护理评估

1. 病史

询问患者有无心血管疾病、肺部疾病、神经精神性疾病、血液系统疾病及中毒症状等。了解呼吸困难发生与发展的特点，呼吸困难的表现形式或严重程度，引起呼吸困难的体力活动类型，睡眠情况，何种方法可使呼吸困难减轻，是否有咳嗽、咳痰、咯血、乏力等伴随症状。

2. 症状与体征的评估

（1）评估呼吸频率、节律、深度，脉搏，血压，意识状况，面容与表情，营养状况，体位，皮肤黏膜有无水肿、发绀，颈静脉有无怒张。

（2）胸部体征：两侧肺部是否可闻及湿啰音或哮鸣音，啰音的分布是否可随体位而改变。

（3）心脏检查：心脏有无扩大，心率、心律、心音有无改变，有无奔马律。

3. 相关因素评估

（1）实验室检查：评估血氧饱和度、血气分析，判断患者缺氧程度及酸碱平衡状况。

（2）肺部 X 线检查：有助于判断肺淤血、肺水肿或肺部感染的严重程度，有无胸腔积液或心包积液。

（3）评估呼吸困难对患者生理、心理的影响：是否影响睡眠；随着呼吸困难的逐步加重，对日常生活和机体活动耐力的影响，能否生活自理；患者是否有精神紧张和焦虑不安，甚至悲观绝望。

（二）护理措施

1. 调整体位

宜采取半卧位或坐位，尤其夜间睡眠应保持半卧位，以改善呼吸和减少回心血量。发生左心衰竭时，应迅速保持其两腿下垂坐位及给予其他对症措施；避免臂、肩、骶、膝部受压或滑脱，可用枕或软垫支托。可让患者伏于床旁桌上保持半卧位。

2. 氧疗

吸氧可增加血氧浓度，改善组织缺氧，减轻呼吸困难。给予氧气间断或持续吸入，根据缺氧程度调节氧流量，根据病情选择合适的湿化液。

3. 活动与休息

患者应尽量减少活动和不必要的谈话，以减少耗氧量，从而减轻呼吸困难。保持环境干净、整洁、空气流通，患者衣服宽松，盖被松软，减轻憋闷感；提供适合的温度和湿度，有利于患者的放松和休息。呼吸困难加重时，加强生活护理，照顾其饮食起居，注意口腔护理，协助排便等，以减轻心脏负荷。

4. 心理护理

多巡视、关心患者，经常和患者接触，了解其心理动态。鼓励患者充分表达自己的感受。告知患者通过避免诱因、合理用药可以控制病情继续进展、缓解症状；相反，焦虑不利于呼吸困难的改善，甚至加重病情。以安慰和疏导稳定患者情绪，降低其交感神经的兴奋性，使患者心率减慢、心肌耗氧量减少而减轻呼吸困难。

5. 密切观察病情

如观察呼吸困难有无改善，皮肤发绀是否减轻，血气分析结果是否正常。及时发现病情变化，尤其需加强夜间巡视和床旁安全监护。

6. 遵医嘱用药

如给予抗心力衰竭、抗感染等药物治疗，观察药物的不良反应。用药的目的是改善肺泡通气。静脉输液时严格控制滴速，通常是每分钟 20 ~ 30 滴，防止诱发急性肺水肿。准确记录出入量，以了解体液平衡情况。

三、心源性水肿

人体血管外组织间隙体液积聚过多时称为水肿。心源性水肿是指由于各种心脏病所致的心功能不全引起体循环静脉淤血，使机体组织间隙有过多的液体积聚。心源性水肿最常见的病因是右心衰竭或全心衰竭，也可见于渗出性心包炎或缩窄性心包炎。其特点是早期出现在身体低垂部位，如卧床患者的背骶部或非卧床患者的胫前、足踝部，用指端加压水肿部位，局部可出现凹陷，称为压凹性水肿。重者可延及全身，出现胸腔积液、腹腔积液。

（一）护理评估

1. 病因或诱发因素评估

从既往病史中了解水肿的原因，如有无心脏病，是否伴活动后心悸、呼吸困难、不能平卧等。

2. 症状与体征的评估

（1）检查水肿的部位、范围、程度，压之是否凹陷，水肿部位皮肤是否完整。

（2）测量血压、脉搏、呼吸、体重、腹围等反映机体液体负荷量的项目，短时间内体重的骤然增加也提示组织间隙有水钠潴留的可能。

（3）与水肿原发疾病有关的体征：如有无心脏杂音、颈静脉充盈、肝颈静脉回流征阳性、肝大、脾大等，注意有无胸腔积液体征、腹水体征。

3. 相关因素评估

（1）根据水肿的特点，评估水肿与饮食、体位及活动的关系，导致水肿的原因，饮水量、摄盐量、尿量等。

（2）患者目前休息状况，用药名称、剂量、时间、方法及其疗效。

（3）实验室及其他检查：了解患者有无低蛋白血症及电解质紊乱。

（4）评估患者目前的心理状态：是否因水肿引起躯体不适和形象改变而心情烦躁，或因病情反复而失去信心。

（二）护理措施

1. 休息与体位

嘱患者多卧床休息，下肢抬高，伴胸腔积液或腹水的患者宜采取半卧位。

2. 饮食护理

给予低盐、高蛋白、易消化的饮食。根据心功能不全程度和利尿治疗的效果限制钠盐。应向患者和家属说明钠盐与水肿的关系，告知他们限制钠盐和养成清淡饮食习惯的重要性，注意患者口味和烹调技巧以促进食欲。根据病情适当限制液体摄入量。

3. 维持体液平衡

（1）观察尿量和体重的变化。

（2）严重水肿且利尿效果不佳时，每日进液量控制在前一日尿量加500 mL左右。

（3）输液时应根据血压、心率、呼吸情况调节和控制滴数，以每分钟20~30滴为宜。

4. 皮肤护理

（1）保持床单清洁、平整、干燥。给患者翻身、使用便盆时动作轻巧，无强行推、拉，防止擦伤皮肤。定时协助和指导患者更换体位，严重水肿者可使用气垫床，预防压疮的发生。

（2）水肿局部血液循环不良，皮肤抵抗力低，感觉迟钝，破损后易感染，应注意防护。

（3）用热水袋保暖时，水温不宜太高（<50℃），用毛巾包裹以避免烫伤。

（4）肌内注射时应严密消毒皮肤并做深部肌内注射，拔针后用无菌棉球按压以避免药液外渗，如有外渗，用无菌敷料扎。

（5）对水肿明显的部位，如骶、踝、足跟等处适当予以抬高，避免长时间受压。

（6）保持会阴部皮肤清洁、干燥，男患者可用托带支托阴囊。

（7）经常观察水肿部位及其他受压处皮肤有无发红、破溃现象；一旦发生压疮，积极按压疮进行处理。

5. 用药护理

遵医嘱使用利尿剂，观察用药后的尿量、体重变化及水肿消退情况，监测药物不良反应及有无电解质紊乱，观察有无低钠、低钾的症状。合理安排用药时间，利尿剂不宜晚间服用，以免夜间因排尿影响患者睡眠。

6. 病情观察

准确记录24小时液体出入量，每日用同一台体重秤、在同一时间测量患者体重。注意水肿的分布及程度变化，必要时测量腹围和下肢周径，了解腹水和下肢水肿的消退情况，判断病情发展及对药物治疗的反应。

7. 其他

给予患者及其家属以心理支持，鼓励其坚持治疗，保持积极乐观的心态。

四、心源性晕厥

心源性晕厥是指由于心输出量突然骤减、中断或严重低血压而引起一过性脑缺血、缺氧，表现为突发的短暂意识丧失。

（一）护理评估

1. 病史

向患者询问发作前有无诱因及先兆症状、发作的频率，有无器质性心脏病或其他疾病史，有无服药、外伤史。了解发作时的体位、晕厥持续时间、伴随症状等。

2. 病因评估

通常病因包括严重心律失常和器质性心脏病。常见原因如下。

（1）心律失常：严重的窦性心动过缓、房室传导阻滞、心脏停搏、阵发性室性心动过速等。

（2）心脏瓣膜病：严重的主动脉狭窄。

（3）心肌梗死。

（4）心肌疾病：梗阻性肥厚型心肌病。

（5）心脏压塞。

（6）其他：左房黏液瘤、二尖瓣脱垂等。

3. 症状与体征的评估

（1）检查患者的生命体征、意识状态，有无面色苍白或发绀，有无心率、心律变化及心脏杂音。

（2）倾听患者晕厥发生前和苏醒后的主诉，有无头晕、心悸等。

（3）肢体活动能力，有无外伤。

4. 相关因素评估

（1）实验室及其他检查：心电图、动态心电图、超声心电图等有助于判断晕厥的原因。

（2）晕厥发生时患者周围环境，看空气是否流通，是否嘈杂等，排除外界环境因素。

（3）评估当时周围环境是否安全、是否有利于施救。

（4）评估患者对晕厥发作的心理反应，是否有恐惧、沮丧的心理。

（二）护理措施

1. 发作时的护理

立即让患者平躺于空气流通处，将头部放低，同时松解衣领，注意保暖。尽可能改善脑供血，促使患者较快清醒。

2. 休息与活动

晕厥发作频繁的患者应卧床休息，加强生活护理。嘱患者应避免单独外出，防止意外。

3. 避免诱发因素

嘱患者避免剧烈活动、情绪激动或紧张、快速改变体位等，改善闷热、通风不良的环境，防止晕厥发生。一旦有头晕、黑矇等先兆时立即平卧，以免摔伤。

4. 遵医嘱给予治疗

心率显著缓慢的患者可予阿托品、异丙肾上腺素等药物或配合人工心脏起搏治疗；对其他心律失常患者可予抗心律失常药物。建议主动脉瓣狭窄、肥厚型心肌病患者有手术指征时尽早接受手术或其他治疗。

5. 心理护理

耐心进行病情解释，宽慰患者，使其精神放松。

（韩　双）

第二节　急性心力衰竭

急性心力衰竭（acute heart failure，AHF）是急性严重的心肌损害或突然增加的心肌负荷，使正常心功能或处于代偿期的心脏在短时间内发生衰竭或急剧恶化，心输出量显著降低，导致组织器官灌注不足和急性淤血综合征称为急性心力衰竭。以急性肺水肿、心源性休克为主要严重表现，是心血管内科常见急症之一。

一、病因与发病机制

（一）病因

心脏解剖或功能的突发异常，使心输出量急剧降低和肺静脉压突然升高均可发生急性左心衰竭。急性右心衰竭比较少见，多由大块肺栓塞引起，也可见于右室心肌梗死。

（1）急性弥漫性心肌损害：如急性心肌炎、急性广泛性心肌梗死等，可致心肌收缩无力。

（2）急性机械性阻塞：如严重的二尖瓣或主动脉瓣狭窄、左室流出道梗阻、心房内球瓣样血栓或黏液瘤嵌顿等，致使心脏压力负荷过重，排血受阻，而导致急性心力衰竭。

（3）急性容量负荷过重：常见于急性心肌梗死、感染性心内膜炎或外伤所致的乳头肌功能不全、腱索断裂、瓣膜穿孔等。静脉输入液体过多也可导致急性左心衰竭。

（4）急性心室舒张受限：如急性大量心包积液所致急性心脏压塞，导致心输出量减低和体循环静脉淤血。

（二）发病机制

心脏收缩力突然严重减弱，或左室瓣膜急性反流，心输出量急剧减少，左室舒张末压迅速升高，肺静脉回流不畅，导致肺静脉压快速升高，肺毛细血管压随之升高，使血管内液体渗入到肺间质和肺泡内，形成急性肺水肿。肺水肿早期可因交感神经激活而致血压升高，但随着病情持续进展，血管反应减弱，血压逐步下降。

二、临床表现与诊断

（一）临床表现

突发严重呼吸困难，呼吸频率可达 30～40 次/分钟，端坐呼吸，频频咳嗽，咳粉红色泡沫样痰，有窒息感而极度烦躁不安、恐惧。面色灰白或发绀，大汗，皮肤湿冷。肺水肿早期血压可一过性升高，如不能及时纠正，血压可持续下降直至休克。听诊两肺满布湿啰音和哮鸣音，心率增快，心尖部可闻及舒张期奔马律，肺动脉瓣区第二心音亢进。

（二）诊断

根据患者典型的临床症状和体征，如突发急性呼吸困难、咳粉红色泡沫痰、两肺满布湿啰音等，一般不难做出诊断。

三、急救配合与护理

急性心力衰竭发病急且凶险，进展迅速，处理复杂，病死率较高，需要争分夺秒地抢救治疗。抢救过程中护理人员应及时、果断、有效地配合抢救与护理。

（一）积极治疗原发病，消除诱因

应迅速开始有效的治疗，同时全面评估患者，首先应从可引起呼吸困难和低氧血症的病因做出较正确判断，因急性心力衰竭有许多促发因素，针对特定促发因素的治疗是最有效的。

（二）紧急处理

（1）体位：立即协助患者取坐位，双下肢下垂，以减少静脉回流，减轻心脏负荷。有学者统计双下肢下垂 20 分钟可减少回流心脏血量 400 mL 左右，必要时进行四肢轮流绑扎，以减少回心血量。

（2）氧疗：通过氧疗将血氧饱和度维持在 95%～98% 是非常重要的，以防出现脏器功能障碍甚至多器官功能衰竭。首先应保证有开放的气道，立即给予每分钟 6～8 L 的高流量鼻导管吸氧，病情特别严重者可予面罩给氧或采用无气管插管的通气支持，包括持续气道正压通气（CPAP）或无创性正压机械通气（NIPPV）。

一般措施无法提高氧供时才使用气管插管。给氧时在氧气湿化瓶加入 50% 的乙醇，有助于消除肺泡内的泡沫。如果患者不能耐受，可降低乙醇浓度至 80% 或给予间断吸入。

（3）迅速开放两条静脉通道，遵医嘱正确服用药物，观察疗效与不良反应。

（三）药物治疗

（1）吗啡：可使患者镇静、降低心率，同时扩张小血管而减轻心脏负荷。吗啡静脉注射时要缓慢，并注意观察患者有无呼吸抑制、恶心、心动过缓、血压下降等，若有颅内出血、意识不清、呼吸中枢衰竭、慢性肺部疾病、支气管痉挛、休克、低血压者慎用。

（2）快速利尿剂：急性左心衰竭伴急性肺水肿时首选快速利尿剂。速尿最常用，静脉注射 20～40 mg。使用时，应记录尿量，同时监测电解质钠、钾的变化。

（3）血管扩张剂：可选用硝普钠、硝酸甘油或甲磺酸酚妥拉明静脉滴注，严格按医嘱定时监测血压（如每 5 分钟测量 1 次），有条件者用输液泵控制滴速，根据血压调整剂量，维持收缩压在 13.3 kPa（100 mmHg）左右，对原有高血压者血压降低幅度（绝对值）以不超过 10.7 kPa（80 mmHg）为度。

1）硝普钠：为动、静脉血管扩张剂。硝普钠见光易分解，应现配现用，并标明配制时间，避光静脉滴注。因其含有氰化物，连续用药时间不得超过 24 小时。

2）硝酸甘油：可扩张小静脉，降低回心血量。

3）甲磺酸酚妥拉明：为 α 受体阻滞剂，以扩张小动脉为主。

4）洋地黄类药物：严格按时间、剂量服用并注意剂量个体化；给药前监测心率；密切观察疗效、心电图及血药浓度，注意询问患者不适，一旦发现中毒表现要及时通知医师。

5）氨茶碱：静脉注射时要缓慢，注意观察有无不良反应，如休克、低血压、室性心律失常等，因氨茶碱可增加心肌耗氧，心肌梗死、心肌缺血者不宜使用，肝、肾功能不全者酌情减量，应用时密切注意滴数、浓度。

（四）病情监测

严密监测血压、呼吸、血氧饱和度、心率、心电图，检查血电解质、血气分析等，对安置漂浮导管者应监测血流动力学指标的变化，记录出入量。观察呼吸频率和深度、意识、精神状态、皮肤颜色及温度、肺部啰音的变化。

（五）心理护理

患者发生急性心力衰竭时，病情重，且伴有濒死感，会变得恐惧或焦虑，可导致交感神经兴奋性增高，使呼吸困难加重。医护人员在抢救时必须保持镇静、操作熟练、忙而不乱，使患者产生信任与安全感，避免在患者面前讨论病情，以减少误解。护士应多与患者交流，消除其紧张心理。保持室内安静，减少刺激。

（六）日常护理

做好基础护理与日常生活护理。

四、常见护理问题与措施

（一）气体交换受损

与心输出量急剧降低有关。

（1）休息：患者有明显呼吸困难时应卧床休息，以减轻心脏负荷，利于心功能恢复。如果发生了端坐呼吸，需加强生活护理，注意口腔清洁，协助大小便。

此外，应保持病室安静、整洁，利于患者休息，适当开窗通风，每次 15 ~ 30 分钟，但注意不要让风直接对着患者。患者应衣着宽松，盖被松软，以减轻憋气感。

（2）体位：根据患者呼吸困难的类型和程度采取适当的体位，如给患者垫 2 ~ 3 个枕头、摇高床头。严重呼吸困难时，应协助取端坐位，使用床上小桌，让患者扶桌休息，必要时双腿下垂。半卧位、端坐位可使横膈下移，增加肺活量，双下肢下垂可减少回心血量，均有利于改善呼吸困难。要保证患者体位的舒适与安全，可用枕或软垫支托肩、臂、骶、膝部，以避免受压或下滑，必要时加用床栏以防止坠床。

（3）氧疗：纠正缺氧对缓解呼吸困难、保护心脏功能、减少缺氧性器官功能损害有重要的意义。氧疗包括鼻导管吸氧、面罩吸氧、无创正压通气吸氧等。

（4）心理护理：呼吸困难患者常因影响日常生活及睡眠而心情烦躁、痛苦、焦虑，应与家属一起安慰、鼓励患者，帮助其树立战胜疾病的信心，稳定患者情绪，以降低交感神经兴奋性，有利于减轻呼吸困难。

（5）输液护理：控制输液量和输液速度，防止加重心脏负荷，诱发急性肺水肿。

（6）病情监测：密切观察呼吸困难有无改善，发绀是否减轻，听诊肺部湿啰音是否减少，监测血氧饱和度、血气分析结果是否正常。若病情加重或血氧饱和度下降到94%以下，应报告医生。

（二）活动无耐力

活动无耐力与呼吸困难所致能量消耗增加和机体缺氧状态有关。

（1）评估活动耐力：了解患者过去和现在的活动形态，确定既往活动的类型、强度、持续时间和耐受力，判断患者恢复以往活动形态的潜力。

（2）指导活动目标和计划：与患者和家属一起确定活动量和活动的持续时间，循序渐进地增加活动量。

（3）监测活动过程中的反应：若患者活动中出现明显心前区不适、呼吸困难、头晕眼花、面色苍白、极度疲乏时，应停止活动，就地休息。若休息后症状仍不能缓解，应报告医生，协助处理。

（4）协助和指导患者生活自理：患者卧床期间加强生活护理，进行床上主动或被动的肢体活动，以保持肌张力，预防静脉血栓形成。在活动耐力可及的范围内，鼓励患者尽可能生活自理。教育家属对患者生活自理给予理解和支持，避免患者养成过分依赖的习惯。护士还应为患者的自理活动提供方便和指导；抬高床头，使患者容易坐起；利用床上小桌，让患者坐在床上就餐；指导患者使用病房中的辅助设备，如床栏杆、椅背、走廊、厕所及浴室中的扶手等，以节省体力和保证安全；将经常使用的物品放在患者容易取放的位置；教给患者保存体力、减少氧耗的技巧，如以均衡的速度进行自理活动或其他活动，在较长时间的活动中穿插休息，有些自理活动如刷牙、洗脸、洗衣服等可坐着进行。

（5）出院指导：出院前根据患者病情及居家生活条件，如居住的楼层、卫生设备条件以及家庭支持能力等进行活动指导，指导患者在职业、家庭、社会关系等方面进行必要的角色调整。

（6）评价。

1）患者呼吸困难减轻或消失，夜间能平卧入睡，发绀消失，肺部无啰音，血气分析恢复正常。

2）能根据自身耐受能力完成活动计划，诉活动耐力增加，活动时无明显不适且心率、血压正常。

（韩　双）

第三节　稳定型心绞痛

稳定型心绞痛（SAP）又称稳定型劳累性心绞痛，是最常见的心绞痛。由体力活动、情绪激动或其他增加心肌耗氧量的情况所诱发的短暂胸痛发作，其性质在1～3个月内无改变，即每日和每周疼痛发作次数大致相同，诱发疼痛的劳累和情绪激动程度相同，每次发作疼痛的性质和部位无改变，疼痛时限相仿，用硝酸甘油后也在相同时间内发生疗效。除冠状动脉粥样硬化为其主要原因外，其他如主动脉瓣病变、肥厚型心肌病、先天性冠状动脉畸形、风湿性冠状动脉炎等也可引起。

一、临床表现

（一）临床特点

SAP 突出的表现为阵发性胸痛，其特点如下。

（1）性质：疼痛的严重程度差异很大，可以是轻微局限性不适，也可以是非常剧烈的疼痛。疼痛常较模糊，可为压迫、憋气、发闷和胸部紧束感，也可为烧灼样，甚或可有窒息或濒死感，但非刀扎、针刺或触电样疼痛。疼痛发作时，患者往往不自觉地停止原来的活动，直至症状缓解。

（2）部位：疼痛的部位多变，典型心绞痛位于胸骨体中段或上段之后，可波及心前区后手掌大小范围，甚至横贯前胸，界限不很清楚。常放射至左臂或沿左臂内侧尺骨下传至小指或无名指，或放射至右臂或两臂外侧、左肩、颈、下颌、咽部、上腹部甚至下肢。也可以向背部放射，但是不常见。有时完全与胸骨区无关。

（3）持续时间：疼痛出现后常逐渐加重，可持续 30 秒至 15 分钟，一般 3～5 分钟渐消失，可几周发作 1 次到每日发作多次。

（4）诱因：发作常直接与体力活动或情绪紧张有关。劳累、过度用力（如上楼、爬坡、排便、性交等）、情绪激动、精神紧张与饱餐等因素可诱发。寒冷刺激、吸烟、心动过速及休克等也均可诱发。典型的心绞痛常在相似的条件下发生。

（5）缓解方式：去除诱因，休息或舌下含服硝酸甘油后即可缓解，一般不超过 5 分钟。体力活动诱发的心绞痛，通常在中断活动后 1～3 分钟或以上缓解。情绪激动诱发的心绞痛其缓解时间要长于体力活动诱发者。

（二）临床体征

心绞痛未发作时，通常无异常体征。心绞痛发作时，可出现焦虑不安、面色苍白、皮肤湿冷或出汗、血压增高和心率增快等体征。听诊心尖部第一心音减弱，有时可闻及第三心音或第四心音奔马律。左心室收缩功能失调和收缩时间延长致主动脉瓣关闭延迟则可闻及第二心音反常分裂。伴有乳头肌功能不全时，可出现暂时性二尖瓣关闭不全，于心尖部偏内闻及收缩期喀喇音和（或）收缩中、晚期杂音。上述喀喇音及收缩期杂音在心绞痛发作过程中响度可多变，心绞痛缓解后可减轻或消失。

二、辅助检查

（一）静息心电图检查

非心绞痛发作时心电图多为正常，发作时少部分患者心电图仍可正常，但绝大多数发作时心电图除了 aVR 导联外，各肢体导联或心前区导联可出现特征性缺血型 ST-T 改变。心绞痛发作严重者可出现一过性异常 Q 波、心律失常。心绞痛发作缓解后数分钟内上述 ST-T 改变消失，并恢复至发作前状态。

（二）心电图运动负荷试验

常用的方法有亚极量踏车运动试验和活动平板运动试验，阳性标准为在 R 波为主的导联中，ST 段水平型或下斜型压低≥0.1 mV（J 点后 60～80 毫秒），并持续 2 分钟，或伴有胸痛发作，或收缩压下降 >10 mmHg。运动耐力低，运动时 ST 段压低显著，同时伴血压下降者提示冠状动脉病变严重或预示存在多支病变。抗心绞痛药物，尤其是 β 受体阻滞剂，影响运动试验的敏感性，因此，如有可能，应停服抗心绞痛药物（尤其是 β 受体阻滞剂）后再进行运动试验，但具体患者是否停服药物应由医生做出判定。本试验有一定比例的假阳性或假阴性，单纯运动试验阳性或阴性不能作为诊断或排除冠心病的依据。

（三）超声心动图

超声心动图对评价冠心病患者是有用的，不论是否缺血发作，均可评估左室整体和局部功能。心脏超声心动图激发试验，即在运动后或药物负荷时（双嘧达莫、多巴酚丁胺），立即进行超声显像，可通过探测室壁运动异常来明确心肌缺血部位。

（四）放射性核素检查

①^{201}Tl-心肌灌注显像对检出冠心病、估测心肌缺血部位及心室壁运动异常部位的心肌活力均优于单独做运动负荷心电图。对于不能运动的患者，可采用药物负荷心肌灌注显像；②^{99m}Tc 放射性核素心腔造影可测定左心室射血分数，并显示心肌缺血区域室壁运动障碍；③正电子发射断层心肌显像除可判断心肌血流灌注情况，尚可了解心肌代谢情况，通过对心肌血流灌注和代谢显像匹配分析可准确评估心肌活力。

（五）冠状动脉造影

冠状动脉造影是确诊冠心病最可靠的方法，能显示冠状动脉病变的狭窄程度、范围、病变支数以及病变特点。冠状动脉造影时发现至少有一支主支或主要分支管腔狭窄 >50% 即可诊断冠心病。冠状动脉造影的目的首先是明确诊断，其次是确定治疗方案。

三、治疗原则

稳定型心绞痛的综合治疗措施包括：减少冠状动脉粥样硬化危险因素；药物治疗；冠脉内介入治疗；外科手术，冠状动脉旁路移植术。

（一）一般治疗

发作时立刻休息，一般患者在停止活动后症状即可消除。平时应尽量避免各种确知的可引起发作的因素，如过度的体力活动、情绪激动、饱餐等，冬天注意保暖。调节饮食，特别是一次进食不宜过饱，避免油腻饮食，杜绝烟酒。调整日常生活与工作量，保持适当的体力活动，以不致发生疼痛症状为度。减轻精神负担。处理诱发或恶化心绞痛的伴随疾病，治疗高血压、糖尿病、血脂异常等，减少冠状动脉粥样硬化危险因素。

（二）药物治疗

用于稳定型心绞痛的药物包括调血脂药物、抗血小板制剂、β 受体阻滞药、血管紧张素转换酶抑制剂、硝酸酯类和钙通道阻滞剂等。能够控制和改善心绞痛发作的药物主要是硝酸酯类（硝酸甘油、硝酸异山梨酯）、β 受体阻滞药（比索洛尔、美托洛尔）和钙通道阻滞剂（地尔硫䓬）。另外，高血压的降压治疗、调血脂的他汀类药物治疗以及抗血小板聚集的阿司匹林治疗对于降低稳定型心绞痛患者病死率和致残率的证据充分，也作为心绞痛的主要药物治疗措施。

（三）介入治疗

主要是冠状动脉内的支架植入术，尤其是新型支架的应用，不仅可以改善生活质量，而且可明显降低患者心肌梗死的发病率和病死率。

冠脉内介入治疗的适应证：①单支冠脉严重狭窄，有心肌缺血的客观依据，病变血管供血面积较大者；②多支冠脉病变，但病变较局限者；③近期内完全闭塞的血管，血管供应区内有存活心肌，远端可见侧支循环者；④左心室功能严重减退（左心室射血分数＜30％）者，冠状动脉病变适合介入治疗的情况；⑤冠脉搭桥术后心绞痛；⑥PTCA术后再狭窄。

（四）外科治疗

主要是施行主动脉—冠状动脉旁路移植手术。取患者自身的大隐静脉作为旁路移植材料，一端吻合在主动脉，另一端吻合在有病变的冠状动脉段的远端，或游离胸廓内动脉（内乳动脉）远端吻合，引主动脉的血流以改善该冠状动脉所供血心肌的血流供应。

手术适应证：①冠状动脉多支血管病变，尤其是并发糖尿病的患者；②冠状动脉左主干病变；③不适合行介入治疗的患者；④心肌梗死并发室壁瘤，需要进行室壁瘤切除的患者；⑤狭窄段的远段管腔要通畅，血管供应区有存活心肌。

四、护理评估

（一）病史

了解患者是否摄入过多热量、脂类，是否吸烟、情绪激动。是否有高血压、糖尿病、高脂血症及家族史等。

（二）临床表现

以发作性胸痛为主要的临床表现，是护士对患者进行评估的重点，应详细了解患者疼痛的部位、性质、诱发因素、持续时间及缓解方式。其疼痛发作有如下特征。

（1）部位：疼痛多在胸骨后或心前区，常放射至左肩，沿左臂内侧至无名指及小指。

（2）性质：疼痛常呈沉重的压榨、紧缩、烧灼、炸裂、憋闷或窒息感。发作时，患者往往不自觉地停止原来的活动，直至症状缓解。

（3）诱因：体力活动或情绪激动是常见的诱发因素。饱食、冷空气也可诱发疼痛。

（4）持续时间及缓解方式：发作持续 2～3 分钟，一般不会超过 15 分钟。去除诱因、休息或舌下含服硝酸甘油后，能在几分钟内缓解。

（三）心理—社会评估

由于心绞痛发作时患者有濒死感，尤其是病情反复、频繁发作者，易产生焦虑甚至恐惧的心理反应。

（四）护理体检

多数患者常无阳性体征。心绞痛发作时可见心率加快、血压升高、面色苍白、出冷汗。心脏听诊可有第三或第四心音奔马律。

五、常见护理诊断/问题

（一）疼痛

与心肌缺血、缺氧有关。

（二）活动无耐力

与心肌氧的供需失调有关。

（三）知识缺乏

缺乏控制诱因及预防性药物应用知识。

（四）潜在并发症

心肌梗死。

六、护理措施

（一）一般护理

（1）注意休息：避免劳累，体力活动会增加心脏负担，增加心肌耗氧量，冠状动脉血流量不能随心肌的需要增加而增加。发病初期休息是治疗的关键。

（2）饮食：摄入清淡且富含维生素、优质蛋白质及纤维素的食物，吃饭不宜过快、过饱，可少食多餐，保持大便通畅。

（3）心理支持：保持环境安静、舒适，尽量减少打扰，安慰患者，解除紧张不安情绪。

（4）避免诱发因素：避免疲劳、情绪激动、紧张、环境嘈杂或寒冷、体位突然改变、进食过饱等。

（二）重点护理

（1）疼痛护理。

1）急性发作时的治疗：在心绞痛突然发作时，应立即停止活动并休息。若症状仍不缓解，可使用作用较快的硝酸酯类药物，通常首选硝酸甘油和硝酸异山梨酯。

2）缓解期的治疗：可使用硝酸酯类、β受体阻滞剂、钙通道阻滞药及抗血小板药物。

（2）使用硝酸甘油的护理：使用后出现颜面潮红、头痛、心悸等症状，是药物造成头面部血管扩张引起。为防止用药后出现直立性低血压，可嘱患者用药后卧床休息。静脉滴注硝酸甘油，可用输液泵严格控制输液速度，以防止意外发生，一般每分钟 8～10 mg。输液过程中嘱患者在床上大小便，避免体位突然改变而出现血压下降、头晕、冷汗、心悸等症状。输液前及输液期间，应定时测血压。输液时的护理，输液速度宜慢不宜快。由于输液时间长，应在治疗前做好患者的思想工作，鼓励、安慰患者耐心地坚持输液治疗。观察并记录 24 小时出入量，便于及时调整输液量及观察肾脏代谢功能，避免加重心脏负担的情况发生。

（3）病情观察：了解患者发生稳定型心绞痛的部位、性质，有无放射性的疼痛，疼痛程度、持续时间、缓解方式，询问发生前有无诱因存在是评估疼痛的重点，并应及时准确地记录及处理。

（三）治疗过程中的应急护理措施

（1）心肌梗死。

1）嘱患者绝对卧床休息，不要随意走动、用力，以降低心肌耗氧量。

2）给予高浓度持续吸氧，不少于30分钟。

3）缓解剧烈疼痛：硝酸甘油片1～5片（每片0.5 mg），每片相隔3～5分钟，有条件者在500 mL液体中加入硝酸甘油5～10 mg持续滴注；速效救心丸15～30粒吞服；镇痛药，如哌替啶50 mg或吗啡5 mg肌内注射。

4）适当应用镇静剂，如地西泮（安定）1～2片口服或10 mg肌内注射；异丙嗪、苯巴比妥也可用。

5）患者身边不能离开护理人员或家属，以便随时观察病情变化。如果老年人突然面色发绀、抽搐，大叫一声，口吐白沫，意识不清，呼吸微弱，继而停止，瞳孔散大，意味着急性心肌梗死并发了严重的心律失常如心室颤动，导致心脏骤停。此时应争分夺秒地对患者进行心肺复苏术。

（2）心源性猝死：对心源性猝死的处理为立即进行有效的心肺复苏，同猝死护理措施。

七、健康教育

（一）改变生活方式

（1）合理饮食，宜摄入低热量、低脂、低胆固醇、低盐饮食，多食蔬菜、水果和粗纤维食物，如芹菜、糙米等，避免暴饮暴食，注意少量多餐。

（2）控制体重，减少摄入动物脂肪和含胆固醇较高的食物。

（3）适当运动，以有氧运动为主，注意运动的强度和时间，因病情和个体差异而不同，必要时在监测下进行。

（4）戒烟限酒。

（5）减轻精神压力，逐渐改变急躁的性格，保持平和的心态，可采取放松术或与他人交流的方式缓解压力。

（二）避免诱发因素

告知患者及家属过劳、情绪激动、饱餐、寒冷刺激等都是心绞痛发作的诱因，应注意尽量避免。

（三）病情自我监测指导

指导患者及家属心绞痛发作时的缓解方法，胸痛发作时应停止活动或舌下含服硝酸甘油。如服用硝酸甘油不缓解，或心绞痛发作比以往频繁、程度加重、疼痛时间延长，应立即到医院就诊，警惕心肌梗死的发生。

（四）用药指导

指导患者出院后遵医嘱服药，不要擅自增减药量，自我监测药物的不良反应。外出时随身携带硝酸甘油以备急需。

（五）定期复查

告知患者应定期复查心电图、血糖、血脂等。

（韩秀红）

第四节 不稳定型心绞痛

不稳定型心绞痛是介于稳定型心绞痛和急性心肌梗死之间的一组临床心绞痛综合征，是冠状动脉突然或进行性缩小致心肌缺血所致，可迅速进展为心肌梗死甚或猝死，也可逆转为稳定型心绞痛。

一、临床表现

（一）临床分型

不稳定型心绞痛可表现为以下几种类型。

（1）初发型心绞痛：初次发生劳累性心绞痛，病程在1~2个月内，严重程度在加拿大心血管病学会（CCS）分级Ⅲ级或以上。有过稳定型心绞痛病史，但已数月不发生心绞痛的患者再次发生心绞痛，也归入本型。

（2）恶化型心绞痛：原为稳定型心绞痛，病情突然加重，表现为胸痛发作次数增加，持续时间延长，诱发心绞痛的活动阈值明显减低，按CCS心绞痛分级加重1级以上或达到Ⅲ级，硝酸甘油缓解症状的作用减弱，病程在2个月之内。可发展为心肌梗死或猝死，也可逐渐恢复为稳定型。

（3）静息心绞痛：在休息或安静状态下，无明显诱因引起的心绞痛，发作持续时间在15分钟以上，含硝酸甘油效果欠佳，病程在1个月内。

（4）梗死后心绞痛：指急性心肌梗死发生后24小时至1个月内又出现的心绞痛。由于供血的冠状动脉阻塞，发生心肌梗死，但心肌尚未完全坏死，一部分未坏死的心肌处于严重缺血状态下又发生疼痛，随时有再发生梗死的可能。

（5）变异型心绞痛：常在休息时起病，发作时心电图显示相关导联的ST段暂时性抬高，与之相对应的导联ST段可压低。为冠状动脉突然痉挛所致，迟早会发生心肌梗死。

此外，由于贫血、感染、甲状腺功能亢进、心律失常等原因诱发的心绞痛称为继发性不稳定型心绞痛。

（二）临床特点

胸痛或胸部不适的性质与典型的稳定型心绞痛相似，但疼痛更为剧烈；持续时间更长，常达15~30分钟；发作更频繁，1日内发作1次以上或1周内发作多次；发作时不一定有明确的诱因，可在卧床休息或休息状态下发作，偶尔在睡眠中发作；休息和含服硝酸酯类药物仅出现短暂或不完全性胸痛缓解。

（三）临床体征

心尖部第一心音减弱，可闻及一过性第三心音和第四心音。发现低血压、左心功能不全（心尖部抬举性搏动、肺部啰音、第三心音奔马律）或急性二尖瓣关闭不全导致的心尖区2级以上收缩期杂音时，高度提示存在严重冠心病且预后不良。

二、辅助检查

（一）心电图检查

（1）静息心电图：约半数患者在正常范围，也可能有陈旧性心肌梗死的改变或非特异性 ST 段和 T 波异常，有时出现房室或束支传导阻滞或室性、房性期前收缩等心律失常。

（2）心绞痛发作时心电图：心绞痛发作时心电图 ST 段抬高和压低的动态变化最具诊断价值，应及时记录发作时和症状缓解后的心电图。因心内膜下心肌更容易缺血，故常见反映心内膜下心肌缺血的 ST 段压低（≥0.1 mV），发作缓解后恢复。有时出现 T 波倒置。若无胸痛发作时，心电图表现为 ST-T 波群压低或倒置，而在胸痛发作时出现"正常心电图"，称为"假性正常化"，具有诊断意义；或以前心电图正常，近期出现心前区多导联 T 波深倒，需进一步检查，除外冠心病。

（3）运动心电图：适用于症状已稳定或消失，无心绞痛发作时间超过 48 小时且心电图稳定者。一般选用症状限制性运动试验，即低运动负荷试验，使运动后心率达 100～120 次/分钟的负荷量。常用于判断不稳定型心绞痛的预后，凡对低运动负荷试验有良好耐受的患者，预后好；如对很轻度运动即诱发严重缺血者，近期预后极差。

（4）动态心电图：多数患者均有无症状性心肌缺血的心电图改变，有 85%～95% 的动态心电图改变不伴有心绞痛等症状。对不稳定型心绞痛预后的判断，动态心电图较静息心电图更为敏感。也用于对不稳定型心绞痛患者常规抗心绞痛药物治疗的评估和决定是否需要进行冠状动脉造影和血管重建术的参考指标。

（二）放射性核素显像

可确定心肌缺血的部位。^{201}Tl 和 ^{99m}Tc-MIBI 心肌显像示静息时心肌缺血区放射性稀疏或缺失，表示心肌处于血流低灌注状态。心绞痛急性期应避免做任何形式的负荷试验。

（三）超声心动图检查

可显示短暂性室壁运动异常。室壁运动异常呈持久性者，提示预后不良。

（四）冠状动脉造影

冠状动脉造影显示多数患者有 2 支或以上的冠状动脉病变，其中约半数为 3 支冠状动脉病变，但新近发作的心绞痛和无心肌梗死或慢性稳定型心绞痛病史的患者，则以单支冠状动脉病变者居多。最常累及的血管是左前降支。少数患者冠状动脉造影正常，其心绞痛发作可能为冠状动脉痉挛所致。

（五）血液学检查

（1）肌钙蛋白 T（cTnT）和肌钙蛋白 I（cTnI）：是血清心肌损伤最主要的特异性标志物，可判断不稳定型心绞痛患者的预后，但对其诊断价值不高。不稳定型心绞痛患者 cTnT 与 cTnI 可正常或增高，增高幅度 <0.1ng/mL。一般在心绞痛发作后 3～8 小时出现，峰值在 12～24 小时，持续增高 4～5 日。不稳定型心绞痛在 48 小时内无心绞痛发作时，可根据 cTnT 测定结果判断预后：cTnT 阳性者，30 日内死亡及心肌梗死危险率达 20%；cTnT 阴性者，其出现心肌梗死的危险率 <20%。

（2）肌酸激酶同工酶（CK-MB）：CK-MB 可正常或轻度增高，增高幅度 < 正常值上限

的 2 倍。CK-MB 升高程度可作为预测未来心脏事件危险性增高的指标，其心肌损伤的敏感性较 cTnT 为差。

（3）C 反应蛋白（CRP）：是一种非特异性炎症的敏感性指标，不稳定型心绞痛患者 CRP 水平增高可作为反映不稳定斑块破裂的独立危险因素。其敏感性高，但特异性较差。

三、治疗原则

（一）中、高危患者的处理

应住院并按急性心肌梗死进行处理。该类患者症状发作频繁，一般可有心力衰竭、血压低、心电图改变明显、心脏生化标志物升高。

主要措施如下。

（1）一般处理：卧床休息 1～3 日，镇静，CCU 监护，对高危者应该至少监护 24 小时。

（2）抗心肌缺血治疗：硝酸酯类、β 受体阻滞药及钙通道阻滞药是常用的治疗药物，都可以缓解不稳定型心绞痛的症状。

（3）抗血栓治疗：目前主要有抗血小板和抗凝两种治疗方法，抗血小板的常用药物有阿司匹林、氯吡格雷、血小板糖蛋白 Ⅱb/Ⅲa 受体阻断药。抗凝的主要药物有肝素和低分子肝素，戊糖和水蛭素也已用于临床。

（4）其他药物治疗：硝酸甘油不能缓解胸痛或出现肺淤血或躁动时，可静脉应用吗啡类药物镇静。血管紧张素转化酶抑制剂（ACEI）类用于有左心收缩功能障碍、血压仍偏高，以及并发糖尿病的患者。他汀类适用于各种类型冠心病的 1 级和 2 级预防及稳定斑块，也越来越广泛地应用于冠心病的治疗。

（5）冠状动脉造影和冠状动脉血运重建治疗：目前总的趋势倾向于采取早期介入治疗方案，特别是对于 24 小时内有心肌缺血发作的患者，早期行冠状动脉造影、防止冠状动脉病变、进行早期血管重建治疗，包括心脏支架植入术和外科手术搭桥术，都是积极有效的措施。

（二）低危患者的处理

该类患者可以在院外门诊治疗，表现为症状、体征轻，心电图改变轻，无心脏生化标志物升高。治疗措施是抗血小板聚集、抗缺血，缓解心绞痛症状，提高生活质量，严格控制冠状动脉粥样硬化的危险因素，强化 ABCDE 的长期预防方案（A：阿司匹林；B：β 受体阻滞药；C：降低胆固醇；D：治疗糖尿病；E：运动），达到改善预后、延长生存期的主要目标。但是与稳定型心绞痛相比，需要密切随访观察，发现早期不稳定的因素时应积极处理。

四、护理评估

（一）病史

了解患者是否摄入过多热量、脂类，是否吸烟、情绪激动。是否有高血压、糖尿病、高脂血症及家族史等。

（二）主要临床表现

不稳定型心绞痛的临床表现以发作性胸痛为主，是护士对患者进行评估的重点。应详细了解患者疼痛的部位、性质、诱发因素、持续时间及缓解方式。疼痛发作有如下特征。

（1）部位：疼痛大多在胸骨后或心前区，常放射至左肩，沿左臂内侧至无名指及小指。

（2）性质：疼痛经常呈沉重的压榨、紧缩、烧灼、炸裂、憋闷或窒息感。疾病发作时，患者往往不自觉地停止原来的活动，直至症状缓解。

（3）诱因：体力活动或情绪激动是常见的诱发因素。饱食、冷空气也可诱发疼痛。

（4）持续时间及缓解方式：发作持续 2～3 分钟，一般不会超过 15 分钟。去除诱因、休息或舌下含服硝酸甘油后，能在几分钟内缓解。

（三）心理—社会评估

由于心绞痛发作时患者有濒死感，尤其是病情反复、频繁发作者，易产生焦虑甚至恐惧的心理反应。

（四）护理体检

大多数患者常无阳性体征。心绞痛发作时可见心率加快、血压升高、面色苍白、出冷汗。心脏听诊可有第三心音或第四心音奔马律。

五、常见护理诊断/问题

（一）疼痛

与心肌缺血、缺氧有关。

（二）活动无耐力

与心肌氧的供需失调有关。

（三）知识缺乏

缺乏控制诱发因素及预防性药物应用知识。

（四）潜在并发症

心肌梗死。

六、护理措施

（一）一般护理

（1）患者心绞痛发作时，应协助其立即卧床休息，卧床休息 1～3 日，给予氧气吸入，床边 24 小时心电监护。严密观察血压、脉搏、呼吸、心率、心律的变化。协助患者采取舒适卧位，解开衣领。给予硝酸酯类药物含服，用药 3～5 分钟仍不缓解时，可再服 1 片，观察心绞痛能否缓解。

（2）心绞痛剧烈、持续不缓解时，按医嘱应用药物，做心电图，必要时持续心电监护观察心肌缺血改变，警惕心肌梗死的发生。

（二）重点护理

（1）密切观察心绞痛的性质、部位、持续时间及疼痛规律。

（2）给予心理护理，安慰患者，消除其紧张情绪。

（3）缓解期可鼓励患者适当活动，避免剧烈运动。

（三）治疗过程中的应急护理措施

（1）心律失常：紧急处理应遵循以下总体原则。

1）首先识别和纠正血流动力学障碍。

2）基础疾病和诱因的纠正与处理。

3）治疗与预防兼顾：心律失常易复发，在纠正后应采取预防措施，尽可能减少复发。根本措施是加强基础疾病的治疗，控制诱发因素。要结合患者的病情确定是否采用抗心律失常药物治疗。

（2）急性心肌梗死：患者首先严格卧床，保持安静，避免精神过度紧张；舌下含服硝酸甘油或硝酸甘油喷雾吸入；镇静；吸氧：一般给予鼻导管给氧，氧流量每分钟 2～4 L；予以镇痛药物时，需注意其血压下降、呼吸抑制及呕吐等不良反应；监护：进行心电、血压、呼吸、心率、心律及尿量监护，开放静脉通路；保持大便通畅。

（3）猝死：对心源性猝死的处理就是立即进行有效的心肺复苏。

1）识别心脏骤停：出现较早并且方便可靠的临床征象是意识突然丧失、呼吸停止、对刺激无反应。

2）呼救：在心肺复苏术的同时，设法（呼喊或通过他人应用现代通信设备）通知急救系统，使更多的人参与基础心肺复苏和进一步施行高级复苏术。

3）心前区捶击复律：一旦肯定心脏骤停而无心电监护和除颤仪时，应坚决地予以捶击患者胸骨中下 1/3 处，若 1～2 次后心搏仍未恢复，则立即行基础心肺复苏。

4）基础心肺复苏：畅通气道，人工呼吸，人工胸外心脏按压。

5）高级心肺复苏：心肺复苏成功后，需继续有效地维持循环和呼吸稳定，防止心脏再次骤停，处理脑缺氧、脑水肿、肾功能不全和继发性感染等，纠正酸中毒。要积极查明心源性猝死的原因并加以处理，预防再次发生猝死。

七、健康教育

（一）合理膳食

宜采取低热量、低脂、低胆固醇、低盐饮食，多食蔬菜、水果和粗纤维食物，如芹菜、糙米等，避免暴食暴饮，注意少量多餐。

（二）控制体重

在饮食治疗的基础上，应结合运动和行为等综合治疗。

（三）适当运动

以有氧运动为主，注意运动的强度和时间因病情和个体差异而不同。

（四）戒烟

吸烟有害身体健康，应戒除。

（五）减轻精神压力

保持平和的心态，可采取放松技术或与他人交流的方式缓解压力。

（六）避免诱发因素

告知患者及家属过劳、情绪激动、饱餐、寒冷刺激等都是心绞痛发作的诱因，应注意尽量避免。

（七）病情自我监测指导

指导患者及家属心绞痛发作时的缓解方法，胸痛发作时立即停止活动或舌下含服硝酸甘油。如服用硝酸甘油不缓解或心绞痛发作比以往频繁、程度加重、疼痛时间延长，应立即到医院就诊，警惕心肌梗死的发生。

（八）用药指导

指导患者出院后遵医嘱服药，不要擅自增减药量，自我监测药物的不良反应。外出时随身携带硝酸甘油以备急需。

（九）定期复查

告知患者应定期复查心电图、血糖、血脂等。

（韩秀红）

第五章

消化内科疾病护理

第一节 消化内科常见症状的护理

一、恶心与呕吐

恶心与呕吐是消化系统疾病的常见症状。恶心是指一种对食物反感或食后即想呕吐的感觉。呕吐是指胃内容物或一部分小肠内容物，通过食管逆流出口腔的一种复杂的反射性动作。恶心常是呕吐的前驱症状，也可单独出现。呕吐是人体的一种本能，可将有害物由胃排出，从而起到保护作用。因此，恶心、呕吐也是身体的一个警示，但持久而剧烈的呕吐可引起水、电解质紊乱，代谢性碱中毒及营养障碍等。常见原因如下。①胃源性呕吐：当胃黏膜受到化学性或机械性刺激（如急性胃炎、胃癌等）或胃过度充盈（幽门梗阻）时即可发生呕吐。②腹部疾病引起的反射性呕吐：各种急腹症，如肠梗阻、腹膜炎、阑尾炎、胆管及胰腺疾病，因刺激迷走神经纤维引起反射性呕吐。

（一）临床表现

（1）呕吐物量大，见于幽门梗阻、小肠上部梗阻。

（2）呕吐物为血性，见于上消化道出血，如食管下端黏膜撕裂症、溃疡病、出血性胃炎、胃癌、食管静脉曲张破裂等。

（3）混有胆汁，提示梗阻的部位在十二指肠以下。

（4）混有隔餐食物或隔日食物，提示幽门梗阻。

（5）呕吐物有粪臭味，提示小肠低位梗阻、麻痹性肠梗阻、近段肠腔内有大量细菌繁殖、结肠梗阻或有回盲瓣关闭不全、结肠造瘘或上段小肠结肠瘘。

（6）呕吐物中见少量未消化食物，见于贲门失弛缓症等食管性呕吐。

（二）辅助检查

1. 体检

（1）一般检查：注意营养状态、精神状态，有无失水现象。

（2）腹部检查：有无振水音和胃肠蠕动波、肠型。有无腹胀，有无腹壁紧张、压痛、反跳痛。腹部有无包块及移动性浊音，肠鸣音有无亢进、减弱或消失。

（3）眼底检查：有无脑膜刺激症状、脑膜刺激的神经反射征，颅压增高时应做眼底检查。

2. 实验室检查

恶心、呕吐患者的实验室检查：①血常规、尿常规及酮体的检查；②血糖、尿素氮及二氧化碳结合力的测定；③电解质及肝功能检查；④必要时做呕吐物化学分析或细菌培养；⑤疑有颅内疾患时，做脑脊液检查。

3. X 线检查

恶心、呕吐患者的 X 线检查包括腹部透视或平片，食管、胃肠、胆囊或颅骨摄影等，必要时做脑 CT、脑血管造影、磁共振检查。

4. 特殊检查

①食管测压：用于发现食管动力性疾病，如弥漫性食管痉挛、贲门失弛缓症等引起的假性呕吐；②胃排空测定：包括放射性闪烁扫描显像法、胃超声评价液体食物的排空以及 ^{13}C 尿素呼气试验；③胃电图：用于识别胃起搏点的节律异常，但存在信号不良、伪差与临床症状相关性差等缺点；④胃肠测压：是评价上胃肠道动力异常最可靠的生理学检查，但是检查烦琐、昂贵、操作困难。

（三）治疗原则

1. 治疗原则

呕吐的治疗原则：①积极寻找病因，给予针对性的治疗；②镇吐对症治疗；③纠正水、电解质代谢紊乱；④其他并发症治疗。

2. 对症治疗

（1）呕吐严重时禁食，待呕吐逐渐好转后，可给流质或半流质饮食。

（2）补液，维持水、电解质及酸碱平衡。

（3）适当给予镇静、镇吐或解痉药物，如多潘立酮 10 mg 或甲氧氯普胺 10 mg，每日 2～3 次口服。

（4）针灸治疗：胃肠病引起的呕吐可针刺足三里、内关、中脘穴位。脑部疾病引起的呕吐可针刺合谷、少商、足三里穴。

（四）护理评估

1. 健康史

（1）常见原因：妊娠呕吐、反应性呕吐、消化系统疾病、急性中毒、呼吸系统疾病、泌尿系统疾病、循环系统疾病、妇科疾病、青光眼、遗传因素、胃及十二指肠运动异常、应激紧张、吸烟、饮酒等。

（2）恶心、呕吐的规律性：餐后近期内出现呕吐，并有骤起的集体发病情况，应考虑食物中毒；神经性呕吐多在餐后即刻发生；在餐后较久或积数餐之后才出现呕吐的，多见于消化性溃疡及胃癌等引起的幽门、十二指肠慢性不全梗阻。

（3）恶心、呕吐发生时间：晨间呕吐在育龄女性应考虑早期妊娠反应，有时也见于尿毒症或慢性酒精中毒。有些鼻窦炎因分泌物刺激咽部，也有晨起恶心和干呕。夜间呕吐多见于幽门梗阻。

（4）恶心、呕吐的特点：一般呕吐常先有明显恶心，然后出现呕吐。但神经性呕吐可不伴有恶心或仅有轻微恶心，呕吐并不费力，甚至可以随心所欲地呕吐。高血压脑病或颅内病变引起颅压增高时，经常没有恶心而突然出现喷射状呕吐。

（5）恶心、呕吐物的性质：幽门梗阻的呕吐物含有隔餐或隔日食物，有酸臭味；呕吐物中含有多量黄色胆汁，多见于频繁剧烈呕吐或十二指肠乳头以下的肠梗阻；大量呕吐多见于幽门梗阻或急性胃扩张，一次呕吐可超过 1 000 mL；呕吐物有粪便臭味的可能是低位肠梗阻；呕吐大量酸性胃液者多见于高酸性胃炎、活动期十二指肠溃疡或促胃液素瘤；呕吐物呈咖啡样或鲜红色，考虑上消化道出血。

2. 身体状况

对于频繁、剧烈呕吐者，评估血压、尿量、皮肤弹性及有无水、电解质平衡紊乱等症状。

（五）常见护理诊断/问题

1. 有体液不足的危险

与大量呕吐导致失水有关。

2. 活动无耐力

与频繁呕吐导致失水和电解质有关。

3. 焦虑

与频繁呕吐、不能进食有关。

（六）护理措施

1. 评估患者的一般情况

包括年龄、原发疾病、全身情况、生命体征、意识、营养状况，有无失水表现。评估患者心理状态，恶心、呕吐发生的时间、频率、原因或诱因、与进食的关系等。

2. 生活护理

协助患者进行日常生活活动。患者呕吐时应协助其坐起或侧卧，头偏向一侧，以免误吸。呕吐完毕，协助漱口，更换污染衣物、被褥，开窗通风去除异味。遵医嘱应用镇吐药物及其他治疗，促使患者逐步恢复正常饮食和体力。告知患者坐起、站立时动作应缓慢，以免发生直立性低血压。

3. 应用放松技术

常用深呼吸、转移注意力等放松技术，减少呕吐的发生。深呼吸法：用鼻吸气，然后张口慢慢呼气，反复进行；转移注意力：通过与患者交谈或倾听轻松的音乐、阅读喜爱的文章等方法转移患者注意力。

4. 心理护理

通过观察患者以及与患者家属交谈，了解患者心理状态，耐心解答患者及家属提出的种种疑惑。解释呕吐与精神因素的关系，讲解精神紧张不利于呕吐的缓解，而且紧张、焦虑影响食欲及消化能力。

5. 病情观察

患者呕吐量大时，注意有无水、电解质及酸碱平衡失调。

（1）监测生命体征：定时测量和记录患者生命体征直至稳定。血容量不足时可发生心动过速、呼吸急促、血压降低，特别是直立性低血压。持续性呕吐导致大量胃液丢失而发生代谢性碱中毒时，患者呼吸浅而慢。

（2）观察失水征象：准确记录每日的出入量、尿比重、体重。动态观察实验室检查结果，如电解质、酸碱平衡状态。观察患者有无失水征象，依失水程度不同，患者可出现软弱无力、口渴、皮肤黏膜干燥及弹性减弱、尿量减少、尿比重增高，甚至出现烦躁、意识不清及昏迷等表现。

（3）观察呕吐情况：观察患者呕吐的特点，记录呕吐的次数，呕吐物的性质、量、颜色及气味。

（4）积极补充水分和电解质：剧烈呕吐不能进食或严重水、电解质失衡时，主要通过静脉输液给予纠正。口服补液时，应少量多次饮用，以免再次引起恶心、呕吐。口服补液未能达到所需补液量时，需要静脉输液以恢复和保持机体的液体平衡。

二、呕血与黑便

呕血是指上消化道或消化器官出血，血液从口腔呕出。上消化道或小肠出血时，血红蛋白的铁质在肠道经硫化物作用形成黑色硫化铁，粪便可呈黑色而发亮，称为柏油样便。常由上消化道疾病（食管、胃十二指肠、胃空肠吻合术后的空肠、胰腺、胆管）急性出血所致，少数见于某些全身性疾病。大量呕血易发生失血性休克，危及生命。

（一）临床表现

每日出血量超过 60 mL 即可有黑便；有呕血则提示胃内储血量至少达 300 mL。呕血前常有上腹不适及恶心，大量出血时常发生急性周围循环衰竭，对出血量的判断见表 5-1。

表 5-1　上消化道出血程度的判断

分级	失血量	血压	脉搏	血红蛋白	临床表现
轻度	占全身总血量10%～15%，成人失血量<500 mL	基本正常	正常	无变化	一般不引起全身症状，或仅有头晕、乏力
中度	占全身总血量20%～30%，成人失血量500～1 000 mL	收缩压下降80 mmHg	100～120次/分钟	70～100 g/L	一时性眩晕、口渴、心悸、烦躁、尿少、肤色苍白
重度	占全身总血量>30%，成人失血量>1 500 mL	收缩压<80 mmHg	>120次/分钟	<70 g/L	意识恍惚、四肢厥冷、大汗、少尿或无尿

（二）辅助检查

1. 一般检查

呕血与黑便的一般检查：注意面容与贫血程度，有无周围循环衰竭表现，如四肢厥冷、脉搏细数、血压下降、烦躁不安等，有无蜘蛛痣、黄疸、肝掌及皮肤色素沉着，有无黏膜或皮下出血，有无锁骨上淋巴结或全身淋巴结增大。

2. 腹部检查

呕血与黑便的腹部检查：有无腹壁静脉曲张，有无腹压痛和包块，以及有无肝脾大和腹腔积液。

3. 直肠指检

直肠指检在呕血与黑便的检查中可早期发现黑便，注意有无痔或肿块。

4. 实验室检查

呕血与黑便的化验检查：①血常规、尿常规检查；②血型测定并做好交叉配血试验；③肝功能检查、尿素氮测定；④必要时做红细胞沉降率（ESR）和出血性疾病常规检查。

5. 特殊检查

①急诊内镜检查：应在出血 24 ~ 48 小时内进行，对出血部位和性质的诊断有重要价值；②超声波肝、脾、胆囊探查；③X 线检查：一般在出血停止后 1 周做胃肠钡餐检查；④必要时做腹部血管造影，协助诊断出血病灶与部位。

（三）治疗原则

1. 一般处理措施

呕血与黑便的一般处理措施：绝对静卧，监测脉搏、血压、呼吸、意识变化，烦躁不安者给予镇静剂。呕血者宜暂禁食，呕血停止后可给予少量多次流质饮食。

2. 止血措施

呕血与黑便的止血措施：①食管静脉曲张破裂出血可放置三腔二囊管压迫止血和（或）静脉注射血管升压素、生长抑素；②消化性溃疡或急性胃黏膜病变出血可用 H_2 受体阻滞剂，如法莫替丁或质子泵抑制剂奥美拉唑静脉注射；③口服或胃内灌注 8 mg/dL 去甲肾上腺素溶液；④内镜注射硬化剂、组织胶及套扎治疗或电凝止血。

3. 介入治疗

严重消化道大出血在少数特殊情况下既无法进行内镜治疗又不能耐受手术治疗，可考虑在选择性肠系膜动脉造影找到出血灶的同时进行血管栓塞治疗。

4. 手术治疗

呕血与黑便患者经内科积极抢救 24 ~ 48 小时仍不能控制止血时，应考虑外科手术治疗。

（四）护理评估

1. 评估可能引起出血的原因及部位

如溃疡出血、肠系膜血管畸形出血、术后吻合口出血、门脉高压出血等。

2. 遵医嘱给予辅助检查

胃镜检查、肠镜检查、B 型超声（BUS）检查、CT、消化道造影、数字减影血管造影（DSA）等。

3. 实验室和特殊检查结果

血常规、血尿素氮、红细胞计数、网织红细胞、便常规、肝肾功能、电解质水平。

4. 血红蛋白情况

血红蛋白 90 ~ 110 g/L 为轻度贫血，60 ~ 90 g/L 为中度贫血，30 ~ 60 g/L 为重度贫血。血红蛋白 <60 g/L 为有输血指征。

5. 评估面色、有无休克征象

评估患者是否有烦躁不安或意识不清、面色苍白、四肢湿冷、口唇发绀、呼吸急促等，血压下降、脉压变小、心率加快、尿量减少。

（五）常见护理诊断/问题

1. 组织灌注量无效（外周）

与上消化道出血致血容量不足有关。

2. 活动无耐力

与呕血、黑便致贫血有关。

3. 焦虑、恐惧

与大量呕血及黑便有关。

4. 潜在并发症

休克。

5. 有误吸的危险

与呕吐物误吸入肺内有关。

（六）护理措施

1. 一般护理措施

（1）绝对卧床休息：保持安静，避免不必要的交谈。休克患者平卧位，床挡拉起。出血停止后以卧床休息为主，适当活动，避免头晕跌倒。床边悬挂防跌倒牌。及时清除血污物品，保持床单元整洁。

（2）体位：急性出血期给予侧卧或平卧位，头偏向一侧，以防窒息。

（3）饮食：出血期禁食，关注补液量是否恰当，以防血容量不足。禁食患者应做好口腔护理，恢复期根据医嘱给予适当饮食，从流质→无渣（低纤维）半流→低纤维普食，渐进恢复饮食。

（4）心理指导：耐心做心理疏导，使其放松身心，配合治疗。

2. 基础生命体征观察

（1）体温：大量出血后，多数患者在 24 小时内出现低热，一般不超过 38.5℃，持续 3 ~ 5 日。

（2）出血时先脉搏加快，然后血压下降。注意测量坐卧位血压和脉搏（如果患者由卧位改为坐位血压下降 > 20 mmHg，心率上升 > 10 次/分钟提示血容量明显不足，是紧急输血的指征）。

（3）病情观察：观察呕血的颜色、量、持续时间及频率。患者的呼吸、血压、血氧、脉搏、心率、尿量、皮肤及甲床色泽。

（4）注意观察有无窒息征兆：咯血停止、发绀、自感胸闷、心悸、大汗淋漓、喉痒有血腥味及精神高度紧张等。

3. 症状及体征观察

（1）再出血的观察：呕血的颜色（鲜红色或有血块、咖啡色）、量，排便次数、颜色（血便、黑便、柏油样、黏液血便）和性状（成形、糊状、稀便、水样）。

（2）出血严重程度的估计：成人每日消化道出血 5 ~ 10 mL 粪便潜血试验出现阳性；50 ~ 100 mL 可出现黑便；胃内积血量在 250 ~ 300 mL 可引起呕血；一次出血量 < 400 mL 一般不引起全身症状；出血量 > 400 mL 可出现全身症状，如头晕、心悸、乏力等；短时间内出血量 > 1 000 mL 可出现周围循环衰竭表现，如口干、意识变化、休克等。

（3）肠鸣音和伴随的腹部体征、尿量（有无急性肾衰竭及血容量补充是否足够）。

4. 用药观察

（1）呕血量较大者常用垂体后叶素 18 U 加入生理盐水 100 mL，每小时静脉泵入 10 mL（高血压、冠心病患者及孕妇禁用），可用酚妥拉明 10 mg 加入生理盐水 100 mL 每小时静脉泵入 10 mL，注意观察有无腹痛等不良反应。

（2）镇静药：对烦躁不安者常用镇静药，如地西泮 5 ~ 10 mg 肌内注射。禁用吗啡、哌替啶，以免抑制呼吸。

（3）备齐急救药品及器械：如止血药、强心药、呼吸中枢兴奋药等。此外，备好开口器、压舌板、舌钳、氧气筒或氧气枕、电动吸引器等急救器械。

三、腹痛

腹痛按起病急缓、病程长短可分为急性与慢性腹痛。急性腹痛多由腹腔脏器的急性炎症、扭转或破裂，空腔脏器梗阻或扩张，腹腔内血管阻塞等引起；慢性腹痛的常见原因有腹腔脏器的慢性炎症、腹腔脏器包膜的张力增加、消化性溃疡、胃肠神经功能紊乱、肿瘤压迫及浸润等。此外，某些全身性疾病、泌尿生殖系统疾病、腹外脏器疾病，如急性心肌梗死和下叶肺炎也可引起腹痛。

（一）临床表现

腹痛可表现为隐痛、钝痛、灼痛、胀痛、刀割样痛、钻痛或绞痛等，可为持续性或阵发性疼痛，其部位、性质和程度常与疾病有关。例如，胃、十二指肠疾病引起的腹痛多为中上腹部隐痛、灼痛或不适感，伴畏食、恶心、呕吐、嗳气、反酸等；小肠疾病多呈脐周疼痛，并有腹泻、腹胀等表现。

大肠病变所致的腹痛为腹部一侧或双侧疼痛。急性胰腺炎常出现上腹部剧烈疼痛，为持续性钝痛、钻痛或绞痛，并向腰背部呈带状放射。急性腹膜炎时疼痛弥漫全腹，腹肌紧张，有压痛、反跳痛。

（二）辅助检查

根据不同病种进行相应的实验室检查，必要时需做 X 线检查、消化道内镜检查等。

（三）护理评估

1. 健康史

了解腹痛发生的原因或诱因，起病急骤或缓慢、持续时间，腹痛的部位、性质和程度；腹痛与进食、活动、体位等因素的关系；腹痛发生时的伴随症状，如有无恶心、呕吐、腹泻、呕血、便血、血尿、发热等；有无缓解疼痛的方法；有无精神紧张、焦虑不安等心理反应。

2. 身体状况

（1）全身情况：生命体征、意识、神态、体位、营养状况以及有关疾病的相应体征，如腹痛伴黄疸者提示与胰腺、胆系疾病有关，腹痛伴休克者可能与腹腔脏器破裂、急性胃肠穿孔、急性出血性坏死性胰腺炎、急性心肌梗死、肺炎等有关。

（2）腹部检查：腹部外形，有无膨隆或凹陷；有无胃形、肠形及蠕动波；有无腹壁静脉显露及其分布与血流方向。肠鸣音是否正常。腹壁紧张度，有无腹肌紧张、压痛、反跳痛，其部位、程度；肝、脾是否增大，其大小、硬度和表面情况；有无腹块。有无振水音、移动性浊音。为了避免触诊引起胃肠蠕动增加，使肠鸣音发生变化，腹部检查的顺序为视诊、听诊、触诊、叩诊，但仍按视诊、触诊、叩诊、听诊的顺序记录。

（四）常见护理诊断/问题

1. 疼痛：腹痛

与腹腔脏器或腹外脏器的炎症、缺血、梗阻、溃疡、肿瘤或功能性疾病等有关。

2. 焦虑

与剧烈腹痛、反复或持续腹痛不易缓解有关。

（五）护理措施

腹痛是很常见的临床症状。因发病原因的不同，腹痛的性质、程度、持续时间和转归各异，需要有针对性地治疗、护理，包括病因治疗和镇痛措施。腹痛患者的一般护理原则包括以下几个方面。

1. 疼痛：腹痛

（1）腹痛的监测。

1）观察并记录患者腹痛的部位、性质及程度，发作的时间、频率，持续时间，以及相关疾病的其他临床表现。如果疼痛突然加重、性质改变，且经一般对症处理疼痛不能减轻，需警惕某些并发症的出现，如消化性溃疡穿孔引起弥漫性腹膜炎等。

2）观察非药物性和（或）药物镇痛治疗的效果。

（2）非药物性缓解疼痛的方法：该方法是对疼痛，特别是慢性疼痛的主要处理方法，能减轻患者的焦虑、紧张，提高其疼痛阈值和对疼痛的控制感。具体方法如下。

1）行为疗法：指导式想象（利用一个人对某特定事物的想象而达到特定的正向效果，如回忆一些有趣的往事可转移对疼痛的注意）、深呼吸、音乐疗法、生物反馈等。

2）局部热疗法：除急腹症外，对疼痛局部可应用热水袋进行热敷，以解除肌肉痉挛，达到镇痛效果。

3）针灸镇痛：根据不同疾病和疼痛部位选择针灸穴位。

（3）用药护理：镇痛药物种类甚多，应根据病情、疼痛的性质和程度选择性给药。癌性疼痛应遵循按需给药的原则，有效控制患者的疼痛。观察药物的不良反应，如口干、恶心、呕吐、便秘和用药后的镇静状态。急性剧烈腹痛诊断未明时，不可随意使用镇痛药物，以免掩盖症状，延误病情。

（4）生活护理：急性剧烈腹痛患者应卧床休息，要加强巡视，随时了解和满足患者所需，做好生活护理。应协助患者取适当的体位，以减轻疼痛感并有利于休息，从而减少疲劳感和体力消耗。对烦躁不安者应采取防护措施，防止坠床等意外发生。

2. 焦虑

疼痛是一种主观感觉。对疼痛的感受既与疾病的性质、病情有关，也与患者对疼痛的耐受性和表达有关。后者的主要影响因素有患者的年龄、个性、文化背景、情绪和注意力；周围人们的态度；疼痛对患者的生活、工作、休息、睡眠和社交活动的影响，其影响对患者是否具有重要意义；以及疾病的性质，如是否危及生命等。

急骤发生的剧烈腹痛、持续存在或反复出现的慢性腹痛以及预后不良的癌性疼痛均可造成患者精神紧张、情绪低落，而消极悲观和紧张的情绪又可使疼痛加剧。因此，护士对患者和家属应进行细致全面的心理评估，取得家属的配合，有针对性地对患者进行心理疏导，以减轻紧张、恐惧心理，稳定情绪，有利于增强患者对疼痛的耐受性。

四、腹泻

正常人的排便习惯多为每日 1 次，有的人每日 2~3 次或每 2~3 日 1 次，只要粪便的性状正常，均属于正常范围。腹泻是指排便次数增加，粪便稀薄并可带有黏液、脓血或未消化的食物。如排便次数每日 3 次以上或每日粪便总量 >200 g，其中粪便含水量 >85%，则可认为是腹泻。

腹泻可分急性与慢性腹泻两类。急性腹泻发病急，病程多在 3 周之内；腹泻超过 3 周者属于慢性腹泻，慢性腹泻病程在 4 周以上，或间歇期在 2~4 周的复发性腹泻。

腹泻多由肠道疾病引起，其他原因还有药物、全身性疾病、过敏和心理因素等。

（一）临床表现

1. 小肠性腹泻

多为水样便或粪便稀薄，无里急后重，常有脐周疼痛。

2. 大肠性腹泻

可出现黏液血便、脓血便或果酱样粪便，多有里急后重感。

3. 严重腹泻

可造成脱水、电解质紊乱及代谢性酸中毒。

4. 长期慢性腹泻

可导致营养不良或全身衰竭表现。

（二）辅助检查

采集新鲜粪便标本做显微镜检查，必要时做细菌学检查。急性腹泻者注意监测血清电解质、酸碱平衡状况。

（三）护理评估

1. 健康史

腹泻发生的时间、起病原因或诱因、病程长短；粪便的性状、气味和颜色，排便次数和量；有无腹痛及疼痛的部位，有无里急后重、恶心、呕吐、发热等伴随症状；有无口渴、疲乏无力等提示失水的表现；有无精神紧张、焦虑不安等心理因素。

2. 身体状况

①急性严重腹泻时，注意观察患者的生命体征、意识、尿量、皮肤弹性等。慢性腹泻时，注意患者的营养状况，有无消瘦、贫血的体征；②腹部检查：参见本节"三、腹痛（三）护理评估 2. 身体状况"；③肛周皮肤：有无因排便频繁及粪便刺激引起的肛周皮肤糜烂。

3. 心理—社会状况

慢性腹泻治疗效果不明显时，患者往往对预后感到担忧，结肠镜等检查有一定痛苦，某些腹泻，如肠易激综合征与精神因素有关，故应注意患者心理状况的评估和护理，鼓励患者配合检查和治疗，稳定患者情绪。

（四）常见护理诊断/问题

1. 腹泻

与肠道疾病或全身性疾病有关。

2. 有体液不足的危险

与大量腹泻引起失水有关。

（五）护理措施

1. 病情观察

包括排便情况、伴随症状等。

2. 饮食护理

饮食以少渣、易消化食物为主，避免生冷、多纤维、味道浓烈的刺激性食物。急性腹泻应根据患者病情和医嘱，给予禁食、流质、半流质或软食。

3. 活动与休息

急性起病、全身症状明显的患者应卧床休息，注意腹部保暖。可用热水袋热敷腹部，以减弱肠道运动，减少排便次数，并有利于腹痛等症状的减轻。

4. 用药护理

腹泻以病因治疗为主。应用止泻药时注意观察患者排便情况，腹泻得到控制后应及时停药。应用解痉镇痛剂（如阿托品）时注意药物不良反应，如口干、视物模糊、心动过速等。

5. 肛周皮肤护理

排便频繁时，粪便刺激可损伤肛周皮肤，引起糜烂及感染。排便后应用温水清洗肛周，保持清洁、干燥，涂无菌凡士林或抗生素软膏以保护肛周皮肤，促进损伤处愈合。

6. 液体平衡状态的动态观察

急性严重腹泻时丢失大量水分和电解质，可引起脱水及电解质紊乱，严重时导致休克，故应严密监测患者生命体征、意识、尿量的变化；有无口渴、口唇干燥、皮肤弹性下降、尿量减少、意识淡漠等脱水表现；有无肌肉无力、腹胀、肠鸣音减弱、心律失常等低钾血症的表现；监测血生化指标的变化。

7. 补充水分和电解质的护理

及时遵医嘱给予补充液体、电解质、营养物质，以满足患者的生理需要量，补充额外丢失量，恢复和维持血容量。一般可经口服补液，严重腹泻、伴恶心与呕吐、禁食或全身症状显著者经静脉补充水分和电解质。注意输液速度的调节。老年患者尤其应及时补液并注意输液速度，因老年人易因腹泻发生脱水，也易因输液速度过快引起循环衰竭。

五、便秘

便秘是指排便频率减少，3 日内排便次数少于 1 次，伴排便困难并需用力、粪便量减少、粪便干硬，排便后有不尽感，是临床上常见的症状，多长期持续存在。

正常排便需要的条件：①饮食量和所含纤维素适当，有足够的入量水，对肠道产生有效的机械刺激；②胃肠道无梗阻，消化、吸收和蠕动正常；③有正常的排便反射，腹肌、膈肌及盆底肌群有足够的力量协助排便动作。任何一个环节发生问题，都有可能引起便秘。

根据罗马Ⅲ的标准，便秘的定义为：①排便困难，硬便，排便频率减少或排便不尽感；②每周完全排便 <3 次，每日排便量 <35 g；③全胃肠或结肠通过时间延长。随着人们生活方式的改变、精神心理和社会因素的影响，其发病率呈升高趋势，严重影响人们的健康和生活质量。

（一）临床表现

（1）排便次数减少，粪质干硬、难以排出，常有腹痛、腹胀甚至恶心、呕吐。

（2）慢性便秘多为单纯功能性，部分患者可有腹胀、腹痛、食欲缺乏等症状。

（3）便秘可引起自身中毒，出现精神不振、食欲减退、恶心、腹胀、失眠等症状。便秘可致患结肠癌的风险加大。因便秘使患者在排便时屏气使劲，增加腹压，可造成心脑血管疾病发作，诱发心绞痛、心肌梗死、脑出血等。

（二）辅助检查

1. 检查指征

检查指征：①需明确便秘是否为系统性疾病或者消化道器质性疾病所致；②当治疗无效时，需明确便秘的病理生理过程。

2. 一般检查

大便检查包括大便常规检查和大便潜血试验。若便秘临床表现提示症状是炎症、肿瘤或其他系统性疾病所致，需要进行血红蛋白、红细胞沉降率、甲状腺功能、血钙、血糖等有关生化检查。

3. 明确肠道器质性病变的检查

钡灌肠检查可显示结肠的宽度、长度，并且可发现导致便秘的严重梗阻性病变。只有当怀疑假性肠梗阻或小肠梗阻时才需要行小肠造影检查。当近期出现排便习惯改变、便中带血或者体重下降、发热等报警症状时，应进行全结肠检查以明确是否存在结肠癌、炎症性肠病、结肠狭窄等器质性病变。

4. 特殊的检查方法

便秘患者的特殊检查方法有胃肠传输试验、肛门直肠测压、气囊排出试验、24 小时结肠压力监测、排粪造影、会阴神经潜伏期或肌电图检查等。

（三）治疗原则

（1）探求便秘的原因，并针对病因来解决便秘。

（2）适当调整饮食，增加含纤维素多的食物。凉开水、蜂蜜均有助于便秘的预防和治疗。

（3）鼓励患者参加适当的体力劳动或体育锻炼，以增强腹肌、膈肌、肛提肌等的肌力，养成每日定时排便习惯。

（4）对症处理：酌情选用容积性泻剂（甲基纤维素每日 1.5～5.0 g）、润滑性泻剂（甘油或液状石蜡）、高渗性泻剂（硫酸镁、山梨醇、乳果糖）、刺激性泻剂（番泻叶、大黄苏打片）及胃肠动力药。注意药物不可滥用和长期使用。

（5）肿瘤、梗阻、绞窄所致的便秘应及时请外科处理。

（四）护理评估

1. 健康史

（1）评估患者有无年龄因素、全身性疾病、消化系统疾病、滥用泻药等，有无大肠、直肠或肛门阻塞性病变，有无大肠直肠运动异常，有无因药物而致的便秘、内分泌失调或其他慢性疾病引起的功能性便秘，有无因便秘引起口臭、下腹饱胀感、不安、失眠及注意力不集中等症状。

（2）目前排便状况：排便次数、间隔时间、排便难易度、粪便形状、腹部饱胀感、残便感及有无出血等。

（3）影响排便的次数、含水量及性质的因素：年龄、性别、情绪、压力、饮食结构、运动量、药物使用、生活习惯、生活方式及环境因素等。老年人便秘的发病率较高，与老年人食量和体力活动减少、胃肠道功能下降有关，如消化液分泌减少，肠管张力和蠕动减弱以及参与排便的肌张力低下等因素有关；婴儿进食太少时，消化后液体吸收，余渣少，致使排便减少、变稠，奶中糖量不足时肠蠕动减慢，可使粪便干燥；小儿偏食，喜食肉食，少吃或不吃蔬菜，食物中纤维素太少，均易发生便秘。

2. 身体状况

（1）腹部检查：有无腹胀，腹部蠕动是否每分钟少于 5 次，腹部有无肿块，肿块的位置、硬度及有无压痛。

（2）肛门检查：肛周有无脓肿，有无肛裂及痔。

3. 心理—社会状况

有无生活改变导致的饮食习惯、排便地点的变化，是否有精神压力。

（五）护理措施

1. 饮食调理

增加膳食纤维的摄入，尤其是粗粮类和鲜豆类。保证充分的水分摄入，多饮水，便秘者每日清晨饮温开水或者淡盐水 200～300 mL，每日饮水量 >1 500 mL。选择合理、科学的饮食结构，避免不良的饮食习惯，食物选择要粗细搭配，避免食用刺激性食物，适当进食润肠通便的食物，炒菜时可适当多放些食用油。

2. 体育疗法

参加体育运动、增加身体活动是提高整个机体的紧张度、加强生理排便功能、恢复正常排便反射机制的好方法。

3. 心理指导

有学者指出，对便秘患者进行心理疏导，缓解其焦虑、抑郁、紧张情绪可能有助于便秘的治疗。

4. 用药护理

教育患者杜绝滥用药物，对易引起便秘的药物要合理使用。便秘患者可运用温和缓泻药促进排便。一般缓泻药以睡前服用为佳，以达到次晨排便，但缓泻药不能长期服用，避免肠道失去自行排便的功能，加重便秘。

5. 便秘处理

（1）针灸、按摩对治疗便秘可达到理想的效果，按摩分别施术于背部膀胱经循行部位。

针灸脾俞、胃俞、大肠俞等穴。

（2）粪便嵌顿、患者无法自行排出，护士可戴手套帮助患者从直肠内取出粪石，操作中应随时观察患者病情变化。

六、黄疸

黄疸是高胆红素血症的临床表现，即血中胆红素浓度增高，使巩膜、皮肤、黏膜及其他组织和体液发生黄染的现象。正常血清总胆红素含量为 $5 \sim 17$ μmol/L （$0.3 \sim 1.0$ mg/dL），主要为非结合胆红素。血中胆红素浓度在 $17.1 \sim 34.2$ μmol/L 时，临床不易察觉，无肉眼黄疸，称为隐性或亚临床黄疸。血中胆红素浓度超过 34.2 μmol/L （2.0 mg/dL）时，出现黄疸。

（一）临床表现

1. 溶血性黄疸

黄疸一般为轻度，呈浅柠檬色。

急性溶血时可有发热、寒战、头痛、呕吐、腰痛，并有不同程度的贫血和血红蛋白尿（尿呈酱油色或茶色），严重者可有急性肾衰竭。

慢性溶血多为先天性。除贫血外还有脾大的表现。

2. 肝细胞性黄疸

临床表现为皮肤、黏膜浅黄至深黄色，食欲减退、疲乏，严重者可有出血倾向。

3. 胆汁淤积性黄疸

患者的皮肤呈暗绿色，完全阻塞者颜色更深，甚至呈黄绿色，并有皮肤瘙痒及心动过速的表现，患者尿色深，粪便颜色变浅或呈白陶土色。

（二）辅助检查

1. 溶血性黄疸的实验室检查

溶血性黄疸的血清总胆红素（TB）增高，以非结合胆红素（UCB）为主，结合胆红素（CB）基本正常。尿中尿胆原也增加，但无胆红素。急性溶血时尿中有血红蛋白排出，大便潜血试验阳性。血液检查除贫血外，还有骨髓红细胞系列增生旺盛、网织红细胞增多等。

2. 肝细胞性黄疸的实验室检查

肝细胞性黄疸的血中 CB 与 UCB 均增加，黄疸型肝炎时 CB 增加多高于 UCB。尿中CB 定性试验阳性，尿胆原可因肝功能障碍而增加。此外，血液检查有不同程度的肝功能损害。

3. 胆汁淤积性黄疸的实验室检查

胆汁淤积性黄疸患者的血清 CB 增加，尿胆红素试验阳性，尿胆原及粪胆素减少或缺如，血清碱性磷酸酶及谷氨酰转肽酶增高。

4. 黄疸实验室检查的区别

溶血性黄疸、肝细胞性黄疸及胆汁淤积性黄疸可通过实验室检查进行鉴别。不同类型黄疸实验室检查的区别见表5-2。

表 5-2　不同类型黄疸实验室检查的区别

项目	溶血性黄疸	肝细胞性黄疸	胆汁淤积性黄疸
TB	增加	增加	增加
CB	正常	增加	明显增加
CB/TB	<20%	>30%	>50%
尿胆红素	−	+	++
尿胆原	增加	轻度增加	减少或消失
丙氨酸转氨酶（ALT）、天冬氨酸转氨酶（AST）	正常	明显增加	可增高
碱性磷酸酶（ALP）	正常	增高	明显增高
谷氨酰胺转移酶（GGT）	正常	增高	明显增高
凝血酶原时间（PT）	正常	延长	延长
对维生素 K 的反应	正常	差	好
胆固醇	正常	轻度增加或降低	明显增加
血浆蛋白	正常	ALB 降低 Glob 升高	正常

5. 黄疸的影像学检查

黄疸的影像学检查包括 CT 及 MRI、超声显像、放射性核素检查和在 X 线下的各种胰胆管造影术，可显示肿瘤、结石以及肝内外胆管有无扩张，为黄疸的鉴别提供极其重要的信息。

（三）治疗原则

1. 护肝疗法

黄疸患者应给予高热量饮食，适当选用护肝药物，注意避免使用损肝药物。阻塞性黄疸时，可因肠道缺乏结合的胆汁酸盐而出现脂溶性维生素 A、维生素 D、维生素 K 的缺乏，宜注射补充。

2. 对症支持治疗

黄疸患者应针对黄疸的症状进行支持治疗，如镇痛、退热。瘙痒明显者，可试用熊去氧胆酸，每日 4 次，每次 100～150 mg。对吉尔伯特（Gilbert）综合征、克里格勒—纳贾尔（Crigler-Najjar）综合征Ⅱ型，应用肝细胞葡萄糖醛基转移酶的诱导剂苯巴比妥，可降低血清非结合胆红素。

3. 中医中药治疗

中医治疗黄疸可选用有退黄作用的中药方剂，随症状加减。例如，茵陈四逆汤、大黄消石汤和茵陈蒿汤或茵陈五苓散等。也可静脉滴注茵栀黄、甘草酸二胺注射液。

（四）护理评估及护理措施

1. 评估患者健康史

询问既往有无肝炎、肝硬化、胆石症、胆管蛔虫病、胆囊炎、胆管手术及溶血性疾病史等，有无肝炎患者接触史，有无输血史，有无长期用药或饮酒史，黄疸的发生与饮食有无关系等。

2. 询问有无伴随症状

如伴发热、乏力、恶心、呕吐、食欲下降等多为病毒性肝炎，伴有寒战、高热、头痛、呕吐、腰背及四肢疼痛多为急性溶血，伴有右上腹痛、寒战、高热多为化脓性梗阻性胆管炎，伴有上消化道出血、腹腔积液可见于肝硬化，伴有肝区疼痛、肝大且质地坚硬、表面不平者多见于肝癌。

3. 注意临床表现及症状

注意有无鼻出血、牙龈出血、皮下出血等表现，有无腹胀、腹泻等消化道症状，有无皮肤瘙痒引起的皮肤破损，溶血性黄疸有无少尿等肾功能变化，肝硬化、肝癌患者有无性格及行为异常、扑翼样震颤等肝性脑病的改变等。

4. 真性黄疸与假性黄疸的鉴别

观察皮肤、黏膜和巩膜有无黄染以及黄染的程度和范围，确定真性黄疸。真性黄疸应与假性黄疸相鉴别。进食过多的胡萝卜、南瓜、橘子等，可致血中胡萝卜素增加而引起皮肤黄染，但一般以手掌、足底、前额及鼻部等处明显，而巩膜和口腔黏膜无黄染；长期服用米帕林、呋喃类等含黄色素的药物也可引起皮肤黄染，严重时可出现巩膜黄染，但其特点是近角膜缘处巩膜黄染最明显。

5. 实验室检查

注意观察尿、粪颜色及皮肤的色泽，是否伴有瘙痒等。一般皮肤、黏膜黄染的程度与血胆红素的升高成正比。黄疸的颜色较深，呈暗黄色，伴皮肤瘙痒，为胆汁淤积性黄疸的特征；黄疸的颜色变浅，瘙痒减轻，则示梗阻减轻。急性溶血性黄疸时尿呈酱油色，肝细胞性和胆汁淤积性黄疸时尿色加深，如浓茶样。胆汁淤积性黄疸时粪便颜色变浅或呈白陶土样。

6. 促进舒适，保持皮肤完整性

（1）沐浴时使用中性、无刺激性香皂及温水清洗，沐浴后涂抹润滑液，保持皮肤湿润。

（2）修剪指甲并磨平，必要时可戴棉布手套。

（3）建议患者穿棉质、柔软舒适的衣物，室内保持凉爽的温度（25～26℃）。

（4）保持床单位的平整、清洁。

7. 减轻患者焦虑，促进患者维护自我形象

（1）与患者及其家属说明黄疸形成的原因，告知随着疾病逐渐康复，肤色也会逐渐恢复。以关心、接纳、温暖的态度去照顾患者，倾听患者的主诉。

（2）分散患者的注意力，如与人交谈、听音乐、看书报等。

（3）教导美化外表的方法。

8. 并发症护理

（1）急性肾衰竭、休克、肝性脑病征兆者，绝对卧床，专人护理。

（2）监测生命体征，注意有无性格、行为的改变以及扑翼样震颤等肝性脑病前兆症状。

（3）给予低蛋白质饮食，如不能进食者可鼻饲流质食物。

（4）配合医师尽快消除诱因，如控制胃肠道出血、控制感染，停用利尿药，纠正水、电解质、酸碱失衡等。

七、高热

高热是指体温 >39℃，体温 >41℃称过高热。高热超过 1～2 周，尚未查明原因者称为

不明热。热型分为稽留热、弛张热、间歇热和不规则热等。

（一）临床表现

高热时人体各系统产生一系列相应变化，如新陈代谢加强，呼吸、心搏次数增加，特别是神经系统兴奋性增高，严重时可出现烦躁、谵妄、幻觉、全身抽搐等，甚至昏迷。

（二）护理评估

评估患者的体温、脉搏、呼吸、血压和伴随症状。观察皮肤有无皮疹、出血点、麻疹、瘀斑、黄染，注意皮肤的温度、湿度及弹性等。评估患者意识状态及体液平衡状况。

（三）护理措施

1. 一般护理措施

（1）绝对卧床休息，对于躁动、幻觉的患者，护士应床旁护理或允许亲人陪护，防止发生意外，同时加用护挡，必要时用约束带，以防碰伤或坠床。

（2）严密观察病情变化，体温高于39℃者，给予物理降温，如冷敷、温水擦浴、冷生理盐水灌肠等，以降低代谢率，减少耗氧量。

（3）加强营养支持，给予高热量、高蛋白、高维生素、易消化的流质或半流质饮食，保证每日摄水量达2 500～3 000 mL。

（4）应用冰袋物理降温的患者要经常更换冷敷部位，避免局部冻伤。

（5）加强口腔护理，每日2～3次，饮食前后漱口，口唇干裂者可涂液状石蜡。

（6）做好心理指导：对高热患者应尽量满足其合理需求，保持病室安静，减少探视，室内空气清新，定时开窗通风，保持患者心情愉快。

（7）可疑传染病者在确诊前应做好床边隔离，预防交叉感染。

2. 病情观察

（1）发热伴寒战，可能是肺炎、急性胆囊炎、急性肾盂肾炎、流行性脑脊髓膜炎或败血症等。

（2）发热伴咳嗽、咳痰、胸痛、气喘等，可能是肺炎、胸膜炎、肺结核或肺脓肿。

（3）发热伴头痛、呕吐，可能是上呼吸道感染、流行性脑脊髓膜炎、流行性乙型脑炎等。

（4）发热伴上腹痛、恶心、呕吐，可能是急性胃炎、急性胆囊炎等。

（5）发热伴下腹痛、腹泻、里急后重、脓血便等，可能是细菌性痢疾。

（6）发热伴右上腹痛、厌食或黄疸等，可能是病毒性肝炎或胆囊炎。

（7）发热伴关节肿痛，可能是风湿热或败血症等。

（8）发热伴腰痛、尿急、尿刺痛，可能是尿路感染、肾结核等。

（9）发热伴有局部红肿、压痛，可能是脓肿、软组织感染等。

（10）间歇性发热伴寒战、畏寒、大汗等，可能是疟疾或伤寒等传染性疾病。

（11）发热伴皮下出血及黏膜出血，可能是流行性出血热、重症病毒性肝炎、败血症或急性白血病等。

（齐　越）

第二节 贲门失弛缓症

贲门失弛缓症又称贲门痉挛、巨食管，是食管贲门部的神经、肌肉功能障碍所致的食管功能性疾病。其主要特征是食管缺乏蠕动，食管下端括约肌（LES）高压和对吞咽动作的松弛反应减弱。食物滞留于食管腔内，逐渐导致伸长和屈曲，可继发食管炎及在此基础上可发生癌变，癌变率为2%~7%。

失弛缓症的病因迄今不明。一般认为是神经、肌肉功能障碍所致。其发病与食管肌层内奥尔巴赫（Auerbach）神经节细胞变性、减少或缺乏以及副交感神经分布缺陷有关，或许病因与免疫因素有关。

一、临床表现

（一）吞咽困难

无痛性吞咽困难是最常见、最早出现的症状，占80%~95%。起病症状表现多较缓慢，但也可较急，多呈间歇性发作，常因情绪波动、发怒、忧虑、惊骇或进食生冷和辛辣等刺激性食物而诱发。

（二）食物反流和呕吐

发生率可达90%。呕吐多在进食后20~30分钟发生，可将前一餐或隔夜食物呕出。呕吐物可混有大量黏液和唾液。当并发食管炎、食管溃疡时，反流物可含有血液。患者可因食物反流、误吸而引起反复发作的肺炎、气管炎，甚至支气管扩张或肺脓肿。

（三）疼痛

40%~90%的贲门失弛缓症患者有疼痛的症状，性质不一，可为闷痛、灼痛、针刺痛、刀割痛或锥痛。疼痛部位多在胸骨后及中、上腹；也可在胸背部、右侧胸部、右胸骨缘以及左季肋部。疼痛发作有时酷似心绞痛，甚至舌下含服硝酸甘油片后可获缓解。

（四）体重减轻

体重减轻与吞咽困难影响食物的摄取有关。病程长久者可有体重减轻、营养不良和维生素缺乏等表现，但呈恶病质者罕见。

（五）其他

贲门失弛缓症患者偶有食管炎所致的出血。在后期病例，极度扩张的食管可压迫胸腔内器官而产生干咳、气短、发绀和声嘶等。

二、辅助检查

（一）食管钡餐 X 线造影

吞钡检查见食管扩张、食管蠕动减弱、食管末端狭窄呈鸟嘴状、狭窄部黏膜光滑，是贲门失弛缓症患者的典型表现。

Henderson 等将食管扩张分为 3 级：Ⅰ级（轻度），食管直径 <4 cm；Ⅱ级（中度），食管直径 4~6 cm；Ⅲ级（重度），食管直径 >6 cm，甚至弯曲呈 S 形。

（二）食管动力学检测

食管下端括约肌高压区的压力常为正常人的 2 倍以上，吞咽时下段食管和括约肌压力不下降。中、上段食管腔压力也高于正常。

（三）胃镜检查

检查可排除器质性狭窄或肿瘤。在内镜下贲门失弛缓症表现出如下特点。

（1）大部分患者食管内见残留有中到大量的积食，多呈半流质状态，覆盖管壁，且黏膜水肿、增厚，致使失去正常的食管黏膜色泽。

（2）食管体部见扩张，并有不同程度的扭曲变形。

（3）管壁可呈节段性收缩环，似憩室膨出。

（4）贲门狭窄程度不等，直至完全闭锁不能通过。应注意的是，有时检查镜通过贲门感知阻力不明显时易忽视该病。

三、治疗原则

贲门失弛缓症治疗的目的是降低食管下端括约肌压力，使食管下段松弛，从而解除功能性梗阻，使食物顺利进入胃内。

（一）保守治疗

对轻度患者应解释病情，安定情绪，少食多餐，细嚼慢咽，并服用镇静解痉药物，如钙通道阻滞剂（如硝苯地平等），部分患者症状可缓解。为防止睡眠时食物溢流入呼吸道，可用高枕或垫高床头。

（二）内镜治疗

随着微创观念的深入，新的医疗技术及设备不断涌现，内镜下治疗贲门失弛缓症得到广泛应用，并取得很多新进展。传统内镜治疗手段主要包括内镜下球囊扩张和支架植入、镜下注射 A 型肉毒杆菌毒素、内镜下微波切开和硬化剂注射治疗等。

（三）手术治疗

对中、重度及传统内镜下治疗效果不佳的患者应行手术治疗。贲门肌层切开术（Heller 手术）仍是目前最常用的术式。可经胸或经腹手术，也可在胸腔镜或者腹腔镜下完成。远期并发症主要是反流性食管炎，故有学者主张附加抗反流手术，如胃底包绕食管末端 360°（Nissen 手术）、270°（Belsey 手术）、180°（Hill 手术），或将胃底缝合在食管腹段和前壁（Dor 手术）。

经口内镜下肌切开术（POEM）治疗贲门失弛缓症取得了良好的效果。POEM 手术无皮肤切口，通过内镜下贲门环形肌层切开，最大限度地恢复食管的生理功能并减少手术的并发症，术后早期即可进食，约 95% 的患者术后吞咽困难得到缓解，且反流性食管炎的发生率低。POEM 手术时间短，创伤小，恢复特别快，疗效可靠。

四、常见护理诊断/问题

（一）疼痛

与胃酸、大量食物和分泌物长期滞留食管，刺激食管黏膜发生食管炎、食管溃疡以及基底内暴露的神经末梢有关。食管炎症可降低神经末梢的痛阈以及食管黏膜的抗反流防御机制。

（二）营养失调

与吞咽困难、因胸骨后不适惧怕进食有关。

（三）焦虑

与病程长、症状反复、生活质量降低有关。

（四）窒息

与食物难以通过狭窄的贲门、食物积聚发生呕吐、食物反流误入气管有关。

五、护理措施

（一）一般护理

（1）指导患者少量多餐，每 2~3 小时 1 餐，每餐 200 mL，避免食物温度过冷或过热，注意细嚼慢咽，减少食物对食管的刺激。

（2）禁食酸、辣、煎炸、生冷食物，忌烟酒。

（3）指导服药及用药方法，常用药物有硝苯地平（心痛定）、异山梨酯（消心痛）、多潘立酮（吗丁啉）、西沙必利等。颗粒、药片一定碾成粉末，加凉开水冲服。

（4）介绍食管—贲门失弛缓症的基本知识，让患者了解疾病的发展过程和预后。

（二）疼痛护理

遵医嘱给予硝酸甘油类药物，其有弛缓平滑肌作用，可改善食管的排空。

（三）术前护理

术前使用内镜下球囊扩张治疗贲门失弛缓症。

（1）告知患者球囊扩张治疗不需开刀，痛苦少，改善症状快，费用低。

（2）详细介绍球囊扩张术的操作过程及注意事项。尽可能让患者与治愈的患者进行沟通、交流，以消除其顾虑，缓解紧张的情绪，能够主动配合医师操作，从而提高扩张治疗的成功率。

（3）术前 1 日进食流质，术前禁食 12 小时，禁水 4 小时。对部分病史较长、食管扩张较严重者需禁食 24~48 小时。

（四）术后护理

术后使用内镜下球囊扩张治疗贲门失弛缓症。

（1）术后患者应绝对卧床休息，取半卧位或坐位，平卧及睡眠时也要抬高头部 15°~30°，防止胃食物反流。

（2）术后 12 小时内禁食。12 小时后患者若无不适，可进温凉流质，术后 3 日进固体食物。

（3）餐后 1~2 小时内不宜平卧，进食时尽量取坐位。

（五）并发症观察

扩张术的并发症主要有出血、感染、穿孔等。术后应严密监测生命体征，密切观察患者胸痛的程度、性质、持续时间。注意观察有无呕吐及呕吐物、粪便的颜色及性质。轻微胸痛及少量黑便一般不需特殊处理，1~3 日会自行消失。

六、健康教育

（一）简介疾病知识

贲门失弛缓症是一种原发的、病因不明的食管运动功能障碍性疾病，而且不易治愈。其特性是食管体部及食管下端括约肌（LES）解剖区域分布的神经损害所致。贲门失弛缓症是临床上较少见的疾病，很难估计其发病率及流行病学情况，因为有的患者临床症状很轻微而没有就诊。许多学者的流行病学研究都是回顾性的，一般认为其发生率为每年（0.03~1.50）/10 万人，且无种族、性别差异，发病年龄有两个峰值，即 20~40 岁及 70 岁。贲门失弛缓症如果不治疗，其症状会逐渐加重。因此，早期进行充分的治疗能减缓疾病的进展，并可防止发生并发症。另外，如果不改善食管 LES 排空障碍，减轻梗阻，可能会使病情恶化，导致巨食管症。

（二）饮食指导

（1）扩张术后患者在恢复胃肠道蠕动后，可先口服少许清水进行观察，然后进食半量流质，少食多餐，无特殊不适，逐步进全量流质，再过渡到半流质饮食，直至普食。

（2）饮食以易消化、少纤维的软食为宜，细嚼慢咽，并增加水分摄入量，忌进食过多、过饱，避免进食过冷或刺激性食物。

（3）患者进食时注意观察是否有咽下困难等进食梗阻症状复发，必要时给予胃动力药或作进一步处理。出院后可进软食 1 个月，再逐步恢复正常饮食。

（三）出院指导

嘱患者生活起居有规律，避免感染，避免暴饮暴食，少进油腻食物。不穿紧身衣服，保持心情愉快，睡眠时抬高头部。有反酸、胃灼热、吞咽困难等症状随时就诊，定期复查。

（齐　越）

第三节　肠结核和结核性腹膜炎

一、肠结核

肠结核是结核分枝杆菌引起的肠道慢性特异性感染。结核分枝杆菌侵犯肠道主要经口感染。患者多有开放性肺结核或喉结核，是因经常吞下含结核分枝杆菌的痰液引起，或是经常和开放性肺结核患者密切接触而被感染。一般见于青壮年，女性略多于男性。

肠结核多由人型结核杆菌引起，少数患者可由牛型结核杆菌感染致病。其感染途径包括 3 种：①经口感染，为结核杆菌侵犯肠道的主要途径；②血行播散，多见于粟粒型肺结核；③直接蔓延，肠结核主要位于回盲部，其他部位按发病率高低依次为升结肠、空肠、横结肠、降结肠、阑尾、十二指肠和乙状结肠等，少数见于直肠。

（一）临床表现

肠结核大多起病缓慢，病程较长。早期症状不明显，容易被忽视。

1. 症状

（1）腹痛：多位于右下腹或脐周，间歇性发作。常为痉挛性阵痛伴腹鸣，于进餐后加重，排便或肛门排气后缓解。腹痛可能与进餐引起胃肠反射或肠内容物通过炎症、狭窄肠段，引起局部肠痉挛有关。

（2）腹泻和便秘：腹泻是溃疡型肠结核的主要表现之一。每日排便 2~4 次，粪便呈糊状或稀水状，不含黏液或脓血，如直肠未受累，无里急后重感。若病变严重而广泛，腹泻次数可达每日 10 余次，粪便可有少量黏液、脓液。此外，可间断有便秘，粪便呈羊粪状，隔数日再有腹泻。腹泻与便秘交替是肠结核引起胃肠功能紊乱所致。增生型肠结核多以便秘为主要表现。

（3）全身症状和肠外结核表现：溃疡型肠结核常有结核毒血症及肠外结核，特别是肺结核的临床表现，严重时可出现维生素缺乏、营养不良性水肿等表现；增生型肠结核全身情况一般较好。

2. 体征

患者可呈慢性病容、消瘦、苍白。腹部肿块为增生型肠结核的主要体征，常位于右下腹，较固定，质地中等，伴有轻、中度压痛。若溃疡型肠结核并发局限性腹膜炎、局部病变肠管与周围组织粘连，或同时有肠系膜淋巴结结核，也可出现腹部肿块。

3. 并发症

见于晚期患者，常有肠梗阻、瘘管形成，肠出血少见，也可并发结核性腹膜炎，偶有急性肠穿孔。

（二）辅助检查

1. 实验室检查

可有轻至中度贫血，红细胞沉降率多增快，可作为估计结核病活动程度的指标之一。粪便检查显微镜下可见少量脓细胞与红细胞，大便潜血试验阳性。结核菌素试验呈强阳性有助于诊断。

2. X 线检查

溃疡型肠结核钡剂于病变肠段呈现激惹征象，排空很快，充盈不佳，而在病变的上、下肠段则钡剂充盈良好，称为 X 线钡影跳跃征象。病变肠段如能充盈，则显示黏膜皱襞粗乱、肠壁边缘不规则，有时呈锯齿状，可见溃疡。也可见肠腔变窄、肠段缩短变形、回肠盲肠正常角度消失。

3. 结肠镜检查

内镜下见病变肠黏膜充血、水肿，溃疡形成（常呈横形、边缘呈鼠咬状），大小及形态各异的炎症息肉，肠腔变窄等。镜下取活体组织送病理检查具有确诊价值。

（三）治疗原则

肠结核的治疗与肺结核相同，均应强调早期、联合、适量及全程用药。

1. 休息与营养

合理的休息与营养应作为治疗结核的基础。活动性肠结核应强调卧床休息，减少热量消耗，改善营养，增加机体抗病能力。

2. 抗结核药物治疗

（1）异烟肼（H）：每日 300 mg，顿服。偶可发生药物性肝炎，肝功能异常者慎用，需注意观察。如果发生周围神经炎，可服用维生素 B_6（吡哆醇）。

（2）利福平（R）：每日 450 mg，顿服。用药后如出现一过性氨基转移酶上升，可继续用药，加保肝治疗并注意观察，如出现黄疸应立即停药。

（3）吡嗪酰胺（Z）：0.5 g，每日 3 次；每周 3 次用药为 1.5～2.0 g/d。常见不良反应为高尿酸血症、肝损害、食欲不振、关节痛和恶心。

（4）乙胺丁醇（E）：0.75 g/d，顿服；每周 3 次用药为 1.0～1.25 g/d。不良反应为视神经炎。

（5）链霉素（S）：肌内注射，每日为 0.75 g，每周 5 次；间歇用药每次为 0.75～1.0 g，每周 2～3 次。不良反应主要为耳毒性、前庭功能损害和肾毒性等，应严格掌握使用剂量。儿童、老年人、孕妇、听力障碍和肾功能不良等要慎用或禁用。

（6）氨基水杨酸（P）：4.0 g，每日 2 次。常引起胃肠道反应，宜饭后服。

标准化疗方案，即 2 个月强化期和 4～6 个月巩固期。①强化期：异烟肼、利福平、吡嗪酰胺和乙胺丁醇，顿服，2 个月；②巩固期：异烟肼、利福平，顿服，4 个月。简写为 2HRZE/4HR。

3. 对症处理

（1）腹痛：可用颠茄、阿托品或其他抗胆碱能药物。

（2）不完全性肠梗阻：有时需行胃肠减压，并纠正水、电解质紊乱。

（3）有贫血及维生素缺乏症表现者：对症用药。

4. 手术治疗

手术治疗主要限于：①完全性肠梗阻，或部分性肠梗阻经内科治疗未见好转者；②急性肠穿孔引起粪瘘，经保守治疗未见改善者；③大量肠道出血经积极抢救未能止血者。

（四）护理评估

1. 评估患者肠结核的临床症状

肠结核一般起病缓慢，早期症状不明显，易被忽视，全身症状表现为发热、盗汗、消瘦、乏力等结核病中毒症状以及腹胀、腹痛、腹泻与便秘等消化道症状。观察患者餐后有无腹胀，是否伴有消化不良、食欲减退、恶心、呕吐等肠结核早期症状。

2. 评估患者是否存在腹泻与便秘的症状

腹泻为肠结核最常见症状，粪便多为稀水样或糊状，一日数次或十几次，多在腹痛后出现。腹泻与便秘交替是肠道功能紊乱的结果。

3. 评估患者腹痛的部位和疼痛程度

腹痛为主要常见症状，占 80%～90%。患者为慢性腹痛，腹痛部位和病变部位相关。一般为隐痛，有时是绞痛，进食可以诱发或加重。

4. 观察患者是否存在并发症

肠梗阻、肠穿孔、肠出血、窦道形成等为肠结核的并发症。

（五）常见护理诊断/问题

1. 疼痛

与结核杆菌侵犯肠黏膜导致炎性病变有关。

2. 腹泻

与肠结核所致肠道功能紊乱有关。

3. 营养失调：低于机体需要量

与结核杆菌感染及病程迁延导致慢性消耗有关。

4. 有体液不足的危险

与腹泻有关。

（六）护理措施

1. 一般护理

保持病室环境整洁、安静、舒适；患者应卧床休息，避免劳累；全身毒血症状重者应严格卧床休息，以降低机体消耗，待病情稳定后可逐步增加活动量。

2. 饮食护理

患者应摄入高热量、高蛋白、高维生素、易消化的食物。

3. 心理护理

主动关心、体贴患者，做好有关疾病及自我护理知识的宣传教育。特别对于有精神、神经症状的患者，更应给予关照，关注其情绪变化，及时疏导其不良心理状态，使之安心疗养。

4. 病情观察

观察结核毒血症状及腹部症状、体征的变化；观察患者粪便性状、颜色；监测红细胞沉降率的变化，以判断肠结核的转归情况。

5. 对症护理

腹痛时可采取分散患者注意力、腹部按摩、针灸等方法，必要时遵医嘱应用阿托品等药物镇痛；腹泻时应避免进食含纤维素多的食物，同时可适当使用止泻药物；便秘时嘱患者多食含纤维素高的食物，可使用开塞露、灌肠等通便方法。

6. 用药护理

根据病情、疼痛性质和程度选择性地给予药物镇痛，是解除胃肠道疾病疼痛的重要措施。

（1）一般疼痛发生前用药要较疼痛剧烈时用药效果好且剂量偏小。用药后应注意加强观察，防止发生不良反应、耐药性和依赖性。因阿托品有加快心率、咽干、面色潮红等不良反应，哌替啶、吗啡有依赖性，吗啡还可抑制呼吸中枢等，故疼痛减轻或缓解后应及时停药。

（2）观察抗结核药物不良反应，使用链霉素、异烟肼、利福平等药物时，注意有无耳鸣、头晕、恶心、呕吐等中毒症状及过敏反应。

7. 体温过高护理

（1）保持病室环境整洁、安静、舒适。患者应卧床休息，避免劳累；全身毒血症状重者应严格卧床休息，以降低机体消耗，待病情稳定后可逐步增加活动量。

（2）给予高热量、高蛋白、高维生素、易消化的流质或半流质饮食，鼓励多进食，多食水果，多饮水，保证每日摄水量达2 500～3 000 mL。不能进食者，应按医嘱从静脉补充营养与水分，同时监测患者的尿量和出汗情况，以便调整补液量，并保持排便通畅。

（3）严密观察病情变化，体温＞38.5℃时，应每4小时测量1次体温、脉搏、呼吸，处于体温变化过程中的患者应每2小时测量1次并记录，或按病情需要随时监测。

（4）体温＞39℃，应给予物理降温，如冷敷、温水擦浴，冷生理盐水灌肠等，以降低代谢率、减少耗氧量。冷湿敷法是用冷水或冰水浸透毛巾，敷于头面部和血管丰富处，如腘窝、股根部、腋下、颈部，每10～15分钟更换1次；用冷生理盐水灌肠，婴儿每次100～300 mL。

8. 腹痛护理

（1）病情观察：①密切观察疼痛的部位、性质、程度及其变化，增生型肠结核注意有无并发肠梗阻；②急性腹痛者还应观察生命体征的变化；③溃疡型肠结核注意有无盗汗、发热、消瘦、贫血等症状；④腹痛发作时严禁随意使用镇痛药，以免掩盖症状；⑤观察腹泻程度，粪便的性状、次数、量、气味和颜色的变化。注意有无脱水征。

（2）一般护理：①急性起病、腹痛明显者应卧床休息，保持环境安静、舒适，温湿度适宜；②根据疼痛的性质、程度，按医嘱选择禁食、流质、半流质饮食。

（3）对症护理：①排便后用温水清洗肛周，保持清洁、干燥，涂凡士林或抗生素软膏以保护肛周皮肤；②遵医嘱给予液体、电解质、营养物质输入，注意输入速度的调节；③全身毒血症状严重、盗汗多者，及时更换衣服，保持床铺清洁、干燥，加强口腔护理。

（4）向患者讲解有关缓解腹痛的知识：①指导和帮助其用鼻深吸气，然后张口慢慢呼气，如此有节奏地反复进行；②指导式的想象，利用一个人对某一特定事物的想象力从而达到预期效果，如通过回忆一些有趣的往事等使注意力转移、疼痛减轻；③局部热疗法，除急腹症外，可对疼痛的局部用热水袋热敷，热敷时注意水温，防止烫伤；④放松疗法，通过自我意识，集中注意力，使全身各部分肌肉放松，从而提高患者对疼痛的耐受力。

（5）用药护理：根据病情、疼痛性质和程度选择性地给予药物镇痛，是解除胃肠道疾病疼痛的重要措施。一般疼痛发生前用药较疼痛剧烈时用药效果好，且剂量偏小。

（6）心理指导：慢性腹痛患者因病程长、反复发作，且又无显著疗效，常出现焦虑情绪。疼痛发作时可通过心理疏导或转移注意力及介绍必要的疾病相关知识等方法，消除患者恐惧、焦虑、抑郁等心理，稳定患者的情绪，使其精神放松，增强对疼痛的耐受性，从而减轻或消除疼痛。

9. 腹泻护理

热敷可以减弱肠道运动，减少排便次数，并有利于腹痛等症状的减轻。慢性轻症者可适当活动，饮食以少渣、易消化食物为主，避免生冷、多纤维、刺激性食物。急性腹泻应根据病情和医嘱，给予饮食护理，如禁食或用流质、半流质、软食。排便频繁时，因粪便的刺激，可使肛周皮肤损伤，引起糜烂及感染。排便后应用温水清洗肛周，保持清洁、干燥。

10. 失眠护理

（1）安排有助于睡眠和休息的环境，关闭门窗，拉上窗帘，夜间睡眠时使用壁灯。

（2）保持病室内温度适宜，盖被薄厚合适。

（3）尽量满足患者以前的入睡习惯和入睡方式，建立与以前相类似的、规律的活动和休息时间表。有计划地安排好护理活动，尽量减少对患者睡眠的干扰。

（4）提供促进睡眠的措施，睡前减少活动量。睡前避免喝咖啡或浓茶。睡前热水泡足或洗热水浴，可以做背部按摩、听轻柔的音乐或提供娱乐性的读物。

（5）指导患者使用放松技术，如缓慢地深呼吸，全身肌肉放松疗法等。

（6）限制晚饭的饮水量，睡前排尿，必要时，入睡前把便器放在床旁。

（7）遵医嘱给镇静催眠药，并评价使用效果，积极实施心理治疗。

（七）健康教育

1. 饮食指导

（1）向患者解释营养对治疗肠结核的重要性。由于结核病是慢性消耗性疾病，只有保证营养的供给，提高机体抵抗力，才能促进疾病的痊愈。

（2）与患者及其家属共同制订饮食计划。

（3）应给予高热量、高蛋白、高维生素且易消化的食物。

（4）腹泻明显的患者应少食乳制品、富含脂肪的食物和粗纤维食物，以免加快肠蠕动。

（5）肠梗阻的患者要严格禁食。严重营养不良者应协助医师进行静脉营养治疗，以满足机体代谢需要。

（6）每周测量患者的体重1次，并观察有关指标，如电解质、血红蛋白，以评价其营养状况。

2. 心理指导

肠结核治疗效果不明显时，患者往往担忧预后。纤维结肠镜等检查有一定痛苦，故应注重患者的心理护理，通过解释、鼓励来提高患者对配合检查和治疗的认识，稳定其情绪。

3. 出院指导

（1）肠结核的预后取决于早期诊断与及时正规治疗，一般预后良好。必须向患者强调结核病的防治知识，特别是肠结核的预防重在肠外结核，肺结核的早期诊断与积极治疗对于防治肠结核至关重要。

（2）注意个人卫生，提倡公筷进餐或分餐制，鲜牛奶应消毒后饮用。

（3）患者的餐具及用物均应消毒，对患者的粪便也应进行消毒处理。

（4）嘱患者注意休息，要劳逸结合，避免疲劳、受寒。

（5）指导患者坚持抗结核药物治疗，说明规范治疗与全程治疗对于结核病治疗的重要性，按时、按量服用药物，切忌自行停药。

（6）要注意观察药物的疗效和不良反应，了解抗结核药物不良反应及预防方法，如有不适，立即到医院就诊，并遵医嘱定期门诊复查。

二、结核性腹膜炎

结核性腹膜炎是由结核分枝杆菌引起的慢性弥漫性腹膜感染。以儿童、青壮年多见，女性略多于男性。临床表现主要为倦怠、发热、腹痛与腹胀等，可引起肠梗阻、肠穿孔和形成瘘管等并发症。

大多数结核性腹膜炎是腹腔脏器，如肠系膜淋巴结结核、肠结核、输卵管结核等活动性结核病灶直接蔓延侵及腹膜引起。少数病例可由血行播散引起，常见的原发病灶有粟粒型肺结核及关节、骨、睾丸结核，可伴有结核性多浆膜炎等。

因侵入腹腔的结核菌数量、毒力及机体免疫力不同，结核性腹膜炎的病理改变可表现为3种基本的病理类型，即渗出型、粘连型、干酪型，以渗出型、粘连型多见。当有2种或3种类型的病变并存时，称为混合型。

（一）临床表现

结核性腹膜炎的临床表现随原发病灶、感染途径、病理类型及机体反应性的不同而异。其起病缓急不一，多数起病较缓，也有急性发病者。

1. 症状

（1）全身症状：结核毒血症状常见，主要是发热和盗汗。以低热和中等热为最多，约1/3患者有弛张热，少数可呈稽留热。高热伴有明显毒血症者，主要见于渗出型、干酪型，或伴有粟粒型肺结核、干酪型肺炎等严重结核病的患者。后期有营养不良，表现为消瘦、贫血、水肿、舌炎、口角炎等。

（2）腹痛：多位于脐周或右下腹，间歇性发作，常为痉挛性阵痛，进餐后加重，排便或肛门排气后缓解。腹痛的发生可能与进餐引起胃肠反射或肠内容物通过炎症、狭窄肠端，引起局部肠痉挛有关。如腹痛呈阵发性加剧，应考虑并发不完全性肠梗阻。偶可表现为急腹症，是肠系膜淋巴结结核、腹腔内其他结核的干酪样坏死病灶破溃或肠结核急性穿孔所致。

（3）腹胀：多数患者可出现不同程度的腹胀，多是结核毒血症或腹膜炎伴有肠功能紊乱引起，也可因腹腔积液或肠梗阻所致。

（4）腹泻、便秘：腹泻常见，排便次数因病变严重程度和范围不同而异，一般每日2~4次，重者每日达十余次。粪便呈糊状，一般不含脓血，不伴有里急后重。腹泻主要与腹膜炎引起的胃肠功能紊乱有关，偶可由伴有的溃疡性肠结核或干酪样坏死病变引起的肠管内瘘等引起。有时腹泻与便秘交替出现。

（5）腹壁柔韧感：柔韧感是腹膜受到轻度刺激或慢性炎症造成，可见于各型，但一般认为是粘连型结核性腹膜炎的临床特征。绝大多数患者均有不同程度的压痛，一般较轻微，少数压痛明显并有反跳痛，后者多见于干酪型。

（6）腹部肿块：粘连型及干酪型患者的腹部常可触及肿块，多位于中下腹部。肿块多由增厚的大网膜、肿大的肠系膜淋巴结、粘连成团的肠曲或干酪样坏死脓性物积聚而成，其大小不一，边缘不齐，有时呈横行块状物或有结节感，多有轻微触痛。

2. 体征

（1）全身状况：患者呈慢性病容，后期有明显的营养不良，表现为消瘦、水肿、苍白、舌炎、口角炎等。

（2）腹部压痛与反跳痛：多数患者有腹部压痛，一般轻微，少数压痛明显，且有反跳痛，常见于干酪型结核性腹膜炎。

（3）腹壁柔韧感：是结核性腹膜炎的临床特征，是腹膜慢性炎症、增厚、粘连所致。

（4）腹部包块：见于粘连型或干酪型，常由增厚的大网膜、肿大的肠系膜淋巴结、粘连成团的肠曲或干酪样坏死脓性物积聚而成。多位于脐周，大小不一，边缘不整，表面粗糙，呈结节感，不易推动。

（5）腹腔积液：多为少量至中量腹腔积液，腹腔积液超过1 000 mL时可出现移动性浊音。

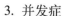

3. 并发症

肠梗阻常见，多发生于粘连型。肠瘘一般多见于干酪型，往往同时有腹腔脓肿形成。

4. 结核性腹膜炎与肠结核的鉴别

结核性腹膜炎与肠结核的鉴别见表5-3。

表5-3 结核性腹膜炎与肠结核的鉴别

项目		结核性腹膜炎	肠结核
感染途径		多为直接蔓延	多为经口感染
原发病		肠结核（最常见）、肠系膜淋巴结结核、输卵管结核，血行播散感染者多为粟粒型肺结核	开放性肺结核（最常见），血型播散感染者多为粟粒型肺结核，直接蔓延者多为女性生殖器结核
临床表现	发热	低或中度热（最常见）	低热、弛张热、稽留热
	腹痛	多位于脐周、下腹的持续性隐痛或钝痛	多位于右下腹的持续性隐痛或钝痛
	触诊	腹壁柔韧感	无特征
	腹腔积液	草黄色、淡血性、乳糜性	无
	腹块	见于粘连型或干酪型	见于增生型肠结核
	腹泻	常见，每日3~4次，粪便糊状	因病变范围及严重程度不同而异
	梗阻	多见于粘连型	晚期可有

（二）辅助检查

1. 血常规、红细胞沉降率与结核菌素试验

部分患者有轻度至中度贫血，多为正细胞正色素性贫血。白细胞计数大多正常，干酪型患者或腹腔结核病灶急性扩散时，白细胞计数增多。多数患者红细胞沉降率增快，可作为活动性病变的指标。结核菌素试验呈强阳性有助于结核感染的诊断。

2. 腹腔积液检查

腹腔积液多为草黄色渗出液，少数为淡血色，偶见乳糜性，比重一般超过1.018，蛋白质含量>30 g/L，白细胞计数>500×10^6/L，以淋巴细胞为主。有时因低清蛋白血症或合并肝硬化，腹腔积液性质可接近漏出液。结核性腹膜炎的腹腔积液腺苷脱氨酶活性常增高，普通细菌培养结果常为阴性，腹腔积液浓缩找结核分枝杆菌或结核分枝杆菌培养阳性率均低，腹腔积液动物接种试验阳性率>50%，但费时较长。

3. 腹部B超检查

可发现少量腹腔积液，也可为腹腔穿刺提示准确位置，同时还可辅助鉴别腹部包块性质。

4. X线检查

腹部X线平片检查有时可见钙化影，提示钙化的肠系膜淋巴结结核。X线胃肠钡剂造影检查可发现肠粘连、肠结核、肠瘘、肠腔外肿块等征象，有辅助诊断的价值。

5. 腹腔镜检查

可窥见腹膜、网膜、内脏表面有散在或聚集的灰白色结节，浆膜浑浊粗糙，活组织检查有确诊价值。检查适用于有游离腹腔积液的患者，禁用于腹膜有广泛粘连者。

（三）治疗原则

（1）抗结核化学药物治疗一般以链霉素、异烟肼及利福平联合应用为佳，也可另加吡嗪酰胺或乙胺丁醇，病情控制后，可改为异烟肼与利福平或异烟肼口服加链霉素，每周2次，疗程应 >12 个月。

（2）对腹腔积液型患者，在放出腹腔积液后，于腹腔内注入链霉素、醋酸可的松等药物，每周1次，可加速腹腔积液吸收并减少粘连。

（3）对血行播散或结核毒血症严重的患者，在应用有效的抗结核药物治疗的基础上，可加用肾上腺皮质激素以减轻中毒症状，防止肠粘连及肠梗阻发生。

（4）鉴于本病常继发于体内其他结核病，多数患者已接受过抗结核药物治疗，因此，对这类患者应选择以往未用或少用的药物，制订联合用药方案。

（5）当并发肠梗阻、肠穿孔、化脓性腹膜炎时，可行手术治疗。与腹内肿瘤鉴别确有困难时，可行剖腹探查。手术适应证包括：①并发完全性肠梗阻或有不全性肠梗阻经内科治疗而未见好转者；②急性肠穿孔或腹腔脓肿经抗生素治疗未见好转者；③肠瘘经抗结核化疗与加强营养而未能闭合者；④当诊断困难，与急腹症不能鉴别时，可考虑剖腹探查。

（四）护理评估

1. 健康史

需要采集病史，评估病因，了解是否有结核病史。

2. 身体状况

仔细评估结核性腹膜炎的影响及患者生命体征情况。

3. 心理—社会状况

评估患者与家属心理情况与需求，了解患者的心理压力与应激表现，提供适当心理、社会支持。

（五）常见护理诊断/问题

1. 体温过高

与结核病毒血症有关。

2. 营养失调：低于机体需要量

与慢性消耗性疾病以及舌炎、口角炎导致进食困难有关。

3. 腹痛

与腹膜炎有关。

4. 腹泻

与腹膜炎性刺激导致肠功能紊乱有关。

5. 体液过多（腹腔积液）

与腹膜充血、水肿、浆液纤维蛋白渗出有关。

6. 潜在并发症

肠梗阻、腹腔脓肿、肠瘘及肠穿孔。

（六）护理措施

1. 一般护理

（1）保持环境整洁、安静、空气流通及适宜的温、湿度。卧床休息，保证充足的睡眠，减少活动。有腹腔积液者取平卧位或半坐卧位。

（2）提供高热量、高蛋白、高维生素、易消化饮食，如新鲜蔬菜、水果、鲜奶、豆制品、肉类及蛋类等；有腹腔积液者限制钠盐摄入，少进或不进引起腹胀的食物。

（3）结核毒血症状重者，应保持皮肤清洁、干燥，及时更换衣裤；给予腹泻患者肛周护理。

2. 病情观察

（1）密切观察腹痛的部位、性质及持续时间，对骤起急腹痛要考虑腹腔内其他结核病灶破溃或并发肠梗阻、肠穿孔等。

（2）观察腹泻、便秘情况，注意有无发热。

（3）定期监测体重、血红蛋白等营养指标。

3. 用药护理

（1）观察抗结核药物的不良反应，注意有无头晕、耳鸣、恶心等中毒症状及过敏反应。

（2）定期检查患者听力及肝、肾功能。

（3）督促患者不能自行停药，避免影响治疗。

4. 腹腔穿刺放腹腔积液护理

（1）术前向患者解释腹腔穿刺的目的、方法、注意事项，消除其紧张心理，以取得配合。

（2）术前测量体重、腹围、生命体征，排空膀胱。

（3）术中及术后监测生命体征，观察有无不适反应。

（4）术毕缚紧腹带，记录抽出腹腔积液的量、性质、颜色，及时送检标本。

5. 体温过高护理

（1）高热时卧床休息，减少活动。提供合适的环境温度。出汗较多而进食较少者，应遵医嘱补充热量、水及电解质。

（2）评估发热类型及伴随症状，体温过高时，应根据具体情况选择适宜的降温方式，如温水或乙醇擦浴、冰敷、冰盐水灌肠及药物降温等。

（3）及时更换衣服、盖被，注意保暖，协助翻身，注意皮肤、口腔的清洁与护理。

6. 疼痛护理

（1）观察疼痛的部位、性质及持续时间。耐心听取患者对疼痛的主诉，并表示关心和理解。

（2）提供安静、舒适的环境，保证充足睡眠。

（3）腹痛应对方法：教会患者放松技巧，如深呼吸、全身肌肉放松、自我催眠等；教会患者分散注意力，如与人交谈、听音乐、看书报等；适当给予解痉药，如阿托品、东莨菪碱等。

（4）腹痛严重时遵医嘱给予相应处理，如合并肠梗阻时行胃肠减压，合并急性穿孔时行外科手术治疗。

7. 腹泻护理

（1）观察患者排便次数及粪便的性状、量、颜色。

（2）腹泻严重者给予禁食，并观察有无脱水症，遵医嘱补液、止泻。

（3）排便频繁者，每次便后宜用软质纸擦拭肛门，并用温水清洗干净，以防肛周皮肤黏膜破溃、糜烂。

（4）检测电解质及肝功能变化。

（七）健康教育

1. 饮食指导

（1）为提高患者的抗病能力，除给予支持疗法外，还需帮助患者选择高蛋白、高热量，高维生素（尤其含维生素 A）食物，如牛奶、豆浆、鱼、瘦肉、甲鱼、鳝鱼、蔬菜、水果等。

（2）鼓励患者多饮水，每日 >2 L，保证机体代谢的需要和体内毒素的排泄，必要时遵医嘱给予静脉补充。

（3）协助患者晨起、餐后、睡前漱口，加强口腔护理，口唇干燥者涂液状石蜡保护。积极治疗和预防口角炎、舌炎及口腔溃疡。

（4）进食困难者遵医嘱静脉补充高营养，如氨基酸、脂肪乳剂、白蛋白等。必要时检测体重及血红蛋白水平。

2. 心理指导

指导患者及其家属与同病房患者进行沟通，讲解本病的基本知识，使其了解本病无传染性，解除思想顾虑。为患者创造良好的休养环境及家庭社会支持系统。

3. 基础护理

（1）结核活动期，有高热等严重结核病毒性症状者应卧床休息，保持环境安静、整洁、舒适、空气流通及适宜的温、湿度，保证充足的睡眠，使患者心境愉悦，以最佳的心理状态接受治疗。减少活动。

（2）有腹腔积液者取平卧位或半坐卧位，恢复期可适当增加户外活动，如散步、打太极拳、做保健操等，有条件者可选择空气新鲜、气候温和处疗养，提高机体的抗病能力。

（3）轻症患者在坚持化疗的同时，可进行正常工作，但应避免劳累和重体力劳动，戒烟、戒酒，做到劳逸结合。

4. 出院指导

（1）告知患者本病呈慢性经过，经正规抗结核治疗，一般预后良好。

（2）嘱患者积极配合治疗。根据原发结核病灶不同，有针对性地对患者及其家属进行有关消毒、隔离等知识的宣教，防止结核菌的传播。

（3）指导患者注意休息，适当进行体力活动，注意避免劳累，避免受寒和感冒。

（4）指导患者进食高热量、高蛋白、高维生素、易消化的食物，多食蔬菜、水果。

（5）坚持按医嘱服药，不能随意自行停药，注意观察药物的不良反应，如恶心、呕吐等胃肠道反应以及肝、肾功能损害等。

（6）遵医嘱定期复查，及时了解病情变化，以利于治疗方案的调整。

（闻　洋）

第四节　急性胰腺炎

急性胰腺炎（AP）是一种常见的急腹症，是胰酶对胰腺组织自身消化导致的化学性炎症，常呈急性上腹痛，伴血淀粉酶升高，轻者病程 1 周左右，预后良好，又称轻症急性胰腺炎（MAP）；少数重者可发展为胰腺出血、坏死，继发感染、腹膜炎和休克等多种并发症，病死率高达15%，称为重症急性胰腺炎（SAP）。多见于青壮年，女性多于男性。

AP的病因较多，且存在地区差异。常见病因有胆石症（包括胆管微结石）、酗酒、高脂血症。其他病因还有急性传染病、手术、外伤等。经临床与影像、生化等检查，不能确定病因者称为特发性AP。

一、临床表现

AP的临床表现轻重与其病因、病情的严重程度、治疗是否及时等因素有关。

（一）症状

（1）腹痛：约95%的患者有腹痛，多呈突然发作，与饱餐和酗酒有关，为持续性刀割样痛，疼痛部位多在上腹，可向左背部放射，疼痛时蜷屈体位和前倾体位可使疼痛缓解。

（2）发热：多为中度发热，持续3～5日。若发热不退或逐日升高，尤其持续发热2周以上者，要警惕胰腺脓肿可能。

（3）恶心、呕吐：多在起病后出现，呕吐物为胃内容物，重者混有胆汁，呕吐后患者无舒适感。

（4）黄疸：病情较轻的可无黄疸。不同原因的黄疸持续时间各异。

（二）体征

（1）疼痛：MAP患者有腹部的深压痛，SAP患者可出现腹肌紧张、压痛、反跳痛等腹膜刺激三联征。

（2）腹块：常为急性胰腺假囊肿或胰腺脓肿，一般见于起病后4周以上。

（3）皮下瘀斑：是血性液体渗透至皮下形成，出现在两肋部者，称为格雷·特纳（Grey Tuner）征；出现在脐部者，称为卡伦（Cullen）征。

（4）其他：如手足搐搦、气短、胸腔积液及腹腔积液等。

（三）并发症

（1）全身并发症：①消化道出血，以上消化道出血多见，出现呕血、黑便，多因应激性溃疡所致；②败血症，早期以革兰阴性杆菌为主，后期可为混合性感染；③多器官功能障碍（MOF）：出血坏死性胰腺炎多死于MOF，如发生急性呼吸窘迫综合征（ARDS）、急性肾衰竭、消化道出血、胰性脑病或弥散性血管内凝血（DIC）等。

（2）局部并发症：①假性囊肿，多于发病3～4周形成，囊肿多居胰腺体尾部，破裂后可形成胰性腹腔积液，合并感染时可体温升高；②胰腺脓肿，多发生于病程2周以后，常居体尾部或头尾部后方。胰腺内或胰周的脓液积聚，外周为纤维囊壁。患者常有发热、腹痛、消瘦等营养不良症状。

二、辅助检查

（一）白细胞

白细胞总数增加，以中性粒细胞增多为主，常有核左移现象。

（二）C 反应蛋白（CRP）

CRP 是一种能与肺炎球菌 C 多糖体反应形成复合物的急性时相反应蛋白。在各种急性炎症、组织损伤、细菌感染后数小时迅速升高。CRP 对急性胰腺炎诊断不具特异性，主要用于评估急性胰腺炎的严重程度。CRP 正常值 < 10 mg/L，当 CRP > 150 mg/L 时，提示 SAP。

（三）血淀粉酶检查

AP 的血淀粉酶在发病 2 ~ 12 小时后即升高，> 350 Somogyi 单位应考虑本病，> 500 单位即可确诊。一般持续 3 ~ 5 日后即可恢复。但血淀粉酶的高低并不与病情成正比，应予以注意。另外，尚有诸多急腹症者血淀粉酶也可升高，但很少 > 500 单位者。

（四）尿淀粉酶检查

AP 的尿淀粉酶较血淀粉酶升高稍晚，且下降也较慢，一般发病后 12 ~ 24 小时上升，可持续 1 ~ 2 周开始下降。尿淀粉酶变化仅作参考，其值在 500 ~ 1 000 Somogyi 单位，甚至更高，具诊断价值。

（五）淀粉酶清除率与肌酐清除率比值测定

测定淀粉酶清除率与肌酐清除率比值（Cam/Ccr）有助于鉴别高淀粉酶血症的病因。Cam/Ccr 公式为：Cam/Ccr =（尿淀粉酶/血淀粉酶）×（血肌酐/尿肌酐）×100%。

Cam/Ccr 的正常值为（1.24% ± 0.13%），一般应 < 4%，发生 AP 时显著增高，达（6.6% ± 0.3%），在 9 ~ 15 日逐渐下降至正常水平，症状加剧时又增高。

（六）血清脂肪酶检查

血清脂肪酶对 AP 有重要临床意义，尤其当血清淀粉酶活性已经下降至正常或其他原因引起血清淀粉酶活性增高时，血清脂肪酶活性测定有辅助作用。同样，血清脂肪酶活性与疾病严重度不呈正相关。

（七）血钙测定

急性胰腺炎时血钙测定轻度下降，一般不需治疗，如显著下降，多示预后险恶。

（八）影像学检查

（1）X 线检查：胸、腹部 X 线摄片对有无胸腔积液、肠梗阻有帮助。

（2）腹部 B 超检查：可用于判断有无胆管结石和胰腺水肿、坏死。

（3）腹部 CT 检查：增强 CT 扫描能确切地显示胰腺的解剖结构，可确定急性胰腺炎是否存在、严重程度以及有无局部并发症，鉴别囊性或实质性病变，判断有无出血、坏死，评价炎症浸润的范围。

（4）MRI 检查：对胰腺炎的诊断与 CT 相似，还可通过 MRCP 判断有无胆胰管梗阻。

三、诊断标准

（1）急性发作的剧烈而持续性上腹痛、恶心、呕吐、上腹部压痛，同时有血清淀粉酶活性升高（>正常值上限 3 倍），影像学提示胰腺有或无形态学改变，排除其他急腹症者即可诊断。

（2）SAP 的重症标准包括器官衰竭（尤其是休克、肺功能不全、肾衰竭）和（或）局部并发症（尤其是胰腺坏死、脓肿、假性囊肿）。

临床早期诊断重型可根据以下表现。①症状：烦躁不安、四肢厥冷等休克症状；②体征：腹肌强直、腹膜刺激征；③血钙 < 2.0 mmol/L，血糖 > 11.2 mmol/L（无糖尿病病史），血、尿淀粉酶突然下降；④腹穿有高淀粉酶活性的腹腔积液。

四、治疗原则

AP 的治疗原则为减轻腹痛、减少胰腺分泌、防治并发症。多数患者属于 MAP，经 3～5 日积极治疗多可治愈。SAP 必须采取综合性措施，予以积极抢救治疗。

（一）MAP 治疗

以内科治疗为主。治疗原则如下。

（1）禁食及胃肠减压：目的在于减少胃酸分泌，进而减少胰液分泌，以减轻腹痛和腹胀。

（2）静脉输液：补充血容量，维持水、电解质和酸碱平衡。

（3）镇痛：腹痛剧烈者可予哌替啶。

（4）抗感染：我国大多数 AP 与胆管疾病有关，故多应用抗生素。

（5）抑酸治疗：静脉给予 H_2 受体阻滞剂或质子泵抑制剂。

（二）SAP 治疗

除上述治疗措施外，还应采取下列措施。

（1）监护：转入重症监护病房（ICU）进行病情监测。

（2）维持水、电解质平衡：积极补充液体和电解质，维持有效循环血容量。伴有休克者，应给予白蛋白、鲜血或血浆代用品。

（3）营养支持：早期一般采用全胃肠外营养（TPN），如无肠梗阻，应尽早过渡到肠内营养（EN），以增强肠道黏膜屏障。

（4）抗感染治疗：重症患者常规使用抗生素，以预防胰腺坏死并发感染，选用对肠道移位细菌敏感且对胰腺有较好渗透性的抗生素，常用药物有氧氟沙星、环丙沙星、克林霉素、甲硝唑及头孢菌素类等。

（5）减少胰液分泌：生长抑素具有抑制胰液和胰酶分泌、抑制胰酶合成的作用。尤以生长抑素和奥曲肽疗效较好，生长抑素剂量为每小时 250 μg，奥曲肽为每小时 25～50 μg，持续静脉滴注，疗程 3～7 日。

（6）抑制胰酶活性：仅用于重症胰腺炎的早期，常用药物有抑肽酶每日 20 万～50 万 U，分 2 次溶于葡萄糖液静脉滴注，加贝酯 100～300 mg 溶于 500～1 500 mL 葡萄糖盐水，每小时 2.5 mg/kg，静脉滴注。

（三）并发症治疗

对急性出血坏死型胰腺炎伴腹腔内大量渗液者或伴急性肾衰竭者，可采用腹膜透析治疗；ARDS 除药物治疗外，可做气管切开和应用呼吸机治疗；并发糖尿病者可使用胰岛素。

（四）其他治疗

（1）内镜下奥迪括约肌切开术（EST）：适用于胆源性胰腺炎合并胆管梗阻或胆管感染者。

（2）中医治疗：对 AP 有一定疗效。可使用的中药主要有柴胡、黄连、黄芩、枳实、厚朴、木香、白芍、芒硝、大黄（后下）等，随症加减。

（3）外科治疗：①腹腔灌洗可清除腹腔内细菌、内毒素、胰酶、炎性因子等；②对于急性出血坏死型胰腺炎经内科治疗无效，或胰腺炎并发脓肿、假性囊肿、弥漫性腹膜炎、肠穿孔、肠梗阻及肠麻痹坏死时，需实施外科手术治疗。

五、护理评估

（一）一般情况

患者的年龄、性别、职业、婚姻状况、健康史、既往史、心理状况、自理能力等。

（二）身体状况

评估：①消化系统症状，腹痛、腹胀、恶心、呕吐、排气、排便等情况；②全身情况，生命体征、意识、精神状态，有无发热、呼吸困难、呼吸窘迫等情况。

六、常见护理诊断/问题

（一）疼痛

与胰腺与周围组织炎症有关。

（二）有体液不足的危险

与呕吐、禁食、胃肠减压、脱水、出血有关。

（三）体温过高

与胰腺炎症、坏死、继发感染有关。

（四）恐惧

与剧烈腹痛及病情进展急骤有关。

（五）潜在并发症

急性肾衰竭、心力衰竭、败血症、急性呼吸窘迫综合征。

（六）知识缺乏

缺乏有关本病的病因和预防知识。

（七）自理能力下降

与剧烈腹痛有关。

七、护理措施

（一）休息与体位

（1）胰腺炎患者应卧床休息，保证睡眠及环境的安静，以降低代谢及胰腺分泌，增加脏器的血流量，促进组织修复和体力恢复，改善病情。

（2）协助患者选择舒适的卧位，鼓励其翻身；防止因剧痛在床上辗转不宁而坠床，必要时加床挡，周围不要有危险物，保证安全。

（二）疼痛护理

（1）禁食，必要时胃肠减压，以减少对胰腺的刺激。

（2）评估疼痛的部位、性质、程度，疼痛 > 5 分或难以忍受，联系医师给予镇痛解痉药物，30 分钟后观察镇痛效果。禁用吗啡，因吗啡可引起奥迪括约肌收缩，增加胆管内压力。

（3）协助变换体位，取半卧位，使膝弯曲，靠近胸部，以缓解疼痛。按摩背部，增加舒适感。

（三）饮食护理

急性期应禁食，防止食物及酸性胃液进入十二指肠刺激胰腺分泌消化酶，加重胰腺炎；禁食时每日应补液 2 000 ~ 3 000 mL，以补充血容量，重症者每日补液 5 000 ~ 10 000 mL；胃肠减压时补液量应适当增加，注意补充电解质，维持电解质及酸碱平衡；腹痛和呕吐症状控制后（淀粉酶正常）可逐步给予进食，饮食要循序渐进，开始时可给患者饮水，无腹痛时可给予对胰腺刺激较小的糖类饮食，应从流质逐渐过渡到软食，症状缓解后可选用少量优质蛋白质（每日 25 g），有利于胰腺的恢复，忌油脂饮食。

（四）病情观察

（1）注意观察及详细了解患者疼痛的规律和特点，注意观察疼痛的部位、性质、发作规律、呕吐物及粪便颜色、性质和数量。对呕吐者应同时准确记录出入液量，并注意监测酸碱代谢和电解质变化。

（2）重症胰腺炎患者腹痛主要表现为腹正中或偏左突发疼痛、持续性刀割样剧痛，一般镇痛药不能缓解，可伴频繁的反射性恶心、呕吐，具有"症征分离"特点。

（3）严密监测患者的体温、脉搏、呼吸、血压、血氧饱和度及血气分析，如患者体温不升，同时血压及心率迅速升高、增快，尿量减少，提示循环功能衰竭，有休克的危险。立即通知医师给予血管活性药物，每 4 小时监测体温 1 次，如果体温 > 39℃则提示有感染，立即给予物理降温及抗感染等治疗。

（4）一般患者早期有低氧血症，故早期应给予中、低流量持续氧气吸入，必要时面罩给氧，如出现血氧饱和度继续下降，呼吸增快，意识改变，则应及早报告医师，给予呼吸机辅助呼吸，必要时行气管切开，同时保持呼吸道通畅，及时吸痰。

（五）管道护理

（1）胃管的护理：妥善固定，保持负压吸引；观察胃管的引流量、色、性质；保持胃管的通畅，常规每班 2 次检查胃管的通畅性，若发现胃管不通畅，可试冲胃管。

（2）腹腔引流管/胰周引流管的护理：妥善固定，定时挤压，保持引流通畅。观察引流液的量、色、性质，必要时配合医师做引流管的冲洗。

（3）肠内营养的护理：进行肠内营养阶段，做好肠内营养的护理，营养液滴注前后应用生理盐水或温开水冲洗，持续滴注时 4 小时冲洗 1 次，保持滴注通畅。滴注完成后冲管并用封口塞封住营养管末端，没有封口塞时则将营养管末端反折并用无菌纱布包扎，妥善固定于腹部皮肤上。

（4）导尿管的护理：妥善固定，保持引流通畅，每日 2 次会阴护理；记录尿量；置管后次日起做好导尿管的夹管锻炼，以了解患者膀胱感觉的恢复情况及保持膀胱功能；根据患者的病情需要、体质和膀胱功能恢复情况选择拔除导尿管的时间。

（六）用药护理

（1）遵医嘱给予镇痛药。

（2）观察镇痛药的效果，使用阿托品或山莨菪碱效果不佳时应及时通知医生，可加用哌替啶，必要时可重复给予解痉镇痛药，若疼痛持续存在，应考虑是否并发胰腺脓肿和假性囊肿形成；如疼痛剧烈，腹肌紧张、压痛、反跳痛明显，提示并发腹膜炎，应报告医生及时处理。

（3）遵医嘱正确输入广谱、脂溶性好、易透过胰腺的抗生素。

（七）发热护理

（1）监测患者体温的变化，注意热型及体温升高的程度。

（2）高热时可采取头部冷敷、乙醇擦浴等物理降温方法，并观察降温效果。

（3）遵医嘱使用抗生素，严格执行无菌操作。

（4）病房注意定期进行空气消毒，减少探视人数。协助患者做好个人卫生。

（八）口腔护理

胰腺炎患者在禁食期间一般不能饮水，口渴者可含漱或湿润口唇。为了减轻因胃肠减压、安置鼻导管引起的不适及口腔干燥，每日可用消毒液状石蜡于胃肠减压管周围涂抹，定时清洗口腔，口唇干燥者可用液状石蜡润唇。

（九）心理护理

与患者建立互相信赖的护患关系，做好患者及其家属的解释和安慰工作，稳定患者情绪，允许家属陪护以给予亲情支持。收集患者相关信息，观察患者情绪反应，了解患者对急性胰腺炎的恐惧程度，给予同情、理解和关心，积极地影响患者的心理活动。向患者和家属讲解有关急性胰腺炎的理论知识、手术和药物治疗大致过程，使其了解急性胰腺炎的预后，稳定情绪，主动配合治疗和护理。

（十）特殊治疗的护理

（1）抗生素使用的护理：应早期、联合、足量静脉给予抗生素，以降低感染率和病死率。用药期间熟悉各类抗生素的半衰期及其在组织内的有效浓度，现配现用。严格无菌原则，注意配伍禁忌，防止发生药物反应。

（2）减少胰腺分泌的护理：给予禁食、胃肠减压、抑制胰腺分泌的药物。在此期间，要注意观察胃肠减压装置中引流液的颜色、性质、量，准确记录24小时引流量，保持胃管通畅和有效负压。加强口腔护理，预防感染。同时注意观察腹痛、腹胀、恶心症状是否改善，发现不适，及时报告医师。

（3）灌肠前后的护理：每次灌肠前让患者排尽尿、便，以利于药物在肠腔内的保留，保留时间约1小时，灌肠液加热至36~38℃，温度过高会刺激肠黏膜充血、水肿，加速药物排出，温度过低会使肠蠕动减弱，不利于药物的吸收。灌肠液距肛门约30 cm，速度每分钟60~80滴。

（4）血液滤过治疗的护理：建立和保护血管通路，采用股静脉双腔管建立血液通路，在进行血液滤过过程中，严格无菌操作，更换液体时，接口处用碘伏消毒并用无菌纱布包好。妥善固定好各种管道，保证各管道的通畅、密闭。在翻身及搬运患者时，注意防止管路打折、受压、扭曲或脱出。

（5）防止体外循环凝血：凝血是最严重的并发症之一，治疗期间严密观察患者的牙龈、结膜及皮肤出血点的情况。及时给予肝素抗凝并根据凝血时间调整肝素用量。如疑有凝血现象（如滤器的中空纤维出现暗红色条纹）或跨膜压升高或静脉压升高，应及时更换滤器、管路。

（6）生命体征的监测：设专人护理，严密监测患者的血压、脉搏、心率、呼吸、意识状态、血氧饱和度。每小时监测中心静脉压、尿量等情况，记录 24 小时出入量，保证出入量平衡。

（十一）急性呼吸窘迫综合征的护理

急性呼吸窘迫综合征是重症胰腺炎最突出的临床表现，患者会突然发生呼吸困难、过度换气、发绀、焦虑、大汗等症状，并且吸氧不能缓解，血氧饱和度进行性下降，应立刻通知医师，积极处理。

（1）注意观察患者呼吸频率、节律、深浅度及口唇、甲床的变化，根据病情给予动脉血气分析。

（2）保持呼吸道的通畅，及时清除呼吸道分泌物，并给予糜蛋白酶＋生理盐水雾化吸入。协助患者翻身、拍背，指导患者有效咳嗽，必要时给予吸痰。

（3）常规使用抗生素预防感染，一般给予第三代头孢类或喹诺酮类，以血培养或腹腔液培养及药敏为主。

（4）如果出现难以纠正的低氧血症，可使用面罩高流量给氧，必要时给予呼吸机辅助呼吸，呼吸机应遵循"早上早下"原则，以减少呼吸机引起的并发症，根据病情监测血气分析，以调节呼吸参数。

（十二）消化道出血的护理

（1）重症胰腺炎患者由于长期禁食、胃肠减压，引起机体应激性溃疡或胰源性门静脉高压，出现上、下消化道出血。主要表现为突发腹痛、腹胀、心动过速、低血压及胃肠减压引出咖啡色液体等症状，严重时可出现呕血、便血。应立即通知医师，遵医嘱给予止血、抗酸、生长抑素静脉泵入等治疗。

（2）嘱患者卧床休息，保持情绪稳定。同时密切监测患者的血压、心率、呼吸及意识的改变。观察胃肠减压及粪便的色、质、量，必要时留取标本送检。

（3）如患者需要输血，要严格执行"三查七对"，输血时单独使用一条通路，严密观察，防止发生输血反应。

（4）预防和治疗消化道出血最重要的是积极有效地治疗重症胰腺炎，去除病因。

（十三）胰性脑病的护理

（1）密切观察患者的意识、瞳孔、心率、血压、呼吸等变化。

（2）部分患者会出现烦躁不安、意识障碍或嗜睡、谵妄，继而发生昏迷，所以要早发现，早报告，早治疗，预防胰性脑病的发生。

（3）对于意识不清、烦躁不安的患者要加强安全护理，严防跌倒、坠床等意外发生。对使用呼吸机的患者，要给予四肢约束，防止患者躁动不安时拔出气管插管。

（十四）肾衰竭的护理

（1）肾衰竭患者会出现少尿、无尿、电解质紊乱等症状。应严密监测患者的尿量、色及电解质、肾功能等各项指标，准确记录 24 小时出入量。观察患者使用利尿药后的利尿效果并记录。

（2）检查患者四肢及眼睑有无水肿，保持患者皮肤清洁、干燥，四肢给予悬空减压。

（3）使用药物前要考虑其对肾脏的损害作用。

（4）保持留置导尿管通畅，每日给予尿道口护理或会阴冲洗 2 次，防止尿路感染。如患者每小时尿量 <30 mL 或 24 小时尿量 <400 mL，应及时报告医师，给予血液滤过或透析治疗。

（十五）休克的护理

（1）注意观察患者有无烦躁不安，面色、皮肤苍白，口唇、甲床轻度发绀，心率加快，呼吸频率增加，出冷汗，脉搏细数，血压下降，脉压缩小，尿量减少等休克表现。

（2）应立即协助患者取休克卧位（头及躯干抬高 15°~20°，下肢抬高 20°~30°），建立静脉通道，必要时建立 2~3 条静脉通道。合理安排输液顺序（先快后慢，先盐后糖，先晶后胶，见尿补钾），遵医嘱及时、正确给药。

（3）保持呼吸道通畅，及时吸痰、给氧，必要时给予人工呼吸、气管插管或气管切开。

（4）尽快消除休克原因，如止血、镇静、镇痛（有呼吸困难者禁用吗啡）、抗过敏、抗感染。

（5）严格交接班：交接班时对患者的基础疾病、诊治经过、药物准备情况、患者目前情况、特殊医嘱和注意事项等详细进行交接，每班要详细记录。

（十六）治疗过程中出现其他情况的护理

（1）胰瘘：当从腹壁渗出或引流出无色透明或胆汁样液体时，应疑为胰瘘，需密切观察引流液的色泽和性质，动态监测引流液的胰酶值。注意保持负压引流通畅和引流管周围皮肤干燥、清洁，涂以氧化锌软膏，防止胰液对皮肤的浸润和腐蚀。

（2）肠瘘：当腹部出现明显的腹膜刺激，且引流出粪汁样或输入的肠内营养液样液体时，应考虑肠瘘。要保持局部引流通畅，保持水、电解质平衡，加强营养支持治疗。

（3）胰腺假性囊肿：观察，必要时手术，术后按开腹引流术后护理。

（4）胰腺脓肿：手术行外引流，术后按开腹引流术后护理。

（5）DIC：评估皮肤黏膜出血点，检查凝血功能，使用肝素治疗。

八、健康教育

（1）鼓励患者每日进行可耐受的活动，以不出现心悸、气短、乏力等症状为宜。

（2）积极治疗胆管结石，消除诱发胰腺炎的因素。告知患者饮酒与胰腺炎的关系，强调戒酒的重要性。

（3）宣教低脂饮食，高热量、高蛋白、富含维生素、易消化饮食的意义，少量多餐。

（4）指导患者遵医嘱服药并告知服药须知，如药名、作用、剂量、途径、不良反应及注意事项。

（5）指导疼痛评估法、放松疗法及正确使用镇痛药物的方法。告知放置各种导管的目的、注意事项和可能引起的不适。

（6）指导并发糖尿病患者进行饮食控制，宣教糖尿病饮食和相关注意事项。

（7）指导患者保持良好的精神状态，避免情绪激动。

（8）帮助患者及其家属正确认识胰腺炎易复发的特性，强调预防复发的重要性。注意腹部体征，若出现左上腹剧烈疼痛应及时就诊。

（李　超）

第六章

肾内科疾病护理

第一节　肾内科常见症状的护理

一、尿路刺激征

尿频、尿急、尿痛合称为尿路刺激征。三者常合并存在，也可单独存在。正常人白天排尿 3~5 次，夜间 0~1 次，每次尿量 200~400 mL。若排尿次数增多，而每次尿量不多，且每日尿量正常，称为尿频。若一有尿意即要排尿，并常伴有尿失禁则称为尿急。若排尿时膀胱区和尿道有疼痛或灼热感称为尿痛。

（一）护理评估

1. 病因评估

（1）泌尿及生殖系统病变：如尿路感染、结石、肿瘤、前列腺增生等疾病。

（2）神经功能障碍：如神经性膀胱。

（3）精神心理因素：心理因素或情绪障碍，可引起大脑皮质对排尿条件反射的调节发生紊乱，从而影响排尿功能，出现排尿异常。

2. 症状评估

（1）排尿次数增多是在白天还是在夜间，发病时间，尿频时是否伴有血尿或排尿困难。

（2）肾区有无压痛、叩击痛，输尿管行程有无压痛点，尿道口有无红肿。

（3）患者精神、心理状态、家庭及社会支持等。因尿路刺激征反复发作带来的不适，加之部分患者可能出现肾损害，因此，有些患者可出现紧张、焦虑等心理反应。

（二）护理措施

1. 鼓励患者多饮水，勤排尿

无水肿等禁忌证时，每日饮水 2 000~3 000 mL，勿憋尿，以达到冲洗尿路、减少细菌在尿路停留时间的作用。

2. 皮肤黏膜的清洁

教会患者正确清洁外阴部的方法，每日用流动水从前向后冲洗外阴，保持外阴清洁，穿全棉内裤。

3. 正确采集尿标本

尿液培养标本应在药物治疗前采集，留取中段尿，采集清晨第 1 次尿液，以保证尿液在膀胱内停留 6 ~ 8 小时。

4. 疼痛护理

指导患者进行膀胱区热敷或按摩，以缓解疼痛。

5. 用药护理

遵医嘱使用抗生素，注意观察药物的治疗效果及有无不良反应，嘱患者按时、按量、按疗程用药，不可随意停药，以达彻底治愈目的。

6. 心理护理

嘱患者于急性发作期间注意休息，心情尽量放松，因过分紧张会加重尿频。指导患者从事一些感兴趣的活动，如听轻音乐、欣赏小说、看电视、上网和室友聊天等，以分散其注意力，减轻焦虑，缓解尿路刺激症状。另外，各项护理、治疗及时实施，尽可能集中进行，以减少对患者的干扰。

7. 健康教育

（1）多饮水、勤排尿是最实用和有效的方法。

（2）注意会阴部清洁。

（3）尽量避免使用尿路器械，确有必要，必须严格无菌操作。

（4）与性生活有关的反复发作的尿路感染，应于性交后即排尿，并按常用量服用 1 次抗生素预防感染。

（5）膀胱输尿管反流患者，要养成"2 次排尿"的习惯，即每次排尿后几分钟，再排尿 1 次。

（6）按时服药，彻底治疗，不可随意停药。个别症状严重者，可予阿托品、普鲁苯辛等抗胆碱能药物对症治疗。

二、血尿

指新鲜清洁尿离心后尿沉渣镜检每高倍视野的红细胞超过 3 个，或尿红细胞计数每毫升超过 10 000 个，或 1 小时尿红细胞计数超过 10 万个，或 12 小时尿红细胞计数超过 50 万，称为镜下血尿。外观呈洗肉水样、血样、酱油色或有凝块时，称为肉眼血尿。1 000 mL 尿中含 1 mL 血液，即呈现肉眼血尿。

（一）护理评估

1. 病因评估

（1）泌尿系统本身疾病：如各型肾炎、肾基底膜病、肾盂肾炎、肾结石、畸形、结核、肿瘤及血管病变等。

（2）全身性疾病：包括血液病（如白血病）、感染性疾病（如败血症、流行性出血热）、心血管疾病（如充血性心力衰竭）、结缔组织病（如系统性红斑狼疮）。

（3）泌尿系统邻近器官疾患：如盆腔炎、阑尾炎波及泌尿系统血管发生充血及炎症而出现镜下血尿。

（4）物理或化学因素：如食物过敏、放射线照射、药物（如磺胺类、吲哚美辛、汞剂、环磷酰胺等）、毒物、运动后等。

2. 症状评估

（1）多形性血尿、均一性血尿：无痛性的多形性血尿为肾小球源性，均一性血尿为非肾小球源性，如结石、肿瘤、感染、外伤等，无痛性均一性血尿多见于肿瘤。肾小球源性血尿红细胞分布曲线呈非对称曲线，而非肾小球源性血尿呈对称曲线，混合性血尿同时具备以上两种曲线特征，呈双峰。

（2）伴随症状：伴尿路刺激征为尿路感染所致，伴肾绞痛多为泌尿系结石所致，伴较大量蛋白尿和（或）管型尿（特别是红细胞管型），多提示肾小球来源。

（3）血尿色泽：因含血量、尿 pH 值及出血部位而不同。来自膀胱的血尿或尿呈碱性时，色较鲜艳。来自肾、输尿管的血尿或尿呈酸性时，色泽较暗。来自膀胱的血尿如出血较多时，可伴有大小不等的不规则状血块，肾、输尿管排出的血块呈长条状。

（二）护理措施

1. 休息

血尿严重时应卧床休息，尽量减少剧烈的活动。

2. 心理护理

血尿时患者可极度恐惧，应向患者解释并进行安慰，说明 1 000 mL 尿中有 1~3 mL 血就为肉眼血尿，失血是不严重的。必要时可给患者服用苯巴比妥、地西泮等镇静催眠药。

3. 密切观察病情

每日测量脉搏、血压等生命体征。观察尿色变化，观察出血性质并记录尿量。肉眼血尿严重时，应按每次排尿的先后依次留取标本，以便比色并判断出血的发展。

4. 健康教育

（1）帮助患者及家属掌握有关疾病的知识，如病因、诱因、预防、治疗等，以取得合作，协助治疗，避免诱因，减少再度出血的危险。

（2）发病期严禁性生活，以防止发生和加重感染。

（3）合理安排生活起居：养成规律的生活习惯，避免长期精神紧张、过度劳累，应劳逸结合，保持乐观情绪，保证身心休息。在平时工作、生活中，养成多饮水、勿憋尿的习惯。

（4）饮食指导：以清淡蔬菜为主，如青菜、卷心菜、萝卜、冬瓜、番茄等。戒烟酒，少食刺激性食物，忌食辛辣、水产品（虾、蟹）、生葱、香菜、狗肉、马肉等。长期血尿者可致贫血，应多吃含铁丰富的食物，如牛肉、肝、蛋黄、海带等。多饮水，每日饮水量应不少于 2 000 mL，大量饮水可减少尿中盐类结晶，加快药物和结石排泄。肾炎明显水肿者应少饮水。

（5）积极治疗相关疾病，如痔疮、糖尿病及感冒等，以免诱发本病。积极治疗泌尿系统炎症、结石等疾病。病情严重者，应尽早去医院检查确诊，进行彻底治疗。

（6）慎用可致血尿的药物，尤其是已患有肾脏病者。

三、蛋白尿

每日尿蛋白量持续超过 150 mg 或尿蛋白定性试验持续阳性称为蛋白尿。若每日持续超过 3. 5 g/1. 75 m² （体表面积）或每千克体重 50 mg，称为大量蛋白尿。

（一）护理评估

1. 病因评估

（1）肾小球性蛋白尿：肾小球滤过屏障破坏导致肾小球滤出蛋白过多而肾小管又不能完全重吸收所致。特点为蛋白多，分子量大，见于肾小球疾病。

（2）肾小管性蛋白尿：肾小球滤过正常，肾小管重吸收功能下降所致。特点为蛋白较多，分子量小。

（3）溢出性蛋白尿：肾小管、肾小球功能正常，血液中出现异常蛋白经肾小球滤过、肾小管不能完全重吸收。见于异常免疫球蛋白血症、血红蛋白尿、肌红蛋白尿、溶菌酶血症等。

（4）混合性蛋白尿：常见于大、中、小分子量的蛋白质。发生于较严重的肾小球疾病或肾小管疾病。

（5）组织性蛋白尿：组织、细胞分解代谢和破坏所致。

（6）生理性蛋白尿：发热、剧烈运动等所致蛋白尿。

2. 症状评估

（1）尿液评估：排尿频率，每次的量，尿中泡沫是否增多，以及尿液的性状、气味、比重等。

（2）伴随症状：伴有高热则提示病毒感染性疾病存在，如腮腺炎、水痘、腺病毒感染等；伴有尿频、尿急、尿痛、排尿困难为尿路感染；伴明显水肿、低蛋白血症、血尿则为肾脏疾病。

（3）心理状态：引起蛋白尿的疾病多为慢性病，病程长，不易根治，预后较差，患者及家属对治疗信心不足，易产生焦虑、悲观及绝望等不良心理。

3. 辅助检查结果评估

尿常规、尿本周蛋白测定、24 小时尿蛋白定量、血常规、血生化、肾功能、电解质、血免疫球蛋白、血白蛋白、血白蛋白与球蛋白比值。

（二）护理措施

1. 保持病室空气新鲜

每日通风换气 2～3 次，每次 30 分钟，保持安静，减少探视。

2. 口腔护理

除早晚口腔清洁外，应每次进食后漱口，以清除口腔内食物残渣，保持清洁，预防继发感染。

3. 注意观察

尿液量、性状、颜色及排尿频率。尿中泡沫增多且不易消散，提示蛋白尿加重。

4. 皮肤护理

保持皮肤清洁。合并水肿的患者宜穿着宽大、柔软的衣服，防止擦碰；床单位应干燥、无皱褶；定时翻身，必要时对受压部位皮肤进行按摩、热敷，以促进血液循环，预防压疮发生。

5. 饮食护理

根据患者肾功能及血白蛋白测定结果，给予低盐、低蛋白膳食，注意适量补充维生素和优质蛋白（如动物蛋白和豆类），维持营养平衡。

6. 心理护理

认真倾听患者诉说，给予心理支持，缓解焦虑状态。及时了解患者心理变化，鼓励患者说出自己的感受，使其不良情绪排泄，并给予情感支持，必要时教授一些缓解焦虑的方法；讲解疾病治疗最新进展，恢复患者对治疗疾病的信心和对医护人员的信任感，积极配合治疗。

7. 健康教育

（1）教会患者预防感染的方法，如居住环境的清洁与消毒，如何保持空气新鲜等。

（2）养成良好的个人卫生习惯，如口腔、外阴清洁。

（3）饮食指导：指导患者及家属制订合理及个体化的饮食计划，保持营养供给。

（4）注意休息与活动，适度锻炼，可提高机体抗病能力，但若活动量过大，可使能量消耗多而不利于疾病恢复。

四、肾性水肿

水肿是指人体组织间隙内有过量液体积聚，使组织肿胀。由肾脏疾病造成的水肿称为肾性水肿。

（一）护理评估

1. 病因评估

水肿的诱因、原因，水肿的治疗经过，尤其是患者用药情况。

（1）肾炎性水肿：肾小球滤过率下降而肾小管重吸收功能正常，从而导致管球失衡，引起水、钠潴留，毛细血管静水压增高而出现水肿。常见于各型肾小球肾炎、急性及慢性肾衰竭。

（2）肾病性水肿：由于大量蛋白尿造成血浆蛋白过低，血浆胶体渗透压降低，导致液体从血管内进入组织间隙而产生水肿。此外，部分患者因有效血容量减少，激活了肾素—血管紧张素—醛固酮系统，抗利尿激素分泌增多，从而进一步加重水肿。

（3）肾疾病时贫血、高血压、酸碱平衡和电解质平衡失调可导致心功能不全，加重水肿发展和持续存在。

2. 症状评估

水肿特点、程度、时间、部位、伴随症状等。

（1）水肿特点：肾炎性水肿常为全身性，以眼睑、头皮等组织疏松处为著；肾病性水肿一般较严重，多从下肢开始，由于增加的细胞外液量主要潴留在组织间隙，血容量常减少，故可无高血压及循环淤血的表现。

（2）水肿程度。

1）轻度水肿：水肿局限于足踝、小腿。

2）中度水肿：水肿涉及全下肢。

3）重度水肿：水肿涉及下肢、腹壁及外阴。

4）极重度水肿：全身水肿，即有胸、腹腔积液或心包积液。

（3）伴随症状：患者精神状况、心理状态、生命体征、尿量、体重、腹围是否发生变化；有无头晕、乏力、呼吸困难、心搏加快、腹胀；心肺检查有无啰音、胸腔积液征、心包摩擦音；腹部有无膨隆、叩诊有无移动性浊音。

（4）实验室及其他检查：尿常规检查，尿蛋白定性和定量；血电解质有无异常，肾功能指标，如 Ccr、血 BUN、血肌酐、浓缩与稀释试验结果有无异常。此外，患者有无做过静脉肾盂造影、B 超、尿路平片等检查，其结果如何。

（二）护理措施

1. 休息

严重水肿需卧床休息，平卧可增加肾血流量，减少水钠潴留。轻度水肿应根据病情适当活动。

2. 饮食护理

与患者共同制订饮食计划，一般应进含钠盐少、优质蛋白饮食。具体入量根据病情、病程、临床水肿程度、化验报告血 Na^+、K^+ 结果进行调整。每日摄入水量 = 前一日尿量 + 500 mL，保持出入量平衡。

3. 病情观察

准确记录 24 小时出入量，定时测量体重，必要时测量腹围，观察并记录患者生命体征，尤其是血压的变化。注意有无剧烈头痛、恶心、呕吐、视物模糊，甚至意识不清、抽搐等高血压脑病的表现。发现异常，及时报告医生处理。

4. 用药护理

遵医嘱给予利尿药，注意尿量及血钾变化。

5. 皮肤护理

水肿较严重的患者应避免穿紧身衣服，卧床休息时宜抬高下肢，增加静脉回流，以减轻水肿。嘱患者经常变换体位，对年老体弱者可协助翻身，用软垫支撑受压部位，并适当予以按摩。对阴囊水肿者，可用吊带托起。协助患者进行全身皮肤清洁，嘱患者注意保护好皮肤，如清洗时勿过分用力，避免损伤皮肤、碰撞、跌伤等。严重水肿者应避免肌内注射，可采用静脉途径保证药物正确、及时输入。注意无菌操作，防止感染。

6. 疾病知识指导

向患者介绍肾脏病引起水肿的原因、疾病相关知识、饮食及日常生活起居的注意事项。

五、肾区疼痛

肾区疼痛是指脊肋角处（肾区）单侧或双侧持续性或间歇性隐痛、钝痛、剧痛或绞痛。

（一）护理评估

1. 病因评估

肾区痛多由肾脏或附近组织炎症或肿瘤、积液等引起肾体积增大从而牵拉包膜所致；肾绞痛是一种特殊的肾区痛，主要是由输尿管内结石、血块等移行所致。

2. 症状评估

钝痛或隐痛为肾包膜牵拉所致，见于间质性肾炎、肾盂肾炎、肾积水等；肾区剧痛见于肾动脉栓塞、深静脉血栓形成、肾周脓肿或肾周围炎等。肾结石等可发生绞痛，并向下腹部、会阴部放射。肾区胀痛多见于肾盂积水。肾区坠痛多见于肾下垂。

（二）护理措施

（1）准确评估疼痛的部位、程度、性质及伴随症状，并做好记录。

（2）肾绞痛时注意观察血压、脉搏、面色及皮肤湿冷情况，必要时用止痛剂。

（3）疾病急性期应卧床休息。

（4）肾盂肾炎患者应多饮水以冲洗尿道，按时给予抗生素控制炎症后疼痛会自然消失。

六、肾性高血压

高血压是指体循环动脉压的升高，即收缩压≥140 mmHg 和（或）舒张压≥90 mmHg。可分为原发性高血压和继发性高血压。由肾脏病所致高血压称为肾性高血压。肾性高血压是继发性高血压的常见原因之一。

（一）护理评估

1. 病因评估

（1）按解剖因素评估。

1）肾血管性高血压：主要由肾动脉狭窄或堵塞引起，高血压程度较重，易进展为急进性高血压。

2）肾实质性高血压：主要由急性或慢性肾小球肾炎、慢性肾盂肾炎、慢性肾衰竭等肾实质性疾病引起。

（2）按发生机制评估。

1）容量依赖型：因水钠潴留引起，用排钠利尿剂或限制水盐摄入可明显降低血压。

2）肾素依赖型：由肾素—血管紧张素—醛固酮系统被激活引起，过度利尿常使血压更加升高，而应用血管紧张素转换酶抑制剂、钙通道阻滞剂可使血压下降。

2. 症状评估

（1）伴随症状：血压升高常伴有头晕、头痛、疲劳、心悸、失眠、记忆力下降、贫血、水肿等症状，需注意是否呈持续性，在紧张或劳累后是否加重，可否自行缓解。此外，还需观察是否出现视物模糊、鼻出血等较重症状。

（2）体格检查的结果：血压、脉搏、呼吸、意识情况，体重及其指数。

3. 相关因素评估

（1）患者的生活及饮食习惯：如摄入钠盐过多、大量饮酒、喝咖啡、摄入过多的脂肪酸；肥胖、剧烈运动、便秘、吸烟等。

（2）透析情况：透析不充分或透析间期体重增长过多可致体内容量负荷过多。

（3）职业：是否从事高压力职业，经常有精神紧张等感觉。

（4）心理状况：情绪经常不稳定，个性脆弱，工作、生活受到影响时情绪焦虑。

（二）护理措施

1. 减少压力，保持心理平衡

针对患者性格特征及有关心理—社会因素进行心理疏导。对易激动的患者，要调节其紧张的情绪，避免过度兴奋，教会其训练自我控制能力，消除紧张压抑的心理。

2. 促进身心休息，提高机体活动能力

（1）注意休息：生活需规律，保证足够的睡眠，防止便秘。

（2）注意劳逸结合：必须避免重体力活动，可安排适量的运动，1级高血压则不限制一般的体力活动，血压较高，症状过多或有并发症时需要卧床休息。嘱患者起床不宜太快，动作不可过猛。

（3）饮食要控制总热量：避免胆固醇含量高的食物，适当控制钠的摄入，戒烟，尽量少饮酒。

（4）沐浴时水温不宜过高。

3. 充分透析，控制透析间期体重

透析患者正确评估干体重，经充分透析达到干体重后，血压易于控制；2 次透析间期体重增长 < 原体重的 3%。

4. 病情观察

（1）观察血压：每日测量血压 1~2 次，测量前静息半小时，每次测量须在固定条件下进行。

（2）观察症状：如发现血压急剧增高并伴有头痛、头晕、恶心、呕吐、气促、面色潮红、视物模糊和肺水肿、急性脑血管病等表现，应立即通知医生并同时备好降压药物，采取相应的护理措施。

（3）观察肾功能：定时检测血肌酐、尿素氮、内生肌酐清除率。肾功能障碍可影响降压药代谢，需及时调整患者用药，以防药物蓄积中毒导致血压骤降，危及生命。

5. 潜在并发症及高血压急症的护理

（1）潜在并发症的护理：指导患者摄取治疗饮食，避免情绪紧张，按医嘱服药；户外活动要有人陪伴；协助沐浴，水温不宜过热或过冷，时间不宜过长；注意对并发症征象的观察，有无夜间呼吸困难、咳嗽、咳泡沫痰、心悸、突然胸骨后疼痛等心脏受损的表现；头痛的性质、精神状况、眼花、失明、暂时性失语、肢体麻木、偏瘫等急性血管症的表现；尿量变化，昼夜尿量比例，有无水肿以及肾功能检查异常。

（2）高血压急症的护理：①绝对卧床休息，少搬动患者，改变体位时要缓慢；②避免一切不良刺激和不必要的活动，并安抚患者情绪；③吸氧，根据病情调节吸氧流量，保持呼吸道通畅，分泌物较多且患者自净能力降低时，应用吸引器吸出；④立即建立静脉通路，应用硝普钠静脉滴注时要避光，注意滴速，严密观察血压变化，如有血管过度扩张现象，应立即停止滴注；使用甘露醇时应快速静脉滴注；静脉使用降压药过程中每 5~10 分钟测血压 1 次；⑤提供保护性护理，如患者意识不清时应加床栏等；⑥避免屏气、用力呼气或用力排便；⑦观察患者血压、脉搏、意识、瞳孔、尿量等变化，发现异常应及时报告医师处理。

6. 用药护理

（1）掌握常用降压药物种类、剂量、给药途径、不良反应及适应证。

（2）指导患者按医嘱服药，不可自行增减或突然撤换药物。

（3）观察药物疗效，降压不宜过快、过低，尤其是对于老年人。

7. 活动指导

嘱患者改变体位时动作宜缓慢，如出现头昏、眩晕、眼花、恶心，应立即平卧，抬高下肢，以增加回心血量。

8. 健康教育

（1）指导坚持非药物治疗：合理安排饮食，超重者应调节饮食、控制体重、适度参加体育运动。

（2）坚持服药：学会观察药物不良反应及护理。

（3）避免各种诱因，懂得自我控制情绪和妥善安排工作和生活。

（4）教会患者家属测量血压的方法，出现病情变化时立即就医。

（5）透析患者控制水盐摄入，避免透析间期体重增加大于原体重的4%。

（郜玉环）

第二节　IgA 肾病

IgA 肾病是肾小球系膜区以 IgA 为主的免疫复合物沉积，以肾小球系膜增生为基本组织学改变，是一种常见的原发性肾小球疾病。其临床表现多种多样，主要表现为血尿，可伴有不同程度的蛋白尿、高血压和肾功能受损，是导致终末期肾脏病的常见的原发性肾小球疾病之一。

一、病因

IgA 肾病的病因不明，目前尚未发现与 IgA 抗体反应的稳定抗原。IgA 肾病通常呈散发性，一般不认为是一种家族性疾病，但有些家族性聚集的报道，提示免疫遗传因素可能在 IgA 肾病的发病中起到一定的作用。近年，对 IgA 肾病发病机制的研究有了不少新的进展，主要归纳为两点：①黏膜免疫缺陷；②IgA 分子异常。

二、临床表现

（一）起病前多有感染

常为上呼吸道感染（24~27 小时，偶可更短）。

（二）发作性肉眼血尿

肉眼血尿持续数小时至数日不等。肉眼血尿有反复发生的特点，发作间隔随年龄增长而延长。肉眼血尿常继发于咽炎与扁桃体炎后，也可以在受凉、过度劳累、预防接种、肺炎、胃肠炎等影响下出现。

（三）无症状镜下血尿伴或不伴蛋白尿

30%~40% 的 IgA 肾病患者表现为无症状性尿检异常，多在体检时发现。

（四）蛋白尿

多数患者表现为轻度蛋白尿，10%~24% 的患者出现大量蛋白尿，甚至肾病综合征。

（五）高血压

成年 IgA 肾病患者高血压的发生率为 9.1%，儿童 IgA 肾病患者中仅占 5%。IgA 肾病患者可发生恶性高血压，多见于青壮年男性。

三、辅助检查

（一）尿常规检查

持续镜下血尿和蛋白尿。

（二）肾功能检查

肌酐清除率降低，血尿素氮和肌酐逐渐升高，血尿酸常增高。

（三）免疫学检查

血清 IgA 水平增高。有些患者血清存在抗肾小球基底膜、抗系膜细胞、抗内皮细胞的抗体和 IgA 类风湿因子。IgG、IgM 与正常对照相比无明显变化，血清 C3、CH_{50} 正常或轻度升高。

四、治疗原则

（一）一般治疗

（1）注意保暖，感冒要及时治疗。

（2）避免剧烈运动。

（3）控制感染：感染可诱发 IgA 肾病。因此，积极治疗和去除口咽部（咽炎、扁桃体炎）、上颌窦感染灶，对减少肉眼血尿反复发作有益。

（4）控制高血压：控制高血压是 IgA 肾病长期治疗的基础，目标血压控制在 130/80 mmHg 以下；若 24 小时尿蛋白 > 1 g 小时，目标血压控制在 125/75 mmHg 以下；血管紧张素转化酶抑制药（ACEI）或血管紧张素 I 型受体拮抗药（ARB）为首选降压药。应用降压药的同时，适当限制钠盐摄入，可改善和增强抗高血压药物的作用。

（5）饮食疗法：避免过度钠摄入及过量蛋白质摄入，保证足够热量供应。

（二）调整异常的免疫反应

（1）糖皮质激素：包括泼尼松和甲泼尼龙等，对肾脏有明显的保护作用。

（2）免疫抑制药：包括环磷酰胺和环孢素 A 等，可明显延缓 IgA 肾病肾功能的进展和降低尿蛋白、改善病理损伤。

（三）清除循环免疫复合物

血浆置换能迅速清除 IgA 免疫复合物，主要用于急进性 IgA 肾病患者。

（四）减轻肾小球病理损害，延缓其进展

（1）抗凝、抗血小板聚集及促纤溶药物：IgA 肾病患者除系膜区有 IgA 沉积外，常并发有 C3、IgM、IgG 沉积，部分还伴有纤维蛋白原沉积，故大多数学者主张用抗凝、抗血小板聚集及促纤溶药物治疗，如肝素、尿激酶、华法林、双嘧达莫等。

（2）血管紧张素转化酶抑制药（ACEI）：该类药物的作用主要是扩张肾小球出球小动脉，降低肾小球内高灌注及基底膜的通透性，抑制系膜增生，对于减少 IgA 肾病患者尿蛋白、降血压、保护肾功能有较肯定的疗效。ACEI/ARB 在 IgA 肾病治疗中的应用，可明显减少患者蛋白尿的排出、改善和延缓肾功能进展。

（3）鱼油：鱼油含有丰富的多聚不饱和脂肪酸，可减轻肾小球损伤和肾小球硬化。

五、护理

（一）护理评估

（1）水肿：患者眼睑及双下肢水肿。

（2）血尿：肉眼血尿或镜下血尿。

（3）蛋白尿：泡沫尿，尿蛋白。

（4）上呼吸道感染：扁桃体炎、咽炎等。

（5）高血压。

（二）护理要点及措施

（1）病情观察。

1）意识状态、呼吸频率、心率、血压、体温。

2）肾穿刺术后观察患者的尿色、尿量、腰痛、腹痛、有无出血。

3）自理能力和需要，有无担忧、焦虑、自卑等异常心理。

4）观察患者水肿变化，详细记录24小时出入量，每日记录腹围、体重，每周送检尿常规2~3次。

5）严重水肿和高血压时需卧床休息，一般无须严格限制活动，根据病情适当安排文娱活动，使患者精神愉快。

（2）症状护理。

1）监测生命体征、血压及用药反应。注意观察有无出血及感染现象。

2）观察疼痛的性质、部位、强度、持续时间等，解释疼痛的原因。协助患者变换体位以减轻疼痛。让患者听音乐、与人交谈来分散注意力以减轻疼痛。遵医嘱给予镇痛药并观察疗效及不良反应。

3）长时间卧床休息时注意皮肤的护理，预防压疮的出现，肾穿刺后4~6小时，在医师允许的情况下可翻身侧卧。

4）观察尿色，如有血尿，立即告知医师，遵医嘱给予止血药物。

5）观察患者排尿情况，对床上排尿困难的患者先给予诱导排尿，如仍排不出，可给予导尿。

（3）一般护理。

1）患者要注意休息：卧床休息可以松弛肌肉，有利于疾病的康复。剧烈活动可见血尿，因剧烈活动时，肾脏血管收缩，导致肾血流量减少，氧供应暂时不足，导致肾小球毛细血管的通透性增加，从而引起血尿，使原有血尿加重。

2）每日监测血压：密切观察血压、水肿、尿量变化，一旦血压上升，尿量减少时，应警惕慢性肾衰竭。

3）观察疼痛的性质、部位、强度、持续时间等，疼痛严重时可局部热敷或理疗。

4）加强锻炼：锻炼身体，增强体质，预防感冒，积极预防感染和疮疖等皮肤疾病。

5）注意扁桃体的变化：急性扁桃体炎能诱发血尿的发作，扁桃体摘除后血尿明显减少，蛋白尿降低，血清中的 IgA 水平也降低。

6）注意病情的变化：观察水肿的程度、部位、皮肤情况；观察水肿的伴随症状，如倦怠、乏力、高血压、食欲减退、恶心、呕吐；观察尿量、尿液颜色、饮水量的变化，经常监测尿镜检或尿沉渣分析的指标。

7）注意避免使用对肾脏有损害的药物：有很多中成药和中草药对肾脏有一定的毒性，可以损害肾功能，应注意。

（三）健康教育

（1）患者出院后避免过度劳累、外伤，保持情绪稳定，按时服药，避免受凉、感冒及各种感染。在呼吸道感染疾病流行期，尽量少到公共场所。

（2）在医师的指导下合理使用糖皮质激素（包括泼尼松和甲泼尼龙）、免疫抑制药等药物，不得私自减药，必须在医师的指导下方可减药。

（3）适量运动，锻炼身体，增强体质，但不能运动过量，特别注意腰部不要过度受力，以免影响肾脏穿刺部位，导致出血。患者要根据自己的情况选择一些有助于恢复健康的运动。

（4）定期复查，随时门诊就医看诊。

（5）不能过于劳累，作息要有规律，保持健康、宽容的心态；季节变换时，注意加减衣服，以避免感冒；少食辛辣、高蛋白食物等。通过综合调节，达到治愈或延缓疾病进展的目的。

（郜玉环）

第三节 狼疮性肾炎

系统性红斑狼疮是一种多因素参与的系统性自身免疫性疾病。其临床特征是由自身抗体引起的免疫炎症反应，最终导致细胞、器官的损伤和破坏。肾脏是系统性红斑狼疮侵袭的主要器官之一，肾脏受累后引起的肾小球肾炎称为狼疮性肾炎。目前，我国狼疮性肾炎是继发性肾小球疾病中的主要疾病。系统性红斑狼疮多发生于育龄女性，北京统计的男性与女性之比，在 14~39 岁组为 1：13，40~59 岁组为 1：4。

一、病因

目前，引发狼疮性肾炎的病因、发病机制尚未明确，可能与机体的遗传背景、内分泌、代谢紊乱、环境（如感染、药物、毒物）及机体免疫异常等因素有关。

（一）遗传因素

本病患者近亲发病率高达 5%~12%。单卵双胎发病率 24%~57%。黑种人与亚裔人群发病率明显提高。

（二）内分泌因素

本病女性显著高于男性，且多在生育期发病，均提示雌激素与本病发生有关。

（三）环境因素

（1）病毒感染：可能与慢病毒-C 病毒感染有关，或与麻疹病毒，副流感病毒Ⅰ、Ⅱ型，EB 病毒，风疹病毒和黏病毒等感染有关。

（2）药物因素：药物可诱发（如青霉素、磺胺类、保泰松等）或引起（如肼屈嗪、普鲁卡因胺、氯丙嗪、苯妥英钠、异烟肼）狼疮样综合征。

（3）物理因素：紫外线照射加重本病见于 40% 的患者。紫外线可使 DNA 转化为胸腺嘧啶二聚体，而使抗原性增强，促发本病。寒冷、强烈电光照射均可诱发或加重本病。

（四）机体免疫异常

体液免疫的变化：本病是机体对内源性（自身）抗原所发生的免疫复合物性疾病，并

— 123 —

伴有 T 细胞功能紊乱。细胞免疫：抑制性 T 细胞功能及数量下降，使机体体液免疫（抗体生成旺盛）增强。

二、临床表现

（一）狼疮性肾炎全身表现

间断发热；颧部红斑，由于形状似蝴蝶，狼疮性肾炎又称蝶形红斑；无痛性口腔溃疡；多个关节肿痛；发生癫痫或精神异常；狼疮性肾炎患者手足遇冷变得苍白，温暖后转为紫红，继之恢复常色，又称雷诺现象。

（二）肾脏表现

蛋白尿和（或）肾病综合征是狼疮肾炎常见的表现，约 1/4 的系统性红斑狼疮患者表现为肾病综合征范围的蛋白尿。与狼疮肾炎相关的临床表现还包括高血压、水电解质和酸碱平衡紊乱、高血脂等。

三、辅助检查

（一）尿常规检查

尿蛋白，镜下白细胞、红细胞及管型尿。

（二）血常规检查

多数有中度贫血，偶呈溶血性贫血、血白细胞减少，血小板多数少于 $100 \times 10^9/L$，红细胞沉降率增快。

（三）免疫学检查

血清多种自身抗体阳性、γ-球蛋白显著增高、血循环免疫复合物阳性、低补体血症，尤其在活动期。血红斑狼疮细胞阳性、皮肤狼疮带试验阳性。

（四）肾功能检查

重型活动性狼疮性肾炎伴有可逆性的 Ccr 不同程度下降，血尿素氮和肌酐升高，血白蛋白降低或肝转氨酶增高；终末期狼疮性肾炎 Ccr 明显下降和血肌酐，尿素氮显著升高。

（五）影像学检查

B 超示双肾增大提示急性病变；部分患者并发肝脾大或心包炎。

（六）肾活检

可了解病理类型、病变活动性，从而决定治疗方案。以肾损害为首发表现的系统性红斑狼疮，肾活检有助于确诊。

四、治疗原则

（一）一般治疗

活动期患者应注意卧床休息，慢性期或病情稳定者可适当活动，但要注意劳逸结合；注意预防感染，一旦感染，应积极治疗；夏天穿长袖衣服，减少暴露部位，避免日晒。

（二）药物治疗

（1）免疫抑制治疗：主要以糖皮质激素为基本药物。糖皮质激素用量：病情较轻的患者采用泼尼松口服，病情较重者用大剂量甲泼尼龙冲击治疗。冲击治疗后泼尼松用量为每日40 mg（体重在 50~60 kg 的患者）。

（2）细胞毒类药物：常用环磷酰胺。新型细胞毒类药物包括环孢素 A、吗替麦考酚酯及中药雷公藤制剂等。

（3）抗血栓治疗：双嘧达莫、小分子量肝素、尿激酶等。

（4）血浆置换治疗。

（5）透析或肾移植。

五、护理

（一）护理评估

（1）约80%患者有皮肤、黏膜的损害，常见于暴露部位出现对称的皮疹，典型者在双面颊和鼻梁部有深红色蝶形红斑。

（2）约90%患者有关节受累，大多数患者关节肿痛是首发症状，受累的关节常是近端指间关节以及腕、足部、膝和踝关节。呈对称分布，较少引起畸形。

（二）护理要点及措施

（1）密切观察病情：观察生命体征、皮肤黏膜情况及各组织器官功能等情况。

（2）皮肤、黏膜护理：避免紫外线照射，保持清洁卫生，避免刺激，忌用碱性肥皂、化妆品及化学药品。忌染发、烫发、卷发。忌刺激性饮食。户外活动时面部可涂氯喹冷霜，穿长袖衣裤，戴宽边帽，减少阳光照射，以免皮肤损害加重。室内应有窗帘。做好口腔护理，出现溃疡、破溃时用呋喃西林溶液漱口；出现真菌感染时用制霉菌素、碳酸氢钠漱口，每日 3~4 次；必要时给予口腔护理。对指、趾、鼻尖、耳垂等部位广泛小动脉炎并发雷诺现象者，应给予保暖，以免肢体末梢冻伤和坏死。

（3）用药护理：一旦出现感染，应及时大量应用抗生素。狼疮性肾炎患者在家护理时，要时刻防治感冒，注意御寒保暖；如果感冒，要遵照医嘱服用肾毒性小的感冒药，如维 C 银翘片、双黄连口服液、板蓝根冲剂等。应用糖皮质激素的患者，病情控制后可采取每日或隔日上午 7：00~8：00 服药，以减少药物对肾上腺皮质的抑制作用，且采取逐量减药的方法，以免引起"反跳"现象。

（4）日常护理。

1）饮食护理：狼疮性肾炎患者应摄取足够的营养，如蛋白质、维生素、矿物质，以清淡为宜。水分、盐分宜做适度限制。避免大量的烟、酒或刺激性食物。骨质疏松者可以使用维生素 D。

2）休息与活动：狼疮性肾炎患者要有充足的睡眠，以减轻疲劳，同时可适当参加各种活动、家务劳动和丰富的文娱活动，可进行轻体力劳动。运动可以促进血液循环，增进心肺功能，保持肌肉、骨骼的韧性，对任何人都有助益，狼疮患者也不例外，但需注意不要过度疲劳。

3）心理护理：疾病以及服用激素可引起患者体态、相貌变化，不能生育，严重患者的部分功用丧失，使患者心情低落，心理负担过重，对生活失去信心，甚至拒绝医治。家人应多关心患者，让患者感觉社会的温暖和周围人的关心，增加对医治的信心，并说明药物反应是可逆的。

（三）健康教育

（1）介绍疾病知识，提醒避免诱因，指导自我护理，保持良好心态，劳逸结合，避免劳累，定期门诊复查。

（2）介绍药物知识：告知患者药物的作用、不良反应及服用方法，嘱患者遵医嘱服药。

（3）介绍预防感染的方法：告知患者如何预防皮肤、口腔及其他部位的感染，嘱患者避免阳光直射，禁止日光浴，同时避免疲劳、预防接种及服用诱发本病的药物等。

（4）介绍生育知识：狼疮性肾炎好发于女性，患者应避孕，病情稳定及肾功能正常者可受孕，并在医师指导下妊娠。

（杨昌霞）

第四节　过敏性紫癜性肾炎

过敏性紫癜属于系统性小血管炎，主要侵犯皮肤、胃肠道、关节和肾。其病理特点为含有 IgA 的免疫复合物沉积于受累脏器的小血管壁，引起炎症反应。肾脏受累多为免疫复合物性肾小球肾炎。该病好发于儿童，但也可见于成年人，男性略多。儿童患者中 50% 以上 <5 岁，发病高峰在 4~5 岁，可占儿童肾小球肾炎患者的 15%。

一、病因

本病为免疫复合物性系统性小血管炎，患者血清中可测得含有 IgA 的循环免疫复合物。免疫复合物的研究表明抗原成分尚不明确。IgA 肾病和过敏性紫癜的关系仍未明确，但多认为两者具有相同的发病机制，只是临床表现不同而已。此外，补体和血小板活化、抗凝、细胞因子和生长因子等都可能在过敏性紫癜的发病机制中起到一定的作用。

二、临床表现

过敏性紫癜的经典四联征如下。

（一）皮疹

出血性和对称性分布。皮疹初起时为红色斑点状，压之可消失，以后逐渐变为紫红色出血性皮疹，稍隆起皮表。皮疹常对称性分布于双下肢，以踝、膝关节周围多见，可见于臀部及上肢。皮疹消退时可转变为黄棕色。大多数病例皮疹可有 1~2 次或多次反复，个别可连续发作达数月甚至数年。

（二）关节症状

多数以游走性多发性关节痛为特征。常见受累关节是膝、踝和手。症状多于数日内消退，不遗留关节变形。

（三）胃肠道症状

最常见为腹痛，以脐周和下腹为主，阵发性绞痛。可伴有恶心、呕吐及血便，偶见吐血。在儿童有时可并发肠套叠、肠梗阻和肠穿孔。

（四）肾脏症状

肾脏病多发于全身其他脏器受累数天或数周。多为镜下血尿和蛋白尿，肉眼血尿少见。近一半患者表现为肾病综合征，少数患者可出现急性肾功能恶化。

三、辅助检查

（1）尿常规检查：血尿、尿蛋白和管型。

（2）免疫学检查：血清 IgA 可增高但无特异性，活动期血循环免疫复合物多增高。

（3）肾穿刺检查：镜下观察肾组织的形态，有无系膜和毛细血管内皮组织增生以及新月体形成，是否存在免疫复合物的沉积等，以明确肾脏病理类型和损伤程度。

四、治疗原则

（1）抗过敏治疗。

（2）糖皮质激素及细胞毒类药物治疗。

（3）血浆置换、肾移植。

五、护理

（一）护理评估

（1）评估皮肤改变：判断皮疹性质。

（2）评估关节疼痛程度。

（3）评估胃肠道症状：判断并发肠套叠、肠梗阻和肠穿孔的指征。

（4）评估肾脏症状表现：肾病综合征及急性肾功能恶化的征象。

（二）护理要点及措施

（1）饮食护理。

1）控制盐的摄入，给予低盐、无盐或低钠膳食。低盐膳食一般每日食盐＜3 g 或酱油10～15 mL，避免食用咸菜、泡菜、咸蛋、松花蛋、腌肉、海产品、面包、挂面等。无盐饮食是指烹调时不加食盐和酱油；低钠膳食是指除烹调时不加食盐和酱油以外，凡含钠高的食品及蔬菜都应限制，如用发酵粉或碱制作的馒头、糕点、饼干、挂面等，全日膳食中含钠最好不超过 500 mg。

2）限制蛋白质：可给予优质蛋白质饮食，如鲜牛奶、鸡蛋、瘦肉等。

3）避免辛辣刺激、生冷食物和鱼、虾、蟹、花粉等可能诱发过敏性紫癜性肾炎的饮食。

（2）口腔护理：及时发现隐患，如龋齿、牙龈炎、口腔溃疡、扁桃体肿大、咽喉疼痛等，杜绝一切可能诱发本病加重的因素。平时多用消炎漱口水、淡盐水或金银花甘草水漱口，有出血时用茅根、板蓝根、五倍子煎水含漱。

（3）水肿时患者的饮水量应根据患者每日尿量决定。

（4）控制血压：应用血管紧张素转化酶抑制药（ACEI）及血管紧张素受体拮抗药（ARB）。

（5）注意防寒保暖，预防感冒，注意运动锻炼，增强体质，提高机体抗病能力。

（三）健康教育

（1）避免接触可疑的过敏原，如进食鱼、虾，接触某些药物等。

（2）避免感染（呼吸道、肠道）。

（3）按规定的疗程服药，勿乱停药。

（4）随访观察，定期门诊随访，在最初 6 个月内每个月复诊 1 次，此后根据病情 1~3 个月随访 1 次。

（5）定期监测尿常规、血常规、血生化等指标，以评估疗效和治疗的不良反应。

（赵　莹）

第七章

神经内科疾病护理

第一节 神经内科常见症状的护理

一、头痛

（一）概述

头痛为临床常见的症状，通常指局限于头颅上半部，包括眉弓、耳轮上缘和枕外隆凸连线以上部位的疼痛。各种原因刺激颅内外的疼痛敏感结构都可引起头痛。颅内的血管、神经和脑膜以及颅外的骨膜、血管、头皮、颈肌、韧带等均属头痛的敏感结构。这些敏感结构受挤压、牵拉、移位、炎症、血管的扩张与痉挛、肌肉的紧张性收缩等均可引起头痛。临床常见的头痛类型如下。

1. 偏头痛

偏头痛是临床常见的原发性头痛，主要是由颅内外血管收缩与舒张功能障碍引起，其特征为发作性、多为偏侧、中重度、搏动样头痛，一般持续 4~72 小时，可伴恶心、呕吐，声、光刺激或日常活动均可加重头痛，安静休息、睡眠后或服用止痛药物后头痛可缓解，但常反复发作，多有偏头痛家族史。

2. 丛集性头痛

丛集性头痛是一种原发性神经血管性头痛，表现为一侧眼眶周围发作性剧烈疼痛，有反复密集发作的特点，伴有同侧眼结膜充血、流泪、瞳孔缩小、眼睑下垂以及头面部出汗等自主神经症状，常在 1 日内固定时间发作，可持续数周至数月。

3. 紧张性头痛

紧张性头痛又称神经性或精神性头痛，多表现为双侧枕部或全头部紧缩性或压迫性的持续性闷痛、胀痛，常伴有心悸、失眠、多梦、多虑、紧张等症状。约占头痛患者的 40%，是临床常见的慢性头痛。

4. 药物过度使用性头痛

药物过度使用性头痛是仅次于紧张性头痛和偏头痛的第三大常见的头痛类型，患病率为 1%~2%。多见于 30 岁以上的女性，常有慢性头痛史，频繁使用头痛急性对症药物，多伴有焦虑、抑郁等情绪障碍或药物滥用的家族史。

5. 高颅压性头痛

颅内肿瘤、血肿、脓肿、囊肿等占位性病变可使颅内压力增高，刺激、挤压颅内血管、神经及脑膜等疼痛敏感结构而出现头痛。头痛常为持续性的整个头部胀痛，阵发性加剧，伴有喷射状呕吐及视力障碍。

6. 低颅压性头痛

低颅压性头痛是脑脊液压力降低（<60 mmH$_2$O）导致的头痛，以双侧枕部或额部多见，也可为颞部或全头痛，但很少为单侧头痛，呈轻至中度钝痛或搏动样疼痛；多为体位性，患者常在直立30分钟内出现头痛或头痛明显加剧，卧位后头痛缓解或消失。

7. 颅外局部因素所致头痛

此种头痛可以是急性发作，也可为慢性持续性头痛。常见的局部因素如下。

（1）眼源性头痛：由青光眼、虹膜炎、视神经炎、眶内肿瘤、屈光不正等眼部疾患引起的头痛。常位于眼眶周围及前额，一旦眼部疾病治愈，头痛也会得到缓解。

（2）耳源性头痛：急性中耳炎、外耳道的疖肿、乳突炎等耳源性疾病都会引起头痛。多表现为单侧颞部持续性或搏动性头痛，常伴有乳突的压痛。

（3）鼻源性头痛：由鼻窦炎症引起前额头痛，多伴有发热、鼻腔脓性分泌物等。

（二）护理评估

1. 病史

（1）了解头痛的部位、性质和程度：询问是全头痛、局部头痛还是部位变换不定的头痛；是搏动性头痛还是胀痛、钻痛、钝痛、触痛、撕裂痛或紧箍痛；是轻微痛、剧烈痛还是无法忍受的疼痛。如偏头痛常描述为双侧颞部的搏动性疼痛，紧张性头痛表现为双侧枕部或全头部的紧缩性或压迫性疼痛，颅内占位病变常表现为全头部的钝痛。蛛网膜下腔出血常表现为突然剧烈头痛，丛集性头痛为眼眶周围的爆炸样、非搏动性剧痛。部位变换不定的头痛往往提示良性病变，继发性头痛常提示器质性病变。

（2）了解头痛的规律：询问头痛起病的急缓，是持续性还是发作性，起始与持续时间，发作频率，激发、加重或缓解的因素，与季节、气候、体位、饮食、情绪、睡眠、疲劳以及与脑脊液压力暂时性升高（如咳嗽、喷嚏、屏气、用力、排便）等的关系。新近发生的与以往不同的头痛很可能为严重疾病的信号，如急性头痛可能提示蛛网膜下腔出血、脑出血、脑炎或高血压脑病等；亚急性头痛可能为颅内占位性病变、良性颅内压升高；而慢性头痛多为偏头痛、紧张性头痛、鼻窦炎等。低颅压性头痛常与体位有明显关系，如立位时出现或加重，卧位时减轻或消失。颅内高压引起的头痛经常在凌晨发生，丛集性头痛多在夜间睡眠后发作。周期性发作的头痛应注意与季节、气候、饮食、睡眠的关系，女性患者可能与月经周期有关。

（3）有无先兆及伴发症状：如头晕、恶心、呕吐、面色苍白或潮红、视物不清、畏光、复视、耳鸣、失语、瘫痪、倦怠思睡、发热、晕厥或昏迷等。典型偏头痛发作常有视觉先兆和伴有恶心、呕吐、畏光，颅内感染所致头痛常伴高热，高血压脑病及颅内占位病变常伴视乳头水肿。

（4）既往史：询问患者的服药史、头部外伤史、中毒史和家族史。如药物过度使用性头痛患者常有慢性头痛史，并长期服用治疗头痛的急性对症药物。

（5）心理—社会状况：了解头痛对日常生活、工作和社交的影响，患者是否因长期反复头痛而出现恐惧、抑郁或焦虑心理。如紧张性头痛患者多为慢性病程，常伴失眠、焦虑或抑郁症状。

2. 身体评估

检查意识是否清楚，瞳孔是否等大等圆、对光反射是否灵敏；体温、脉搏、呼吸、血压是否正常；面部表情是否痛苦，精神状态如何；注意头部是否有外伤伤痕、眼睑是否下垂、有无脑膜刺激征等。如丛集性头痛时常伴有同侧颜面部结膜充血、流泪、流涕等副交感亢进症状或瞳孔缩小和眼睑下垂等霍纳征；低颅压头痛时脑组织下坠，压迫脑神经也可引起视物模糊或视野缺损（视神经或视交叉受压）、面部麻木或疼痛（见于三叉神经受压）、面瘫或面肌痉挛（面神经受压）甚至意识障碍等。必要时用疼痛量表评估患者头痛的程度。

3. 实验室及其他检查

适时恰当的神经影像学或腰椎穿刺脑脊液检查能为颅内器质性病变提供客观依据。如低颅压头痛腰穿脑脊液压力 <60 mmH$_2$O 或压力测不出、放不出脑脊液。

（三）常见护理诊断/问题

头痛：与颅内外血管舒缩功能障碍或脑部器质性病变等因素有关。

（四）护理目标

（1）患者能叙述诱发或加重头痛的因素，并能设法避免。

（2）能正确运用缓解头痛的方法，头痛发作的次数减少或程度减轻。

（五）护理措施

1. 避免诱因

告知患者可能诱发或加重头痛的因素，如情绪紧张、进食某些食物、饮酒、月经来潮、用力性动作、频繁使用止痛药物等；保持环境安静、舒适、光线柔和。

2. 指导减轻头痛的方法

指导患者缓慢深呼吸，听轻音乐，生物反馈治疗，引导式想象，冷、热敷以及理疗、按摩，采用指压止痛法等。

3. 心理疏导

长期反复发作的头痛可使患者出现焦虑、紧张心理，要理解、同情患者的痛苦，耐心解释，适当诱导，解除其思想顾虑，训练心身放松，鼓励患者树立信心，积极配合治疗。

4. 用药护理

告知止痛药物的作用与不良反应，让患者了解药物依赖性或成瘾性的特点，如大量使用止痛药、滥用麦角胺咖啡因可致药物依赖。指导患者遵医嘱正确服药。

（六）护理评价

（1）患者能说出诱发或加重头痛的因素。

（2）能有效运用减轻头痛的方法，头痛减轻或缓解。

二、眩晕

（一）概述

眩晕是一种运动性或位置性错觉，造成人与周围环境空间关系在大脑皮质中反映失真，产生旋转、倾倒及起伏等感觉。临床上按眩晕的性质可分为真性眩晕与假性眩晕，真性眩晕存在自身或对外界环境空间位置的错觉，而假性眩晕仅有一般的晕动感。按病变的解剖部位可将眩晕分为系统性眩晕和非系统性眩晕，前者由前庭神经系统病变引起，后者由前庭系统以外病变引起。

1. 系统性眩晕

按照病变部位和临床表现的不同，系统性眩晕又可分为周围性眩晕与中枢性眩晕。前者指前庭感受器及前庭神经颅外段（未出内听道）病变而引起的眩晕，常伴恶心、呕吐、心悸等自主神经症状，眩晕感严重，持续时间短，常见于梅尼埃病、良性发作性位置性眩晕、中耳炎、外耳道耵聍等；后者指前庭神经颅内段、前庭神经核、小脑和大脑皮质病变引起的眩晕，眩晕感可较轻，但持续时间长，常见于椎—基底动脉供血不足、颈椎病、脑干病变、小脑梗死或出血、听神经瘤等疾病。

2. 非系统性眩晕

非系统性眩晕临床表现为头晕眼花、站立不稳，通常无外界环境或自身的旋转感、摇摆感，很少伴有恶心、呕吐，为假性眩晕。常由眼部疾病（眼外肌麻痹、屈光不正、先天性视力障碍）、心血管系统疾病（高血压、低血压、心律不齐、心力衰竭）、内分泌代谢疾病（低血糖、糖尿病、尿毒症）、中毒、感染和贫血等疾病引起。

前庭损害时因失去身体空间定向能力，产生前庭性共济失调。临床表现为站立不稳，改变头位可使症状加重，行走时向患侧倾倒。伴有明显的眩晕、恶心、呕吐、眼球震颤。四肢共济运动及言语功能正常。多见于内耳疾病、脑血管病、脑炎及多发性硬化等。

（二）护理评估

1. 病史

（1）了解眩晕的表现形式和持续时间：旋转性眩晕往往提示急性前庭性疾病，位置性眩晕多为良性阵发性位置性眩晕；单发性急性眩晕发作的常见病因为前庭神经炎，复发性眩晕最常见的原因是偏头痛，其次还有椎—基底动脉短暂性脑缺血发作（TIA）和发作性共济失调；非特异性头晕常见病因为直立性低血压、慢性药物中毒及心理因素等。前庭性眩晕发作时间常在数秒内，TIA及偏头痛性眩晕常持续数分钟，梅尼埃病常为数小时，前庭神经炎为数天，而神经系统疾病、双侧前庭功能减退、慢性中毒患者则为持续性眩晕。TIA为阵发性眩晕，多发性硬化为复发—缓解性眩晕，肿瘤为慢性进展性，脑卒中为急起的眩晕等。还应特别注意与头晕、头昏的鉴别：头晕是头重脚轻、眼花和站立不稳感，但无外界物体或自身位置变化的错觉；头昏是大脑昏昏沉沉、步态不稳而无视物旋转。

（2）了解有无伴随症状及特点：真性眩晕患者常伴有平衡障碍、步态不稳、恶心和呕吐等。如眩晕合并畏光、头痛或视觉症状，可能为偏头痛性眩晕；合并耳鸣、听力减退、耳胀感，应考虑梅尼埃病或听神经瘤；合并黑矇、晕厥，可考虑心律失常或直立性低血压；合并复视、构音障碍、意识障碍、麻木、瘫痪则应排除颅后窝病变；如果眩晕合并心悸、气短、惊恐、震颤，可能为焦虑型疾病。不稳感可由双侧神经功能缺损引起，但多与小脑疾病、帕金森综合征、脊髓病等有关。内听动脉病变时常表现为病灶侧耳鸣、听力减退、眩晕、呕吐及眼球震颤；前庭神经病变则表现为眩晕、呕吐、眼球震颤和平衡障碍；合并复视、口齿不清、吞咽困难、面部麻木和共济失调等脑干和小脑症状时，应考虑椎—基底动脉卒中、TIA、多发性硬化或颅后窝肿瘤。

（3）了解有无诱发因素：突然转头等头位改变导致的眩晕可能是真性位置性眩晕或良性阵发性位置性眩晕；与月经、睡眠不良有关的眩晕应考虑偏头痛性眩晕；因为移动或视觉图案导致的眩晕可能为视觉性眩晕；突然站立等体位改变导致的眩晕应考虑直立性低血压。

（4）既往史：询问是否合并心血管系统疾病、内分泌代谢疾病、眼部和耳部疾患以及感染、贫血、中毒等疾病。

（5）心理—社会状况：了解眩晕发作对其生活、工作的影响，患者是否因为眩晕而导致严重不适或生活自理缺陷；是否因为眩晕反复发作而出现烦躁、恐惧或情绪低落。

2. 身体评估

检查有无眼震和后组脑神经的损害，可观察患者眼球运动，行闭目难立征试验、起坐试验、指鼻试验、甩头试验等共济失调和前庭功能方面的检查，也可进行姿势与步态的评估。位置性试验是确诊良性阵发性位置性眩晕的唯一手段；闭眼直线行走试验可发现双侧前庭功能障碍患者的"谨慎步态"或不稳的程度；小脑半球病变可见指鼻不准；后索病变时患者睁眼站立稳，闭眼时不稳。

3. 实验室及其他检查

CT、MRI、脑干诱发电位、电测听等排除后循环缺血、梗死以及鉴别前庭神经元病变与梅尼埃病。

（三）常见护理诊断/问题

1. 舒适度减弱

与突发眩晕、恶心、呕吐有关。

2. 有受伤的危险

与眩晕发作时平衡失调、步态不稳有关。

（四）护理目标

（1）患者眩晕、恶心、呕吐次数减少或缓解，患者舒适感增强。

（2）能够正确应对眩晕发作，不发生跌倒、受伤等意外。

（五）护理措施

1. 舒适度降低

（1）心理支持与生活协助：眩晕发作时应陪伴、安慰和鼓励患者，保持环境安静，协助做好生活护理。如避免强光、强声刺激；协助恶心、呕吐患者漱口，保持个人卫生，同时协助饮水、进食，注意水分和营养的补充，防止水、电解质平衡紊乱；对于频繁呕吐患者应遵医嘱使用止吐药，指导位置性眩晕患者正确变换体位，做好卧床患者的大小便护理。

（2）病情观察：密切观察患者眩晕发作的特点、持续时间与伴随症状；小脑病变的患者往往眩晕持续时间较长，有的可以持续至1个月以上，如果为小脑的梗死或出血，眩晕及其伴发症状应随着病程的延长而逐渐减轻或稳定，若为小脑的占位病变，则眩晕及其伴发症状会越来越重，甚至可能出现头痛、意识改变以及瞳孔的变化，应严密观察、及时记录与报告医生。因为眩晕的反复发作以及持续时间长，患者常出现烦躁不安、睡眠障碍或焦虑、抑郁等精神心理问题，而它们又可能反过来导致眩晕或成为眩晕加重的因素，应注意观察并及时处理。

2. 有受伤的危险

（1）安全护理：患者出现头晕、身体不适或不稳感等先兆症状时应平卧休息，急性发作期应固定头部，不宜搬动；眩晕发作期间不要让患者独自如厕、沐浴或接触热水瓶、茶杯等，以防跌倒、坠床和烫伤。

（2）避免诱因：平时枕头不宜太高（以 15°～20° 为宜），避免突然变换体位（突然起坐、站立或突然从站立位到卧位）；仰头、低头或头部转动时应动作缓慢，且转动幅度不宜太大，以防诱发。慢性眩晕患者积极治疗原发病，预防直立性低血压、低血糖；某些镇静药物、前庭抑制药物、小脑毒性药物以及心血管药物可能导致药源性眩晕发作，尤其应提醒服用多种药物的老年患者注意遵医嘱正确服药；慢性眩晕或复发性眩晕患者，平时应备好前庭抑制药物。

（六）护理评价

（1）患者眩晕程度减轻或症状消失，舒适感增强。

（2）能正确应对眩晕发作，未发生跌倒及其他伤害。

三、意识障碍

（一）概述

意识是指机体对自身和周围环境的刺激所做出应答反应的能力。意识的内容为高级神经活动，包括定向力、感知力、注意力、记忆力、思维、情感和行为等。意识障碍是指人对外界环境刺激缺乏反应的一种精神状态。任何病因引起的大脑皮质、皮质下结构、脑干上行网状激活系统等部位的损害或功能抑制，均可导致意识障碍。意识障碍可表现为觉醒度下降和意识内容变化，临床常通过患者的言语反应、对针刺的痛觉反应、瞳孔对光反射、吞咽反射、角膜反射等来判断意识障碍的程度。

1. 以觉醒度改变为主的意识障碍

（1）嗜睡：是意识障碍的早期表现，患者表现为睡眠时间过长，但能被唤醒，醒后可勉强配合检查及回答简单问题，停止刺激后患者又继续入睡。

（2）昏睡：是较嗜睡重的意识障碍，患者处于沉睡状态，正常的外界刺激不能唤醒，需大声呼唤或较强烈的刺激才能使其觉醒，可做含糊、简单而不完全的答话，停止刺激后很快入睡。

（3）昏迷：为最严重的意识障碍，患者意识完全丧失，各种强刺激不能使其觉醒，无有意识的自主活动，不能自发睁眼。昏迷按严重程度可分为以下几种。

1）浅昏迷：意识完全丧失，可有较少的无意识自发动作。对周围事物及声、光刺激全无反应，对强烈的疼痛刺激可有回避动作及痛苦表情，但不能觉醒。吞咽反射、咳嗽反射、角膜反射及瞳孔对光反射存在，生命体征无明显改变。

2）中昏迷：对外界正常刺激均无反应，自发动作少。对强刺激的防御反射、角膜反射及瞳孔对光反射减弱，大小便潴留或失禁，生命体征发生变化。

3）深昏迷：对外界任何刺激均无反应，全身肌肉松弛，无任何自主运动，眼球固定，瞳孔散大，各种反射消失，大小便失禁。生命体征明显变化，如呼吸不规则、血压下降等。

2. 以意识内容改变为主的意识障碍

（1）意识模糊：表现为情感反应淡漠，定向力障碍，活动减少，语言缺乏连贯性，对外界刺激可有反应，但低于正常水平。

（2）谵妄：是一种急性的脑高级功能障碍，患者对周围环境的认识及反应能力均有下降，表现为认知、注意力、定向与记忆功能受损，思维、推理迟钝，语言功能障碍，错觉、幻觉，睡眠觉醒周期紊乱等，可表现为紧张、恐惧和兴奋不安，甚至可有冲动和攻击行为。引起谵妄的常见神经系统疾病有脑炎、脑血管病、脑外伤及代谢性脑病等。高热、中毒、酸碱平衡紊乱、营养缺乏等也可导致。

3. 特殊类型的意识障碍

（1）去皮质综合征：双侧大脑皮质广泛损害而导致的皮质功能丧失，又称为去皮质僵直。患者对外界刺激无反应，无自发性言语及有目的的动作，能无意识地睁眼、闭眼或做吞咽动作，瞳孔对光反射和角膜反射以及睡眠觉醒周期存在。见于缺氧性脑病、脑炎、中毒和严重颅脑外伤。去皮质僵直时呈上肢屈曲、下肢伸直姿势；去大脑僵直则为头后仰，四肢均僵硬、伸直，上臂内旋，手指屈曲，常见于缺氧性脑病、脑炎、中毒和严重颅脑外伤。

（2）无动性缄默症：为脑干上部和丘脑的网状激活系统损害所致，而大脑半球及其传导通路无损害，又称睁眼昏迷。患者可以注视检查者和周围的人，貌似觉醒，但缄默不语，不能活动。四肢肌张力低，腱反射消失，肌肉松弛，大小便失禁，无病理征。对任何刺激无意识反应，睡眠觉醒周期存在，见于脑干梗死。

（3）植物状态：指大脑半球严重受损而脑干功能相对保留的一种状态。患者对自身和外界的认知功能全部丧失，呼之不应，有自发或反射性睁眼，存在吮吸、咀嚼和吞咽等原始反射，有睡眠觉醒周期，大小便失禁。颅脑外伤后植物状态 12 个月以上，其他原因持续 3 个月以上称为持续植物状态。

（二）护理评估

1. 病史

意识障碍可由不同的病因引起，应详细了解患者的发病方式及过程；了解既往健康状况，如有无高血压、心脏病、内分泌及代谢疾病病史，有无受凉、感染、外伤、急性中毒、药物过量或癫痫病史，有无抑郁症或自杀史等；评估患者的家庭背景，家属的精神状态、心理承受能力、对患者的关心程度及对预后的期望等。

2. 身体评估

（1）了解有无意识障碍及其类型：观察患者的自发活动和身体姿势，是否有牵扯衣服、自发咀嚼、眨眼或打哈欠，是否有对外界的注视或视觉追随，是否自发改变姿势。昏迷患者的瘫痪侧下肢常呈外旋位，足底疼痛刺激下肢回缩反应差或消失。

（2）判断意识障碍的程度：通过言语、针刺及压迫眶上神经等刺激，检查患者能否回答问题，有无睁眼动作和肢体反应情况。为了较准确地评价意识障碍的程度，国际通用 Glasgow 昏迷评定量表。最高得分为 15 分，最低得分为 3 分，分数越低，病情越重。通常在 8 分以上恢复机会较大，7 分以下预后较差，3～5 分并伴有脑干反射消失的患者有潜在死亡的危险。Glasgow 昏迷评定量表也有一定的局限性，如眼肌麻痹、眼睑或眶部水肿的患者不能评价其睁眼反应；气管插管或气管切开的患者不能评价其言语活动；四肢瘫痪或使用肌肉松弛药的患者不能评价其运动反应；睁眼反应、言语反应、运动反应单项评分不同的患者总分可能相等，但不意味着意识障碍程度相同。量表评定结果不能替代神经症状和体征的细致观察。双侧角膜反射消失常提示昏迷程度较深，且深昏迷时脑膜刺激征可消失。

（3）全身情况评估：检查瞳孔大小、形状，是否等大等圆，对光反射是否灵敏。一侧瞳孔散大、固定，提示该侧动眼神经受损，常为钩回疝所致；双侧瞳孔散大和对光反射消失，提示中脑受损、脑缺氧或阿托品类中毒；双侧瞳孔针尖样缩小，提示脑桥被盖损害如脑桥出血、有机磷中毒和吗啡类中毒等。观察生命体征变化，尤其注意有无呼吸节律与频率的改变，如潮式呼吸常提示中脑水平损害，丛集式呼吸常提示脑桥下部病变。评估有无面瘫、肢体瘫痪和头颅外伤；耳、鼻、结膜有无出血或渗液；皮肤有无破损、发绀、出血、水肿、多汗。

3. 实验室及其他检查

脑电图（EEG）检查有无异常，血液生化检查血糖、血脂、电解质及血常规是否正常，头部 CT、磁共振检查有无异常发现。

（三）常见护理诊断/问题

意识障碍：与脑组织受损、功能障碍有关。

（四）护理目标

（1）患者意识障碍无加重，意识障碍程度减轻或意识清楚。

（2）未发生与意识障碍、长期卧床有关的各种并发症。

（五）护理措施

1. 日常生活护理

卧气垫床或按摩床，加保护性床栏；保持床单整洁、干燥，减少对皮肤的机械性刺激，保持肢体功能位，定时给予翻身、拍背，按摩骨突受压处；做好大小便护理，保持外阴部皮肤清洁、干燥；注意口腔卫生，不能经口进食者应每日口腔护理 2 ~ 3 次；体温不升或肢端发凉者给予热水袋保温。

2. 饮食护理

应给予高维生素、高热量饮食，补充足够的水分；遵医嘱鼻饲流质者应定时喂食，保证足够的营养供给；进食时至进食后 30 分钟抬高床头，防止食物反流。

3. 保持呼吸道通畅

平卧头侧位或侧卧位，开放气道，取下活动性义齿，及时清除口鼻分泌物和吸痰，防止舌根后坠、窒息、误吸和肺部感染。

4. 病情监测

严密监测并记录生命体征及意识、瞳孔变化；观察有无恶心、呕吐及呕吐物的性状与量；观察皮肤弹性及有无脱水现象；观察有无消化道出血和脑疝的早期表现。

5. 预防并发症

预防压疮、尿路感染、口腔感染和肺部感染；谵妄躁动者给予适当约束并告知家属或照顾者，防止患者坠床、自伤或伤人；使用热水袋时及时更换部位，防止烫伤；长期卧床者注意被动活动和抬高肢体，预防下肢深静脉血栓形成。准确记录出入水量，预防营养失调和水、电解质平衡紊乱。

（六）护理评价

（1）患者意识障碍程度减轻或意识清楚。

（2）生活需要得到满足，未出现压疮、感染、营养失调及深静脉血栓形成。

四、运动障碍

（一）概述

运动障碍是指运动系统的任何部位受损所导致的骨骼肌活动异常，可分为瘫痪、不自主运动及共济失调等。

1. 瘫痪

瘫痪是指肌力下降或丧失而导致的运动障碍，系运动神经元损害所引起。按病变部位和瘫痪的性质可分为上运动神经元性瘫痪和下运动神经元性瘫痪；按瘫痪的程度分为完全性瘫痪（肌力完全丧失）和不完全性瘫痪（肌力减弱）；按瘫痪的分布可分为偏瘫、交叉性瘫、四肢瘫、截瘫、单瘫等。

（1）上运动神经元性瘫痪和下运动神经元性瘫痪：运动系统由两级运动神经元所组成。第一级运动神经元位于大脑皮质中央前回，第二级运动神经元位于脑干脑神经核和脊髓前角。第一级和第二级运动神经元的联系纤维称为锥体束（包括皮质延髓束和皮质脊髓束）。凡是二级运动神经元以上部位的传导束或一级运动神经元病变所引起的瘫痪称为上运动神经元性瘫痪，又称痉挛性瘫痪、硬瘫或中枢性瘫痪；第二级运动神经元和该神经元发出的神经纤维病变所引起的瘫痪称为下运动神经元性瘫痪，又称弛缓性瘫痪、软瘫或周围性瘫痪。

（2）瘫痪的临床表现：临床常见的瘫痪表现为以下几种形式。

1）单瘫：单个肢体的运动不能或运动无力，多为一个上肢或一个下肢。病变部位在大脑半球、脊髓前角细胞、周围神经或肌肉等。

2）偏瘫：一侧面部和肢体瘫痪，常伴有瘫痪侧肌张力增高、腱反射亢进和病理征阳性等体征。多见于一侧大脑半球病变，如内囊出血、大脑半球肿瘤、脑梗死等。

3）交叉性瘫痪：指病变侧脑神经麻痹和对侧肢体瘫痪。中脑病变时表现病灶侧动眼神经麻痹，对侧肢体瘫痪；脑桥病变时表现病灶侧展神经、面神经麻痹和对侧肢体瘫痪；延脑病变时表现病灶侧舌下神经麻痹和对侧肢体瘫痪。常见于脑干肿瘤、炎症和血管性病变。

4）截瘫：双下肢瘫痪称为截瘫，多见于脊髓胸腰段的炎症、外伤、肿瘤等引起的脊髓横贯性损害。

5）四肢瘫痪：四肢不能运动或肌力减退。见于高颈段脊髓病变（如外伤、肿瘤、炎症等）和周围神经病变（如吉兰—巴雷综合征）。

2. 不自主运动

不自主运动指患者在意识清醒的情况下，出现不受主观控制的无目的的异常运动。临床上可分为震颤、舞蹈、手足徐动、扭转痉挛、投掷动作等。所有不自主运动的症状随睡眠而消失。

（1）震颤：是主动肌与拮抗肌交替收缩引起的人体某一部位有节律的震荡运动。临床上分为静止性震颤和动作性震颤。前者在安静时出现，运动时减轻，睡眠时消失，手指有节律地抖动，多伴有肌张力增高，见于帕金森病；后者在肢体和躯干主动保持在某种姿势或肢体有目的地接近某个目标时，运动过程中出现的震颤，常见于特发性震颤、慢性酒精中毒、肝性脑病、肝豆状核变性、小脑病变等；老年人可出现摇头、手抖等症状，若无肌张力增高和动作缓慢，多为老年性震颤。

（2）舞蹈样运动：指面、舌、肢体、躯干等骨骼肌的不自主运动，多由尾状核和壳核的病变引起。表现为耸肩、转颈、伸臂、抬臂、摆手和手指伸屈等肢体不规则、无节律和无目的的不自主运动，多伴肌张力降低。见于小舞蹈病，也可继发于脑炎、肝豆状核变性等。

（3）手足徐动：又称指划动作或易变性痉挛。表现为肌张力忽高忽低的肢体、手指缓慢交替进行的屈曲动作。多见于脑炎、播散性脑脊髓炎、核黄疸和肝豆状核变性等。

（4）扭转痉挛：为变形性肌张力障碍，其特点同手足徐动症，但系围绕躯干或肢体长轴的缓慢旋转性不自主运动；痉挛性斜颈为单纯头颈部的扭转。本症可为原发性的遗传病，也可见于肝豆状核变性和某些药物中毒。

（5）偏身投掷：指一侧肢体猛烈的投掷样不自主动作，肢体近端重，故运动幅度大，力量强，系丘脑底核损害所致，纹状体至丘脑底核传导径路的病变也可发生，如脑梗死或少量出血。

3. 共济失调

共济失调指由小脑、本体感觉以及前庭功能障碍导致的运动笨拙和不协调，累及躯干、四肢和咽喉肌时可引起身体平衡、姿势、步态及言语障碍。根据病变部位可分为以下类型。

（1）小脑性共济失调：由小脑病变引起，小脑蚓部病变出现躯干性共济失调，小脑半球病变表现为肢体性共济失调。多伴有眼球震颤、肌张力低下、言语不清等小脑症状，但闭目或黑暗环境中不加重共济失调的症状。

（2）大脑性共济失调：由大脑半球额叶病变引起，经脑桥、小脑通路的影响而产生共济失调的症状。临床表现与小脑性共济失调十分类似，但症状较轻；顶叶、颞叶病变也可产生共济失调，其症状更轻，区别除共济失调外，主要为分别伴有额叶、顶叶和颞叶损害的其他临床症状。

（3）感觉性共济失调：深感觉传导路径中脊神经后根、脊髓后索、丘脑至大脑皮质顶叶任何部位的损害都可使患者不能辨别肢体的位置及运动方向而出现感觉性共济失调。表现为站立不稳，迈步的远近无法控制，落脚不知深浅，踩棉花感，一般无眩晕、眼震和言语障碍。多见于脊髓后索和周围神经病变。

（4）前庭性共济失调：前庭损害时因失去身体空间定向能力，患者表现为站立不稳，改变头位可使症状加重，行走时向患侧倾倒。伴有明显的眩晕、恶心、呕吐和眼球震颤。多见于内耳疾病、脑血管病、脑炎及多发性硬化等。

（二）护理评估

1. 病史

了解患者起病的缓急，运动障碍的性质、分布、程度及伴发症状；注意有无发热、抽搐或疼痛，是否继发损伤；饮食和食欲情况，是否饱餐或酗酒；过去有无类似发作病史；是否因肢体运动障碍而产生急躁、焦虑情绪或悲观、抑郁心理。

2. 身体评估

（1）肌容积：检查肌肉的外形、体积，确认有无萎缩、肥大及其部位、范围和分布。除用肉眼观察外，还可以比较两侧肢体相同部位的周径，相差大于 1 cm 者为异常。下运动神经元损害和肌肉疾病可见肌萎缩，进行性肌营养不良可见腓肠肌和三角肌的假肥大。

（2）肌张力：肌张力是指肌肉在静止、松弛状态下的紧张度。检查主要触摸肌肉的硬度和被动活动时有无阻力，如有无关节僵硬、活动受限和不自主运动，被动活动时的阻力是否均匀一致等。肌张力低下可见于下运动神经元疾病、脑卒中早期、急性脊髓损伤的休克期等；肌张力增高表现为肌肉较硬，被动运动阻力增加，关节活动范围缩小，见于锥体系和锥体外系病变。

（3）肌力：肌力是受试者主动运动时肌肉收缩的力量。检查肌力主要采用两种方法：①嘱患者随意活动各关节，观察活动的速度、幅度和耐久度，并施以阻力与其对抗；②让患者维持某种姿势，检查者施力使其改变。肌力的评估采用 0 ~ 5 级共 6 级肌力记录法。肌力异常不仅标志着肌肉本身的功能异常，往往提示支配该肌肉的神经功能异常，在评估肌力的同时应检查腱反射是否亢进、减退或消失，有无病理反射。

（4）协调与平衡功能：协调是指人体完成平稳、准确、有控制的运动能力；平衡是指由于各种原因使身体重心偏离稳定位置时，四肢及躯干有意识或反射性活动以恢复身体直立稳定的能力。观察患者在站立、坐位和行走时是否能静态维持、动态维持和抵抗轻外力作用维持平衡；判断有无协调障碍、平衡障碍，发现影响因素，预测可能发生跌倒的危险性。同时注意患者有无不自主运动及其形式、部位、程度、规律和过程，以及与休息、活动、情绪、睡眠、气温等的关系。

（5）姿势和步态：步态是指人行走、站立的运动形式与姿态。观察患者卧、坐、立和行走的姿势，注意起步、抬足、落足、步幅、步基、方向、节律、停步和协调动作的情况。患者卧床时是否被动或强迫体位，如能否在床上向两侧翻身或坐起，是否需要协助、辅助或支持等。痉挛性偏瘫步态常见于脑血管意外或脑外伤的恢复期；慌张步态是帕金森病的典型症状之一；肌病步态（摇摆步态）常见于进行性肌营养不良症；慢性酒精中毒、多发性硬化以及多发性神经病可有感觉性共济失调步态等。

（6）日常生活活动能力（ADL）：是指人们为了维持生存及适应生存环境每日必须反复进行的最基本、最具有共性的活动，包括运动、自理、交流及家务活动。目前广泛使用Barthel指数评定。Barthel 指数总分 100 分，61 ~ 99 分者有轻度功能障碍，生活基本自理或少部分依赖他人照护；41 ~ 60 分有中度功能障碍，生活需要很大帮助；40 分及以下有重度功能障碍，日常生活完全需要他人照护。一般 40 分以上康复治疗意义大。

（7）全身情况：评估营养和皮肤情况，注意皮肤有无发红、皮疹、破损、水肿；观察有无吞咽、构音和呼吸的异常。

3. 实验室及其他检查

CT、MRI 可了解中枢神经系统有无病灶，肌电图检查可了解脊髓前角细胞、神经传导速度及肌肉有无异常，血液生化检查可检测血清铜蓝蛋白、抗"O"抗体、红细胞沉降率、肌酶谱、血清钾有无异常，神经肌肉活检可鉴别各种肌病和周围神经病。

（三）常见护理诊断/问题

1. 躯体活动障碍

与大脑、小脑、脊髓病变及神经肌肉受损、肢体瘫痪或协调能力异常有关。

2. 有失用/误用综合征的危险

与肢体瘫痪、僵硬、长期卧床/体位不当或异常运动模式有关。

（四）护理目标

（1）患者能够适应进食、穿衣、沐浴或卫生自理缺陷的状态。

（2）能接受护理人员的照顾，生活需要得到满足。

（3）能配合运动训练，日常生活活动能力逐渐增强。

（4）不发生受伤、压疮、深静脉血栓形成、肢体挛缩畸形等并发症。

（五）护理措施

1. 躯体活动障碍

（1）生活护理：可根据 Barthel 指数评分确定患者的日常生活活动能力，并根据自理程度给予相应的协助。卧床及瘫痪患者应保持床单位整洁、干燥、无渣屑，减少对皮肤的机械性刺激；瘫痪患者垫气垫床或按摩床，抬高患肢并协助被动运动，必要时对骶尾部及足跟等部位给予减压贴保护，预防压疮和下肢静脉血栓形成；帮助患者建立舒适卧位，协助定时翻身、拍背；每日全身温水擦拭 1～2 次，促进肢体血液循环，增进睡眠；患者需在床上大小便时，为其提供方便的条件、隐蔽的环境和充足的时间；指导患者学会和配合使用便器，便盆置入与取出动作要轻柔，注意勿拖拉和用力过猛，以免损伤皮肤；鼓励和帮助患者摄取充足的水分和均衡的饮食，养成定时排便的习惯，便秘者可适当运动和按摩下腹部，促进肠蠕动，预防肠胀气，保持大便通畅；注意口腔卫生，每日口腔护理 2～3 次，保持口腔清洁；提供特殊的餐具、牙刷、衣服等，方便和协助患者洗漱、进食、如厕、沐浴和穿脱衣服等，增进舒适感和满足患者基本生活需求。

（2）运动训练：运动训练应考虑患者的年龄、性别、体能、疾病性质及程度，选择合适的运动方式、持续时间、运动频度和进展速度。瘫痪患者肌力训练应从助力活动开始，鼓励主动活动，逐步训练抗阻力活动。当肌力小于 2 级时，一般选择助力活动；当肌力达到 3 级时，训练患肢独立完成全范围关节活动；肌力达到 4 级时，应给予渐进抗阻训练。训练前应告知患者并帮助做好相应准备，如合适的衣着、管路的固定等。训练过程中应分步解释动作顺序与配合要求，并观察患者的一般情况，注意重要体征、皮温、颜色以及有无局部疼痛不适；同时应注意保护或辅助，并逐渐减少保护和辅助量。

（3）安全护理：护理运动障碍的患者重点要防止坠床和跌倒，确保安全。床铺高度适中，应有保护性床栏；呼叫器和经常使用的物品应置于床头患者伸手可及处；运动场所要宽敞、明亮，无障碍物阻挡，建立"无障碍通道"；走廊、厕所要装扶手，以方便患者起坐、扶行；地面要保持平整、干燥、防湿、防滑，去除门槛；患者最好穿防滑软橡胶底鞋，穿棉布衣服，衣着应宽松；患者在行走时不要在其身旁擦过或在其面前穿过，同时避免突然呼唤患者，以免分散其注意力；上肢肌力下降的患者不要让其自行打开水或用热水瓶倒水，防止烫伤；行走不稳或步态不稳者，选用三角手杖等合适的辅助具，并有人陪伴，防止受伤。

（4）心理护理：给患者提供有关疾病、治疗及预后的可靠信息；关心、尊重患者，多与患者交谈，鼓励患者表达自己的感受，指导克服焦躁、悲观情绪，适应患者角色的转变；避免任何不良刺激和伤害患者自尊的言行，尤其在协助患者进食、洗漱和如厕时，不要流露出厌烦情绪；正确对待康复训练过程中患者所出现的注意力不集中、缺乏主动性、畏难、悲观及急于求成心理等现象，鼓励患者克服困难，摆脱对照顾者的依赖心理，增强自我照顾能力与自信心；营造和谐的亲情氛围和舒适的休养环境，建立医院、家庭、社区协助支持系统。

2. 有失用/误用综合征的危险

（1）早期康复干预：告知患者及家属早期康复的重要性、训练内容与开始的时间。早期康复有助于抑制和减轻肢体痉挛姿势的出现与发展，能预防并发症、促进康复、减轻致残程度和提高生活质量。一般认为，缺血性脑卒中患者只要意识清楚，生命体征平稳，病情不再发展后48小时即可进行康复；多数脑出血康复可在病后10~14日开始；其他疾病所致运动障碍的康复应尽早进行，只要不妨碍治疗，康复训练开展得越早，功能康复的可能性就越大，预后也就越好。早期康复护理包括如下内容。

1）重视患侧刺激：通常患侧的体表感觉、视觉和听觉减少，加强患侧刺激可以对抗其感觉丧失，避免忽略患侧身体和患侧空间。房间的布置应尽可能地使患侧在白天自然地接受更多的刺激，如床头柜、电视机应置于患侧；所有护理工作，如帮助患者洗漱、进食、测血压、脉搏等都应在患侧进行；家属与患者交谈时也应握住患侧手，引导偏瘫患者头转向患侧；避免手的损伤，尽量不在患肢静脉输液；慎用热水袋热敷等。

2）保持良好的肢体位置：正确的卧位姿势可以减轻患肢的痉挛、水肿，增加舒适感。①患者卧床时床应放平，床头不宜过高，尽量避免半卧位和不舒适的体位，如患手应张开，手中不应放任何东西，以避免让手处于抗重力的姿势；不在足部放置坚硬的物体，以避免足跖屈畸形，因为硬物压在足底部可增加不必要的伸肌模式的反射活动。②不同的体位均应备数个不同大小和形状的软枕以支持；③避免被褥过重或太紧等。

3）正确的体位变换（翻身）：翻身主要是躯干的旋转，它能刺激全身的反应与活动，是抑制痉挛和减少患侧受压最具治疗意义的活动。①患侧卧位：是所有体位中最重要的体位，肩关节向前伸展并外旋，肘关节伸展，前臂旋前，手掌向上放在最高处，患腿伸展，膝关节轻度屈曲。②仰卧位：为过渡性体位，因为受颈牵张性反射和迷路反射的影响，异常反射活动增强，应尽可能少用。③健侧卧位：患肩前屈，手平放于枕头上，伸肘，下肢患侧膝、髋屈曲，髋稍内旋。偏瘫、截瘫患者每2~3小时翻身1次。

4）床上运动训练：正确的运动训练有助于缓解痉挛和改善已形成的异常运动模式。①Bobath握手：两手握在一起，十指交叉，患侧拇指位于最上面，双手叉握，充分向前伸，然后上举至头上。鼓励患者在双手与躯体呈90°和180°位置稍作停留，以放松上肢和肩胛的痉挛，避免手的僵硬收缩，刺激躯干活动与感觉。鼓励患者每日多次练习，即使静脉输液，也应小心地继续上举其患肢，以充分保持肩关节无痛范围的活动。②桥式运动（选择性伸髋）：指导患者抬高臀部，使骨盆呈水平位，治疗师一手下压患侧膝关节，另一只手轻拍患侧臀部，刺激其活动，帮助伸展患侧髋部。该运动可以训练患腿负重，为患者行走做准备，防止患者在行走中膝关节锁住（膝过伸位），同时有助于卧床患者床上使用便器。③关节被动运动：进行每个关节的各方位的被动运动，可维持关节活动度，预防关节僵硬和肢体挛缩畸形。④起坐训练：鼓励患者尽早从床上坐起来，由侧卧位开始，健足推动患足，将小腿移至床缘外。坐位时应保持患者躯干的直立，可用大枕垫于身后，髋关节屈曲90°，双上肢置于移动桌上，防止躯干后仰，肘及前臂下方垫软枕以防肘部受压。轮椅活动时，应在轮椅上放一桌板，保证患手平放于桌板上，而不是悬垂在一边。

（2）恢复期运动训练：主要包括转移动作训练、坐位训练、站立训练、步行和实用步行训练、平衡共济训练、日常生活活动训练等。上肢功能训练一般采用运动疗法和作业疗法相结合，下肢功能训练主要以改善步态为主。具体方法有踝关节选择性背屈和跖屈运动、患侧下肢负重及平衡能力训练等。运动训练应在康复师指导下由易到难，循序渐进，持之以恒。

（3）综合康复治疗：根据病情，指导患者合理选用针灸、理疗、按摩等辅助治疗，以促进运动功能的恢复。

（六）护理评价

（1）患者能适应运动障碍的状态，情绪稳定。

（2）能接受护理人员的照顾，舒适感增强，生活需要得到满足。

（3）能配合和坚持肢体功能康复训练，日常生活活动能力逐渐增强或恢复正常。

（4）未发生压疮、感染、外伤、肢体失用萎缩和关节挛缩畸形等并发症。

（李晓琳）

第二节　中枢神经系统感染性疾病

中枢神经系统（CNS）感染性疾病是指各种生物病原体侵犯中枢神经系统实质、脑膜和血管等引起的急性或慢性炎症性（或非炎症性）疾病。引起疾病的生物病原体包括病毒、细菌、螺旋体、寄生虫、真菌、立克次体和朊蛋白等。临床上根据中枢神经系统感染的部位不同可分为：脑炎、脊髓炎或脑脊髓炎，主要侵犯脑和（或）脊髓实质；脑膜炎、脊膜炎或脑脊膜炎，主要侵犯脑和（或）脊髓软膜；脑膜脑炎：脑实质和脑膜合并受累。生物病原体主要通过血行感染、直接感染和神经干逆行感染等途径进入中枢神经系统。

一、病毒性脑膜炎患者的护理

病毒性脑膜炎是一组由各种病毒感染引起的脑膜急性炎症性疾病。多为急性起病，出现病毒感染的全身中毒症状，如发热、头痛、畏光、恶心、呕吐、肌痛、食欲减退、腹泻和全身乏力等，并伴有脑膜刺激征，通常儿童病程超过1周，成人可持续2周或更长。本病大多呈良性过程。

（一）专科护理

1. 护理要点

急性期患者绝对卧床休息，给予高热量、高蛋白、高维生素、易消化的流质或半流质饮食，不能进食者给予鼻饲。密切观察病情变化，除生命体征外，必须观察瞳孔、精神状态、意识改变、有无呕吐、抽搐症状，及时发现是否有脑膜刺激征和脑疝的发生。

2. 主要护理问题

（1）急性疼痛：头痛与脑膜刺激征有关。

（2）潜在并发症：脑疝与脑水肿导致颅内压增高有关。

（3）体温过高：与病毒感染有关。

（4）有体液不足的危险：与反复呕吐、腹泻导致失水有关。

3. 护理措施

（1）一般护理。

1）为患者提供安静、温湿度适宜的环境，避免声、光刺激，以免加重患者的烦躁不安、头痛及精神方面的不适感。

2）衣着舒适，患者内衣以棉制品为宜，勤洗勤换，且不宜过紧；床单保持清洁、干燥、无渣屑。

3）提供高热量、高蛋白质、高维生素、低脂肪的易消化饮食，以补充高热引起的营养物质消耗。鼓励患者增加饮水量，每日 1 000～2 000 mL。

4）做好基础护理，给予口腔护理，减少患者因高热、呕吐引起的不适感，并防止感染；加强皮肤护理，防止降温后大量出汗带来的不适。

（2）病情观察及护理。

1）严密观察患者的意识、瞳孔及生命体征的变化，及时准确地报告医生。积极配合医生治疗，给予降低颅内压的药物，减轻脑水肿引起的头痛、恶心、呕吐等，防止脑疝的发生。保持呼吸道通畅，及时清除呼吸道分泌物，定时叩背、吸痰，预防肺部感染。

2）发热患者应减少活动，以减少耗氧量，缓解头痛、肌痛等症状。发热时可采用物理方法降温，可用温水擦浴、冰袋和冷毛巾外敷等措施物理降温。必要时遵医嘱使用药物降温，使用时注意药物的剂量，尤其对年老体弱及伴有心血管疾病者应防止出现虚脱或休克现象；监测体温应在行降温措施 30 分钟后进行。

3）评估患者头痛的性质、程度及规律，恶心、呕吐等症状是否加重。患者头痛时指导其卧床休息，改变体位时动作要缓慢。讲解减轻头痛的方法，如深呼吸、倾听音乐、引导式想象、生物反馈治疗等。

4）意识障碍患者给予侧卧位，备好吸引器，及时清理口腔，防止呕吐物误入气管而引起窒息。观察患者呕吐的特点，记录呕吐的次数，呕吐物的性质、量、颜色、气味，遵医嘱给予止吐药，帮助患者逐步恢复正常饮食和体力。指导患者少量多次饮水，以免引起恶心、呕吐；剧烈呕吐不能进食或严重水电解质失衡时，给予外周静脉营养，准确记录 24 小时出入量，观察患者有无失水征象，依失水程度不同，患者可出现软弱无力、口渴、皮肤黏膜干燥和弹性降低，尿量减少、尿比重增高等表现。

5）抽搐的护理：抽搐发作时，应立即松开衣领和裤带，取下活动性义齿，及时清除口鼻腔分泌物，保持呼吸道通畅；放置压舌板于上、下臼齿之间，防止舌咬伤，必要时用舌钳将舌拖出，防止舌后坠阻塞呼吸道；谵妄、躁动时给予约束带约束，勿强行按压肢体，以免造成肢体骨折或脱臼。

（二）健康指导

1. 疾病知识指导

（1）概念：病毒性脑膜炎又称无菌性脑膜炎，是一组由各种病毒感染引起的脑膜急性炎症性疾病，主要表现为发热、头痛和脑膜刺激征。

（2）形成的主要原因：85%～95% 的病毒性脑膜炎由肠道病毒引起，主要经粪—口途径传播，少数经呼吸道分泌物传播。

（3）主要症状：多为急性起病，出现病毒感染全身中毒症状，如发热、畏光、头痛、肌痛、食欲减退、腹泻和全身乏力等，并伴有脑膜刺激征。幼儿可出现发热、呕吐、皮疹等，而颈项强直较轻微甚至缺如。

（4）常用检查项目：血常规、尿常规、腰椎穿刺术、脑电图、头颅 CT、头颅 MRI。

（5）治疗：主要治疗原则是对症治疗、支持治疗和防治并发症。对症治疗如剧烈头痛可用止痛药，癫痫发作可首选卡马西平或苯妥英钠，抗病毒治疗可用阿昔洛韦，脑水肿可适当应用脱水药。

（6）预后：预后良好。

（7）其他：如疑为肠道病毒感染，应注意粪便处理，注意手部卫生。

2. 饮食指导

（1）给予高蛋白、高热量、高维生素等营养丰富的食物，如鸡蛋、牛奶、豆制品、瘦肉，有利于增强抵抗力。

（2）长期卧床的患者易引起便秘：用力屏气排便、过多的水钠潴留都易引起颅内压增高，为保证大便通畅，患者应多食粗纤维食物，如芹菜、韭菜等。

（3）应用甘露醇、速尿等脱水剂期间，患者应多食含钾高的食物，如香蕉、橘子等，并要保证水分摄入。

（4）不能经口进食者，遵医嘱给予鼻饲，制订鼻饲饮食计划表。

3. 用药指导

（1）脱水药：保证药物滴注时间、剂量准确，注意观察患者的反应及患者皮肤颜色、弹性的变化，记录24小时出入量，注意监测肾功能。

（2）抗病毒药：应用阿昔洛韦时注意观察患者有无谵妄、皮疹、震颤及血清转氨酶暂时增高等不良反应。

4. 日常生活指导

（1）保持室内环境安静、舒适、光线柔和。

（2）高热的护理。

1）体温上升阶段：寒战时注意保暖。

2）发热持续阶段：给予物理降温，必要时遵医嘱使用退热药，并要注意补充水分。

3）退热阶段：要及时更换汗湿衣服，防止受凉。

（3）腰椎穿刺术后患者取去枕平卧位4~6小时，以防止低颅压性头痛的发生。

（三）循证护理

病毒性脑膜炎是由各种病毒引起的中枢神经系统的炎症性疾病，其发病机制可能与病毒感染和感染后的免疫反应有关。而症状性癫痫是由脑损伤或全身性疾病引起脑代谢失常引发的癫痫，病毒性脑膜炎是引起癫痫发作的因素之一。针对病毒性脑膜炎并发症状性癫痫患者的临床特点，有学者研究得出病毒性脑炎并发症状性癫痫患者的护理重点为做好精神异常、癫痫发作、腰椎穿刺术和用药的观察及护理。

使用头孢菌素类和硝基咪唑类抗生素后，服用含有乙醇类的液体或食物时会引发双硫仑样反应。双硫仑样反应表现为面部潮红、头痛、眩晕、恶心、呕吐、低血压、心率加快、呼吸困难，严重者可致急性充血性心力衰竭、呼吸抑制、意识丧失、肌肉震颤等。据报道，1例高压电烧伤者，术后给予头孢哌酮抗感染，用75%乙醇处理创面，反复出现双硫仑样反应。说明应用上述药物的患者接触任何含乙醇的制品都有导致双硫仑样反应的可能，医护人员应提高警惕，并将有关注意事项告知患者。

二、化脓性脑膜炎患者的护理

化脓性脑膜炎即细菌性脑膜炎，又称软脑膜炎，是由化脓性细菌所致脑脊膜的炎症反应，脑和脊髓的表面轻度受累，是中枢神经系统常见的化脓性感染疾病。病前可有上呼吸道感染史，主要临床表现为发热、头痛、呕吐、意识障碍、偏瘫、失语、皮肤瘀点及脑膜刺激征等。通常起病急，好发于婴幼儿和儿童。

（一）专科护理

1. 护理要点

密切观察患者的病情变化，定时监测患者的生命体征、意识、瞳孔的变化及颅内压增高表现。做好高热患者的护理。对有肢体瘫痪及失语的患者，给予康复训练，预防并发症。加强心理护理，帮助患者树立战胜疾病的信心。

2. 主要护理问题

（1）体温过高：与细菌感染有关。

（2）急性疼痛：头痛与颅内感染有关。

（3）营养失调——低于机体需要量：与反复呕吐及摄入不足有关。

（4）潜在并发症——脑疝：与颅内压增高有关。

（5）躯体活动障碍：与神经功能损害所致的偏瘫有关。

（6）有皮肤完整性受损的危险：与散在的皮肤瘀点有关。

3. 护理措施

（1）一般护理。

1）环境：保持病室安静，经常通风，用窗帘适当遮挡窗户，避免强光对患者的刺激，减少患者家属的探视。

2）饮食：给予清淡、易消化且富含营养的流质或半流质饮食，多吃水果和蔬菜。意识障碍的患者给予鼻饲饮食，制订饮食计划表，保证患者摄入足够的热量。

3）基础护理：给予口腔护理，保持口腔清洁，减少因发热、呕吐等引起的口腔不适；加强皮肤护理，保持皮肤清洁、干燥，特别是皮肤有瘀点、瘀斑时避免搔抓及破溃。

（2）病情观察及护理。

1）加强巡视，密切观察患者的意识、瞳孔、生命体征及皮肤瘀点、瘀斑的变化，婴儿应注意观察囟门。若患者意识障碍加重、呼吸节律不规则、双侧瞳孔不等大、对光反射迟钝、躁动不安等，提示脑疝的发生，应立即通知医生，配合抢救。

2）备好抢救药品及器械：抢救车、吸引器、简易呼吸器、氧气装置及硬脑膜下穿刺包等。

（3）用药护理。

1）抗生素：给予抗生素皮试前，询问有无过敏史。用药期间监测患者的血常规、血培养、血药敏等检查结果。用药期间了解患者有无不适主诉。

2）脱水药：保证药物按时、准确滴注，注意观察患者的反应及皮肤颜色、弹性的变化，注意监测肾功能。避免药液外渗，如有外渗，可用硫酸镁湿热敷。

3）糖皮质激素：严格遵医嘱用药，保证用药时间、剂量的准确，不可随意增量、减量，询问患者有无心悸、出汗等不适主诉；用药期间监测患者的血常规、血糖变化；注意保暖，预防交叉感染。

（4）心理护理：根据患者及其家属的文化水平，介绍患者的病情及治疗和护理的方法，使其积极主动配合。关心和爱护患者，及时解除患者的不适，增强其信任感，帮助患者树立战胜疾病的信心。

（5）康复护理：有肢体瘫痪和语言沟通障碍的患者可以进行如下康复护理。

1）保持良好的肢体位置，根据病情，给予床上运动训练。①桥式运动：患者仰卧位，双上肢放于体侧，或双手十指交叉，双上肢上举；双腿屈膝，足支撑于床上，然后将臀部抬起，并保持骨盆成水平位，维持一段时间后缓慢放下，也可以将健足从治疗床上抬起，以患侧单腿完成桥式运动。②关节被动运动：为了预防关节活动受限，主要进行肩关节外旋、外展，肘关节伸展，腕和手指伸展，髋关节外展，膝关节伸展，足背屈和外翻。③起坐训练。

2）对于清醒患者，要更多关心、体贴患者，增强其自我照顾的能力和信心。经常与患者进行交流，促进其语言功能的恢复。

（二）健康指导

1. 疾病知识指导

（1）概念：化脓性脑膜炎是由化脓性细菌感染所致的脑脊膜炎症，脑和脊髓的表面轻度受累。通常急性起病，是中枢神经系统常见的化脓性感染疾病。

（2）形成的主要原因：化脓性脑膜炎最常见的致病菌为肺炎链球菌、脑膜炎双球菌及 B型流感嗜血杆菌。这些致病菌可通过外伤、直接扩散、血液循环或脑脊液等途径感染软脑膜和（或）蛛网膜。

（3）主要症状：寒战、高热、头痛、呕吐、意识障碍、腹泻和全身乏力等，有典型的脑膜刺激征。

（4）常用检查项目：血常规、尿常规、脑脊液检查、头颅 CT、头颅 MRI、血细菌培养。

（5）治疗。

1）抗菌治疗：未确定病原菌时首选三代头孢曲松或头孢噻肟，因其可透过血脑屏障，在脑脊液中达到有效浓度。如确定病原菌为肺炎球菌，首选青霉素，对其耐药者，可选头孢曲松，必要时联合万古霉素治疗；如确定病原菌为脑膜炎球菌，首选青霉素；如确定病原菌为铜绿假单胞菌，可选头孢他啶。

2）激素治疗。

3）对症治疗。

（6）预后：病死率及致残率较高，但预后与机体情况、病原菌和是否尽早应用有效的抗生素治疗有关。

（7）宣教：搞好环境和个人卫生。

2. 饮食指导

给予高热量、清淡、易消化的流质或半流质饮食，按患者的热量需要制订饮食计划，保证足够热量的摄入。注意食物的搭配，增加患者的食欲，少食多餐。频繁呕吐不能进食者，给予静脉输液，维持水、电解质平衡。

3. 用药指导

（1）应用脱水药时，保证输液速度。

（2）应用激素类药物时不可随意减量，以免发生"反跳"现象，激素类药物最好在上午输注，避免由于药物不良反应引起睡眠障碍。

4. 日常生活指导

（1）协助患者洗漱、如厕、进食及个人卫生等生活护理。

（2）做好基础护理，及时清除大小便，保持臀部皮肤清洁干燥，间隔 1~2 小时更换 1 次体位，按摩受压部位，必要时使用气垫床，预防压疮。

（3）偏瘫的患者确保有人陪伴，床旁安装护栏，地面保持平整、干燥，防湿、防滑，注意安全。

（4）躁动不安或抽搐的患者，床边备牙垫或压舌板，必要时在患者家属知情同意下用约束带，防止患者舌咬伤及坠床。

（三）循证护理

化脓性脑膜炎是小儿时期较为常见的由化脓性细菌引起的神经系统感染的疾病，婴幼儿发病较多。本病预后差，病死率高，后遗症多。有学者通过对 78 例化脓性脑膜炎患儿的护理资料进行研究，总结得出做好病情的观察和加强临床护理是促进患儿康复的重要环节。

对小儿化脓性脑膜炎的临床护理效果的探讨，得出结论：提高理论知识水平、业务水平、对疾病的认识，根据病情发展变化做出及时、正确的抢救和护理措施，可以提高患儿治愈率，降低并发症和后遗症发生，提高生命质量，促进患儿早日康复。

三、结核性脑膜炎患者的护理

结核性脑膜炎（TMD）是由结核杆菌引起的脑膜和脊髓膜的非化脓性炎症性疾病，是最常见的神经系统结核病。主要表现为结核中毒症状、发热、头痛、脑膜刺激征、脑神经损害及脑实质改变，如意识障碍、癫痫发作等。本病好发于幼儿及青少年，冬、春季较多见。

（一）专科护理

1. 护理要点

密切观察患者的病情变化，观察有无意识障碍、脑疝及抽搐加重的发生。做好用药指导，定期监测抗结核药物的不良反应。对抽搐发作、肢体瘫痪及意识障碍的患者加强安全护理，防止外伤，同时给予相应的对症护理，促进患者康复。

2. 主要护理问题

（1）体温过高：与炎性反应有关。

（2）有受伤害的危险：与抽搐发作有关。

（3）有窒息的危险：与抽搐发作时口腔和支气管分泌物增多有关。

（4）营养失调——低于机体需要量：与机体消耗及食欲减退有关。

（5）疲乏：与结核中毒症状有关。

（6）意识障碍：与中枢神经系统、脑实质损害有关。

（7）潜在并发症：脑神经损害、脑梗死等。

（8）知识缺乏：缺乏相关医学知识。

3. 护理措施

（1）一般护理。

1）休息与活动：患者出现明显结核中毒症状，如低热、盗汗、全身无力、精神萎靡不振时，应以休息为主，保证充足的睡眠，生活规律。病室安静，温湿度适宜，床铺舒适，重视个人卫生护理。

2）饮食护理：保证营养及水分的摄入。提供高蛋白、高热量、高维生素的饮食，每日摄入鱼、肉、蛋、奶等优质蛋白，多食新鲜的蔬菜、水果，补充维生素。高热或不能经口进食的患者给予鼻饲饮食或肠外营养。

3）戒烟、酒。

（2）用药护理。

1）抗结核治疗：早期、联合、足量、全程、顿服是治疗结核性脑膜炎的关键。强调正确用药的重要性，督促患者遵医嘱服药，养成按时服药的习惯，使患者配合治疗。告知药物可能出现的不良反应，密切观察，出现眩晕、耳鸣、巩膜黄染、肝区疼痛、胃肠不适等不良反应时，及时报告医生，并遵医嘱给予相应的处理。

2）全身支持：减轻结核中毒症状，可使用皮质类固醇等抑制炎症反应，减轻脑水肿。使用皮质类固醇时要逐渐减量，以免发生"反跳"现象。注意观察皮质类固醇药物的不良反应，正确用药，减少不良反应。

3）对症治疗：根据患者的病情给予相应的抗感染、脱水降颅压、解痉治疗。

（3）体温过高的护理。

1）重视体温的变化，定时测量体温，给予物理或药物降温后，观察降温效果及患者有无虚脱等不适出现。

2）采取降温措施。①物理降温：使用冰帽、冰袋等局部降温，采用温水擦浴全身降温。注意用冷时间，观察患者的反应，防止继发效应抵消治疗作用及冻伤的发生。身体虚弱的患者在降温过程中，控制时间，避免能量的消耗。②药物降温：遵医嘱给予药物降温，不可在短时间内将体温降得过低，同时注意补充水分，防止患者虚脱。儿童避免使用阿司匹林，以免诱发瑞氏综合征，即患者先出现恶心、呕吐，继而出现中枢神经系统症状，如嗜睡、昏睡等。小心谨慎使用金刚烷胺类药物，以免中枢神经系统不良反应的发生。

（4）意识障碍的护理。

1）生活护理：使用床挡等保护性器具。保持床单位清洁、干燥、无渣屑，减少对皮肤的刺激，定时给予翻身、叩背，按摩受压部位，预防压疮的发生。注意口腔卫生，保持口腔清洁。做好大小便护理，满足患者的基本生活需求。

2）饮食护理：协助患者进食，不能经口进食时，给予鼻饲饮食，保障营养及水分的摄入。

3）病情监测：密切观察患者的生命体征及意识、瞳孔的变化，出现异常需及时报告医生，并配合医生处理。

（二）健康指导

1. 疾病知识指导

（1）病因及发病机制：结核杆菌通过血行直接播散或经脉络丛播散至脑脊髓膜，形成结核结节，结节破溃后结核菌进入蛛网膜下隙，导致结核性脑膜炎。此外，结核菌可因脑实质、脑膜干酪灶破溃所致，脊柱、颅骨、乳突部的结核病灶也可直接蔓延，引起结核性脑膜炎。

（2）主要症状：多起病隐袭，病程较长，症状轻重不一。

1）结核中毒症状：低热、盗汗、食欲减退、疲乏、精神萎靡。

2）颅内压增高和脑膜刺激症状：头痛、呕吐、视神经盘水肿及脑膜刺激征。

3）脑实质损害：精神萎靡、淡漠、谵妄等精神症状或意识状态的改变；部分性、全身性的痫性发作或癫痫持续状态；偏瘫、交叉瘫、截瘫等脑卒中样表现。

4）脑神经损害：动眼神经、外展神经、面神经及视神经易受累及，表现为视力下降、瞳孔不等大、眼睑下垂、面神经麻痹等。

（3）常用检查项目：脑脊液检查、头颅 CT、头颅 MRI、红细胞沉降率等。

（4）治疗。

1）抗结核治疗：异烟肼、利福平、吡嗪酰胺、链霉素、乙胺丁醇等。至少选择 3 种药物联合治疗，根据所选药物给予辅助治疗，减少药物不良反应。

2）皮质类固醇：用于减轻中毒症状、抑制炎症反应、减轻脑水肿、抑制纤维化，可用地塞米松或氢化可的松等。

3）对症治疗：降颅压、解痉、抗感染等。

（5）预后：与患者的年龄、病情轻重、治疗是否及时彻底有关。部分患者预后较差，甚至死亡。

2. 饮食指导

提供高蛋白、高热量、高维生素、易消化吸收的食物，每日摄入鱼、肉、蛋、奶等优质蛋白，多食新鲜的蔬菜、水果，补充维生素。保证水分的摄入。

3. 用药指导

（1）使用抗结核药物时要遵医嘱正确用药：早期、足量、联合、全程、顿服是治疗本病的关键。药物不良反应较多，如使用异烟肼时需补充维生素 B_6 以预防周围神经病；使用利福平、异烟肼、吡嗪酰胺时需监测肝酶水平，及时发现肝损伤；使用链霉素时定期进行听力检测，及时应对前庭毒性症状。

（2）使用皮质类固醇药物时：观察用药效果，合理用药，减少不良反应的发生。

（3）应用脱水、降颅压药物时注意电解质的变化，保证水分的摄入；使用解痉、抗感染等药物时给予相应的护理，如注意观察生命体征的变化等。

4. 日常生活指导

（1）指导患者注意调理，合理休息，生活规律，增强抵抗疾病的能力，促进身体康复。

（2）减少外界环境不良刺激，注意气候变化，预防感冒发生。

（3）保持情绪平稳，积极配合治疗，树立战胜疾病的信心。

（三）循证护理

结核性脑膜炎早期出现头痛、双目凝视、精神呆滞、畏光；中期出现脑膜刺激征、颅内压高、呕吐（以喷射性呕吐为主）、嗜睡；晚期出现失明、昏睡、呼吸不规则、抽搐，危重时可发生脑疝而死亡。研究表明，严密观察患者的病情变化，针对性地做好一般护理、病情观察、康复护理、饮食护理、用药护理、心理护理、康复护理和健康教育，对结核性脑膜炎患者的康复可起到重要的作用。

（孙 亮）

第三节　帕金森病

帕金森病（PD）又称震颤麻痹，是一种常见的、缓慢进展的中枢神经系统性疾病，主要是黑质—纹状体环路的抑制引起神经递质多巴胺的减少所致，确切病因至今未明。

PD 多发生于 50 岁以上人群，并随年龄增长而发病率增高，男性明显多于女性。PD 以静止性震颤、运动迟缓、肌张力增高和姿势障碍为主要临床特征。起病常隐袭，缓慢发展，逐渐加剧。目前尚无根治方法，多数患者在发病数年内尚能继续工作，但也有迅速发展至完全残疾者。疾病晚期，常由于全身僵硬而导致卧床不起，最后常死于肺部感染、骨折等各种并发症。

一、临床表现

首发症状多为动作不灵活与震颤。随着病程的发展，可逐渐出现下列症状和体征。

（一）震颤

常为首发症状，多由一侧上肢远端（手指）开始，逐渐扩展到同侧下肢及对侧肢体，下颌、口唇、舌及头部通常最后受累。典型表现是静止性震颤，拇指与屈曲的示指间呈"搓丸样"动作，节律为 4 ~ 6 Hz，静息时出现或明显，随意运动时减轻或停止，紧张时加剧，入睡后消失。强烈的意志努力可暂时抑制震颤，但持续时间很短，过后反有加重趋势。令患者一侧肢体运动，如握拳和松拳，可引起另一侧肢体出现震颤，该试验有助于发现早期轻微震颤。少数患者，尤其是 70 岁以上发病者可不出现震颤。部分患者可并发姿势性震颤。

（二）肌强直

肌强直表现为屈肌和伸肌同时受累，被动运动关节时始终保持增高的阻力，类似弯曲软铅管的感觉，故称"铅管样强直"；部分患者因伴有震颤，检查时可感到在均匀的阻力中出现断续停顿，如同转动齿轮感，称为"齿轮样强直"，是由于肌强直与静止性震颤叠加所致。一些临床试验有助于发现轻微的肌强直，这些试验包括以下几种。

（1）令患者运动对侧肢体，可使被检侧肢体肌强直更明显。

（2）当患者处于仰卧位、快速将其头下的枕头撤离时，头部常不迅速落下，而是缓慢落下。

（3）令患者把双肘置于桌上，使前臂与桌面成垂直位置，并让其两臂及腕部肌肉尽量放松，正常人此时腕关节与前臂约成 90°屈曲，而本病患者则腕关节或多或少仍保持伸直位置，好像铁路上竖立的路标，称为"路标现象"。四肢、躯干、颈部肌强直可使患者出现特殊的屈曲体姿，表现为头部前倾、躯干俯屈、上肢肘关节屈曲、腕关节伸直、前臂内收、下肢髋及膝关节均略为弯曲。老年患者肌强直可引起关节疼痛，是由于肌张力增高，使关节的血供受阻所致。

（三）运动迟缓

表现为随意动作减少，包括始动困难和运动迟缓，并因肌张力增高、姿势反射障碍而表现出一系列特征性运动症状，如起床、翻身、步行、方向变换等运动迟缓；面部表情肌活动减少，常双眼凝视，瞬目减少，呈现"面具脸"；手指做精细动作，如扣纽扣、系鞋带等困难；书写时字越写越小，呈现"写字过小征"。

（四）姿势步态异常

站立时呈屈曲体姿，步态障碍甚为突出。疾病早期表现为走路时下肢拖曳，随病情进展呈小步态，步伐逐渐变小、变慢，启动困难，行走时上肢的前后摆动减少或完全消失；转弯时平衡障碍特别明显，此时因躯干僵硬乃采取连续小步，使躯干和头部一起转弯。晚期患者自坐位、卧位起立困难，迈步后即以极小的步伐向前冲去，越走越快，不能及时停步或转弯，称为慌张步态，此与姿势平衡障碍导致的重心不稳有关，在下坡时更为突出。

（五）其他症状

反复轻敲眉弓上缘可诱发眨眼不止（Myerson 征）。口、咽、腭肌运动障碍，讲话缓慢，语音低沉、单调，流涎，严重时可有吞咽困难。自主神经症状较普遍，如皮脂腺分泌亢进所致的脂颜，汗腺分泌亢进的多汗，消化道蠕动障碍引起的顽固性便秘，交感神经功能障碍所致的直立性低血压等。本病不侵犯直肠及括约肌。部分患者疾病晚期可出现认知功能减退、抑郁和视幻觉等，但常不严重。

二、辅助检查

（一）CT 检查

头颅 CT 可显示脑部不同程度的脑萎缩表现。

（二）MRI 检查

MRI 检查缺乏特异性。T_1 加权像可见大脑皮质萎缩，T_2 加权像呈两侧壳核，特别是其后外侧低信号，可有外囊线形高信号及中脑背盖部的小圆形低信号。另外，大脑半球白质高信号较正常人明显，分布于脑室周围室管膜下区域，见于半卵圆中心前部及侧脑室前角周围白质，见于 T_1 加权像。

（三）磁共振波谱分析（MRS）检查

MRS 测定脑内代谢物的浓度，可以了解脑组织的代谢及神经元的功能改变，了解基底节区是否存在多巴胺神经元破坏和缺失。有学者认为，PD 患者脑黑质、纹状体及丘脑NAA/Cr，Cho/Cr 等比值较正常人明显降低，对临床诊断具有一定的意义。

（四）生化检测

采用高效液相色谱法（HPLC）可检测到脑脊液和尿中高香草酸（HVA）含量降低。

（五）神经电生理检查

应用视觉诱发电位（VEP）可以发现本病视网膜突触上的多巴胺受体障碍。

（六）基因检测

DNA 印迹技术、PCR、DNA 序列分析等，在少数家族性 PD 患者可能会发现基因突变。

（七）功能显像检测

采用 PET 或 SPECT 与特定的放射性核素检测，可发现 PD 患者脑内多巴胺转运体（DAT）功能显著降低，且疾病早期即可发现，D_2 型 D 受体（D_2R）活性在疾病早期超敏、后期低敏，以及多巴胺（DA）递质合成减少，这对 PD 的早期诊断、鉴别诊断及病情进展监测均有一定的价值。

三、诊断标准

目前国际通用的帕金森病的临床诊断标准如下。

（1）必须存在至少两个下列主征：静止性震颤、运动迟缓、肌强直和姿势性反射障碍；且至少要包括前两项其中之一。

（2）患者的 PD 症状和体征不是由于脑外伤、脑血管疾病、脑肿瘤、病毒感染或其他已知的神经系统疾病，以及已知的药物和化学毒物所引起。

（3）患者必须没有下列体征：眼外肌麻痹、小脑征、直立性低血压（改变超过30 mmHg 以上）、锥体束损害以及肌萎缩等。

（4）左旋多巴制剂试验有效。

具有上述所有 4 项标准的患者可临床诊断为 PD。但是经此临床标准诊断的 PD 患者只有70% ~75% 与病理诊断一致，因此其特异性仍不高。在临床研究和流行病学研究中，为尽量保证诊断的准确性，除要求患者符合上述 4 条标准以外，如果患者的症状和体征在初发时或病程中有不对称表现，则 PD 的诊断特异性将显著提高到 90% 左右。

四、治疗原则

（一）抗胆碱能药物治疗

抗胆碱能药对震颤和强直可有部分改善，适用于震颤突出且年龄较轻的患者，常用的有苯海索，1 ~2 mg，每日 3 次。此外还有东莨菪碱、甲磺酸苯扎托品、环戊丙醇等。不良反应主要有视物模糊、口干、便秘及尿潴留等。因影响记忆，不宜用于老年患者，青光眼患者禁用。

（二）金刚烷胺治疗

金刚烷胺可促进多巴胺（DA）在神经末梢的释放。对少动、强直、震颤均有轻度改善作用，早期患者可单独或与苯海索合用。用法 50 ~100 mg，每日 3 次，用药 10 日起效，几周疗效减退，不良反应主要有恶心、失眠、幻觉、踝水肿。

（三）左旋多巴及复方左旋多巴治疗

左旋多巴及复方左旋多巴可补充多巴胺，是目前治疗 PD 最有效的药物。常用复方左旋多巴有美多巴 125 mg，每日 3 次，5 ~7 日后增加半片，每日 4 次，直至合适剂量，每日不超过1 000 mg。不良反应有恶心、呕吐、低血压、异动症、精神症状等。

（四）多巴胺受体激动剂治疗

常用药物有两种类型。

（1）麦角类，如溴隐亭 1. 25 mg，每日 1 次，1 周后增至 2. 5 mg，每日 1 次，再 1 周后增至2. 5 mg，每日 2 次，以后每周递增 2. 5 mg，直到每日 10 ~20 mg 合适量。此外还有培高利特、卡麦角林等。

（2）非麦角类，如吡贝地尔缓释片，初始剂量 50 mg，每日 1 次，每周增加 50 mg，有效剂量为每日 150 mg，分 3 次口服，最大量每日不超过 250 mg。

（五）单胺氯化酶 B（MAO-B）抑制剂治疗

MAO-B 抑制剂能阻止 DA 降解，增加脑内 DA 含量，与复方左旋多巴合用有协同作用。盐酸司来吉兰，2.5~5.0 mg，每日 2 次，应早、中午服用。

（六）儿茶酚—氧位—甲基转移酶（COMT）抑制剂治疗

COMT 抑制剂抑制 DA 的外周代谢，与复方左旋多巴合用可增强后者疗效，单独使用无效。包括恩他卡朋和托卡朋。

（七）手术治疗

神经外科立体定向手术治疗 PD 包括苍白球毁损术、丘脑毁损术、深部脑刺激术和细胞移植术。其原理是纠正基底节过高的抑制输出以改善症状。长期疗效如何，还有待于进一步的临床论证。手术前需要严格选择手术适应证和全面考虑手术的禁忌证。

（八）细胞移植及基因治疗

近年来兴起的细胞移植尚存在供体来源有限、远期疗效不肯定及免疫排斥等问题，而基因治疗尚处在动物实验阶段。

（九）康复治疗

康复治疗作为辅助手段，对改善症状也可起到一定作用。其可减少继发性损伤、延缓病情发展、维持或改善肢体功能、增强独立生活能力。长期目标是预防和减少继发性功能障碍的发生，维持充分范围的活动能力，尽量保持日常生活独立，学会代偿方法，减轻患者和家属的心理负担。短期目标是维持或改善全身各关节的活动范围及功能，防止关节挛缩，纠正不正确的姿势，预防或减轻失用性萎缩，改善步态、平衡功能和姿势反射，增进运动速度和耐力，调整呼吸，维持或增加日常生活活动能力，指导家属配合康复锻炼及家庭设施、生活方式的调整等。根据患者情况可选用以下训练方法：松弛和呼吸锻炼、关节运动范围训练、平衡训练、视觉和听觉暗示锻炼、姿势恢复和肢体舒展锻炼、步态训练、富耐力训练、语言训练、面部动作锻炼和日常生活能力训练等。

五、护理评估

（一）健康史

（1）了解既往史和用药情况：①询问患者既往身体情况如何，了解既往是否有脑炎、中毒、脑血管病、颅脑外伤和药物所致的继发性 PD 及神经变性病所致的症状性 PD 病史；②询问患者是否服药，用些什么药，了解是否接受过正规、系统的药物治疗，用药情况如何，是否坚持用药，有无明显的不良反应。

（2）了解生活方式和饮食习惯：①询问患者的职业与工作环境，了解是否有长期毒物接触史；②了解患者的饮食习惯；询问是否有烟、酒和槟榔嗜好等；③询问患者家族近亲中有无类似发作患者，特别是兄弟姐妹，了解有无家族史；④了解患者休息与睡眠是否充足、规律，询问患者每日睡眠情况，了解患者情绪是否稳定，精神是否愉快，是否因为睡眠不足影响致使情绪低落、亢奋、易激惹而导致病情反复，症状加重。

（二）身体状况

（1）询问起病情况：①详细了解起病时间与起病形式，询问患者从哪一侧开始起病，发展速度如何；②了解首发症状，震颤常为 PD 首发症状，应注意观察患者有无明显的肢体颤动、精细动作不能完成等表现，询问患者震颤症状在什么时候最严重，有何表现。

（2）观察意识、瞳孔及生命体征的情况：①询问患者病情，观察意识是否清楚，有无明显的意识障碍。PD 患者一般意识清楚，若并发有意识障碍，应考虑是否有其他并发症；②观察瞳孔大小和对光反射是否正常，PD 患者面部表情肌活动减少，常有双眼凝视现象，瞬目减少，但不影响瞳孔大小和对光反射；③监测患者体温、脉搏、呼吸及坐、卧、站三位血压，询问患者有无呼吸异常、心悸不适感等，观察生命体征，PD 起病早期体温、脉搏、呼吸多正常，因交感神经功能调节障碍可致直立性低血压；疾病后期，因呼吸肌无力、患者被迫长期卧床和全身功能减退，导致患者体温、脉搏、呼吸、血压均不能维持正常水平，表现为体温升高或不升，呼吸浅快，脉搏增快，血压波动幅度增大，即使完全卧床，患者血压依然无法控制。

（3）评估有无神经功能受损：①询问患者日常生活如何，检查肌力、肌张力变化，了解其障碍的类型、范围、持续时间，了解有无肌强直及其类型与受累肌群情况，如检查有无"铅管样强直""齿轮样强直""路标现象"；询问患者活动时有无疼痛感，部分患者可有肌张力增高所致关节血供受阻而出现关节疼痛现象，导致患者活动进一步受限；②检查患者姿势、平衡及全身协调情况，了解有无特殊体态，由于四肢、躯干、颈部的肌强直，患者可有特殊的前倾姿势（头部前倾，躯干俯屈，前臂内收，肘关节屈曲，腕关节伸直，髋、膝关节稍弯曲）；了解患者有无突进现象；开始迈出第一步时的起步困难、凝滞现象或凝滞步态；小步碎步；不能及时停步或转弯的慌张步态或加速现象；由于姿态异常，强直及震颤，患者随意动作减少，日常生活起居动作明显迟缓，精细动作不能完成，并可有书写困难、写字过小征；③询问患者日常进食情况，了解有无饮水反呛、吞咽困难、言语不清、构音障碍及语音单调、低沉、重复等现象，这些症状与口、咽、腭部肌肉运动不协调或运动障碍有关；④了解有无自主神经症状，观察患者面部有无皮脂腺分泌亢进所致"脂颜"；询问患者有无汗腺分泌亢进致多汗、流涎；询问患者几日解 1 次大便，由于消化道蠕动减慢，患者可出现顽固性便秘；询问患者排尿情况，有无膀胱充盈现象，由于抗震颤麻痹药物的影响，患者可有顽固的排尿困难、尿潴留现象；询问患者自坐、卧位站起后有无头晕、不适现象，了解患者坐位、卧位、站位的血压情况，因交感神经系统功能障碍可致直立性低血压等。

（三）心理—社会状况

PD 患者早期动作迟钝笨拙、表情淡漠、语言断续，评估患者是否因此产生自卑、抑郁心理，回避人际交往，拒绝社会活动，整日沉默寡言，闷闷不乐。随着病情的加重，患者会丧失劳动能力，从而产生焦虑、恐惧甚至绝望心理。

六、护理诊断

（一）运动障碍

PD 患者由于其基底核或黑质发生病变，以致负责运动的锥体外束发生功能障碍，患者运动的随意肌失去了协调与控制，产生运动障碍并随之带来一定的意外伤害。跌倒震颤、关节僵硬、动作迟缓、协调功能障碍，常是患者摔倒的原因。舌、唇、颈部肌肉和眼睑也有明显的震颤。

（二）营养摄取不足

患者常因手、头不自主的震颤，进食时动作太慢，经常无法独立吃完一顿饭，以致无法摄取日常所需热量，约70%的患者有体重减轻的现象。

（三）便秘

由于药物的不良反应、缺乏运动、胃肠道中缺乏唾液（因吞咽能力丧失，唾液由口角流出），液体摄入不足及肛门括约肌无力，大多数患者有便秘。

（四）尿潴留

吞咽功能障碍以致水分摄取不足，贮存在膀胱的尿液不足300 mL则不会有排尿的冲动感；排尿括约肌无力，引起尿潴留。

（五）精神障碍

由于疾病使患者运动障碍、协调功能不良、口角流涎，而且又无法执行日常生活的活动，患者会有心情抑郁、产生敌意、罪恶感或无助感等情绪反应，由于外观的改变，有些患者还会因自我形象的改变而出现与社会隔离的问题。

七、护理措施

（一）一般护理

鼓励患者采取主动舒适卧位；疾病早期和缓解期应鼓励患者维持和培养自己的业余爱好，积极进行体育锻炼，做力所能及的家务劳动；即使病情进一步发展，也应鼓励患者进行床边、房间内及户外的活动；对于完全卧床者，应适当抬高床头（一般15°~30°），进食时尽可能取坐位；同时还应指导家属协助肢体的被动活动与按摩，条件允许时每日应协助患者站立或端坐1~2次，每次30~60分钟，以减少并发症的发生，延缓病情恶化。

（二）安全护理

（1）由于患者行动不便，在病房楼梯两旁、楼道、门把附近的墙上，增设多个木制的扶手，以增加患者开、关门的安全性；配置牢固且高度适中的座厕、沙发或椅，以便患者容易坐下或站起，并在厕所、浴室增设可供扶持之物，使患者排尿、便及穿脱衣服方便；给患者配置助行器辅助设备；呼叫器置于患者床旁，日常生活用品放在患者伸手可及处。

（2）定时巡视，主动了解患者的需要，既要指导和鼓励患者增强自我照顾能力，做力所能及的事情，又要适当协助患者洗漱、进食、沐浴、如厕等。

（3）防止患者自伤：患者动作笨拙，常有失误，应谨防其进食时烫伤。端碗、持筷困难者，尽量选择不易打碎的不锈钢餐具，避免玻璃和陶瓷制品。

（三）饮食护理

（1）增加饮食中的热量、蛋白质的含量及容易咀嚼的食物；少量多餐，定时监测体重变化；在饮食中增加纤维质与液体的摄取，以预防便秘。

（2）给予低盐、低脂、低胆固醇、适量优质蛋白的清淡饮食，多食蔬菜、水果和粗纤维食物，避免刺激性食物，戒烟、酒、槟榔等。

（3）进食时，安排愉快的气氛，因患者吞咽困难及无法控制唾液，所以有的患者喜欢单独进食；应将食物事先切成小块或研磨，给予粗大把手的叉子或汤匙，使患者易于进食；

给予患者充分的进食时间，若进食中食物变凉，应予以温热后再继续进食。

（4）吞咽障碍严重者，吞咽可能极为困难，在进食或饮水时有呛到的危险，从而有可能造成吸入性肺炎，故不要勉强进食，可改为鼻饲喂养。

（四）症状护理

（1）对生活不能自理的患者应满足舒适和基本生活需要，保持衣着干净，无污物、汗渍，出汗多或流涎时应及时给予抹洗，并更换衣物、被服。

（2）对有言语不清、构音障碍的患者，应仔细倾听患者的主诉，了解患者的需要，尽量满足患者的需求；不可嘲笑患者、学患者说话，也不可随意中断与患者的谈话；教会患者用手势、字、画等与人交流，以表达自己的需求。

（3）鼓励患者进行面肌锻炼，如鼓腮、噘嘴、龇牙、伸舌、吹吸等训练，以改善面部表情和吞咽困难现象，协调发音，保持呼吸平稳、顺畅。

（4）对顽固性便秘者，应指导患者多进食粗纤维食物和新鲜水果；顺时针双手按摩腹部每日 2 次，每次 15 分钟；每日服食蜂蜜或麻油 10～20 mL，以助软化食物残渣；每日晨起时进温开水 200 mL，以促进肠蠕动，必要时遵医嘱给予液状石蜡 30 mL 口服，每日 3 次，或给予酚酞片、番泻叶、蓖麻油等缓泻剂，开塞露塞肛等以助排便，还可给予灌肠、人工协助排便等。便后应注意保持肛周清洁，做好皮肤护理。

（5）对排尿困难者，应及时了解患者情况与原因，可热敷、按摩膀胱区或用温水冲洗外阴，让患者听流水声，以刺激排尿，必要时可进行导尿和留置导尿管，并做好留置导尿管的护理，防止泌尿系感染。

（6）对有幻视、幻听、幻嗅等精神症状者，应及时报告医师处理，并做好安全防护措施，防止自伤、坠床、坠楼、伤人、走失等意外，对猜疑心重的患者，应做好解释工作。

（五）预防护理

对卧床不起者应做好基础护理，每日被动活动肢体数次，防止压疮、坠积性肺炎、关节固定等。

（六）心理护理

针对患者及其家属的不同心理反应予以心理疏导和心理支持，鼓励患者及其家属正确面对 PD 的病情变化与形象改变，讲解相关的知识，消除其心理障碍，鼓励患者多与他人交往，融入社会；对猜疑心重的患者，应多做解释工作，对用药、治疗应向患者详细解释、说明，以取得其合作；与患者及其家属共同探讨合理的用药和护理措施，以争取最佳疗效；对精神症状明显者，应做好安全防护工作，并取得家属的合作，关心患者，鼓励其树立信心，积极配合治疗。

（七）用药护理

PD 药物治疗均存在长期服药后疗效减退、不良反应明显的特点，故应指导患者及其家属认真记录用药情况（药物名称、剂量、用药时间），症状缓解时间、方式，不良反应时间、类型、次数，有无精神症状及其表现和缓解情况，以便医师合理调整用药方案。做好患者的个体化用药指导，避免患者及家属盲目用药。

（1）使用抗胆碱能药物，如苯海索或丙环定等，可致患者口干、视物模糊、便秘、排尿困难、幻觉、妄想等，并可影响记忆，故用药中应详细记录患者的用药量、用药时间、药效、不良反应类型、持续时间等，并及时报告医师，做好相应处理。该药禁用于青光眼和前列腺肥大者。

（2）应用 DA 替代治疗药物左旋多巴和复方左旋多巴制剂，如美多巴、帕金宁、美多巴缓释剂、帕金宁控释片等，因这些药物能透过血—脑脊液屏障，在黑质细胞内脱羟形成 DA 而起作用，故应空腹用药，如餐前 1 小时或餐后 2 小时服药；在服用左旋多巴期间，应禁用维生素 B_6（复方制剂不禁），因其为多巴脱羧酶的辅酶，用后可加强外周多巴脱羧酶的活性，降低药物疗效而增加其外周不良反应；镇静剂中的氯氮䓬、地西泮、酚噻嗪类化合物、氟哌啶醇及降压剂中的利舍平均可对抗左旋多巴的作用而降低疗效，均应禁用。该类药物用量的个体差异大，故应遵从个体用药方案，从小剂量开始，根据病情需要逐渐加量，以最低有效量作为维持量，并详细了解、记录患者用药的药物名称、剂型、用量、药效时间、有无明显不良反应或过敏现象等。

长期应用左旋多巴制剂（多在用药 4 年后）可出现下列不良反应。①症状波动：一种为疗效减退或剂末恶化现象，指每次用药的有效作用时间缩短，症状随血药浓度发生规律性波动，此与服药剂量不足致血药浓度降低有关；另一种为"开—关"现象，指症状在突然缓解（"开"）与加重（"关"）之间波动，此与服药剂量无关；②运动障碍，又称异动症，可累及头面部、四肢、躯干，常出现在血药浓度高峰期（用药后 1～2 小时），与用药过量或 DA 受体超敏有关；双相运动障碍或运动障碍—改善—运动障碍（D-I-D），在剂峰和剂末均可出现；肌张力障碍，常在清晨服药前表现出足或小腿痛性肌痉挛。患者还可以出现生动的梦境、抑郁、错觉、幻觉、精神错乱等一系列精神症状及胃肠道症状、直立性低血压等，故详细了解患者的用药情况、主诉症状十分必要。

（3）应用 DA 受体激动剂，如溴隐亭、吡贝地尔缓释片和甲磺酸培高利特片时，多与复方左旋多巴合用，应注意观察其体位变化时的血压变化及有无明显的精神症状，发生直立性低血压时嘱患者卧床休息，体位变动时应缓慢移动，精神症状明显时可予氯氮平对抗，并酌情调整药物。

（4）金刚烷胺可促进 DA 在神经末梢的释放，该药不宜盲目加量，有肝、肾功能不全，癫痫，严重胃溃疡者慎用，孕妇与哺乳期妇女禁用，服药期间应检查患者双下肢有无网状青斑、水肿，了解患者食欲、睡眠、意识等情况，及时发现神经精神症状等不良反应并报告医师。

（八）认知训练

（1）记忆训练：根据患者的病情和文化程度，可教他们记一些数字，由简单到复杂，反复进行训练；可把一些事情编成顺口溜，让他们记忆背诵；可利用玩扑克牌、玩智力拼图、练书法等，帮助患者扩大思维和增强记忆。讲述有趣的往事或小故事，以强化其回忆和记忆。具体方法包括顺叙数字、倒叙数字、图形记忆、词组记忆、数字运算等。顺叙数字和倒叙数字要求被试者记住一组阿拉伯数字，然后顺向或反向说出它们，数字的个数逐渐递增。图形记忆、词组记忆是将看过的图片、单词复述出来。

（2）现实定向训练：训练包括时间定向、人物定向及地点定向等方面，在患者的病房内设置易懂、醒目的标志，设置患者熟悉的物品，反复训练，使其认识病房、厕所的位置；与患者接触时反复宣讲一些生活的基本知识及护士的姓名，并要求患者能够记忆；利用小黑板和日常生活护理时反复向患者讲述日期、时间、上下午、地点、天气等，使患者逐渐形成时间概念。指导患者将每日要做的事情及活动写出来，提醒其去执行。

（3）回忆及生活回顾训练：由于痴呆患者远期记忆在疾病的大部分时间内仍保存着，因此有着许多回忆和整合过去的能力，表现为主动的回忆和重整过去的方式。回忆内容可能很难记清，但其保持着情感方面的记忆。促进回顾生活的方法是：用小道具（相片、书籍或旧的物品）、激发物等，让患者通过剪贴簿、相册、收集旧信等，建立个人的大事记。具体活动包括：朋友旅行、聚会、口头或书面的生活工作总结等。这些活动通常可在训练小组内进行。音乐熏陶也是一种手段，包括在家弹钢琴、唱歌等。痴呆患者的回忆训练，不是训练个人内在的功能，主要是在社会的大环境中，激发患者回忆经历中各个方面的积极内容，如特殊人物、事件或时代，识别并强化成就感。

（4）认知矫正治疗（CRT）：一种多维认知技巧强化训练方法，能特异性地针对各种认知功能缺陷进行治疗。在治疗师一对一帮助下，利用纸和笔等工具进行训练。包括3个主要模块，即认知灵活性、记忆、计划。主要目的是改善患者的注意力、记忆力和执行功能等认知功能。

（5）计算机化的认知矫正治疗（CCRT）：包括4个模块，即认知转换、记忆、计划和社会认知，每个模块都特异针对不同的认知缺陷领域。重点教会患者运用各种信息加工策略，提高注意力、记忆力、执行功能和社会认知。每个模块都包含了一系列的练习，每项练习有多个难度，每个难度有多个任务，在多节练习中反复出现。通过这种方法，任务和技巧就会得到集中强化。

八、健康教育

（1）保证正常心态和有规律的生活，克服不良生活习惯和嗜好，均衡饮食，积极预防便秘。

（2）保持有益的娱乐爱好，积极开展康复锻炼，以提高生活质量。

（3）积极预防感冒、受凉、跌倒、坠床等并发症的诱因。

（4）注意定期门诊复查，了解血压、肝肾功能、心脏功能、智力等变化，并在医师指导下合理用药，做好病情记录。

（5）患者出现发热、骨折、疗效减退或出现运动障碍时，应及时就诊，切忌自行盲目用药。

（徐玲玲）

第八章

儿科常见病护理

第一节　儿科基础护理

一、患儿膳食护理

小儿根据病情选择适当的饮食有助于治疗和康复；不当的饮食可使病情加重，甚至危及生命。根据患儿的年龄、疾病种类、病情轻重及既往饮食习惯给患儿安排合适的饮食，既要考虑患儿的营养需要，又要适合患儿的食欲和对食物的消化、耐受能力。

（一）常用膳食

疾病期间的膳食可分为以下几种。

1. 一般膳食

（1）普食：与正常儿童的饮食性质、形状基本相同，采用易消化、营养丰富、热量充足的食物。适合于恢复期，一般情况良好，无发热及咀嚼困难或消化道疾病的患儿。每日3餐，下午加1次点心。

（2）软食：将食物烹调得细、软、烂，介于普食和半流质饮食之间的一种饮食，如稠粥、烂饭、面条、馒头、肉末、鱼羹等。适合于渐至恢复期，尚有轻度低热、消化不良、咀嚼不便以及2~3岁幼儿和换牙时期儿童采用。

（3）半流质饮食：食物必须细软、呈半流质状态，易于吞咽和消化。适合于发热、咀嚼或吞咽困难如口炎、咽喉炎等，或消化道疾病，以及体弱、手术后患儿。少食多餐，每日进食5~6次为宜。选用营养价值高的食品，可含极少量纤维素，如粥、面条、馄饨、蒸鸡蛋、肉末、豆腐、菜末等。

（4）流质饮食：是一种液体，适合于高热、体弱、吞咽困难、有消化道疾病或外科手术者。每日进食6~7次，每次1~2种。选用营养价值较高的各种流质食品，如牛乳、豆浆、米汤及各种果汁、菜汁等。因营养素及热量均不足，不宜长期采用。

（5）乳品：属于流质饮食，除纯牛奶外还可有以下乳品。①稀释乳：供新生儿、早产儿食用；②脱脂乳：半脱脂或全脱脂乳，脂肪含量低，只供腹泻、消化功能差者短期食用；③酸乳：牛乳加酸或经乳酸杆菌发酵成酸乳，其蛋白凝块小、易消化，供腹泻及消化力弱的患儿食用；④蛋白乳：牛乳中加入脂肪、蛋白质或糖以提高热量，适用于营养不良、食量小的患儿；⑤豆奶：适用于乳糖吸收不良患儿。

— 159 —

2. 治疗膳食

治疗膳食指根据患儿疾病治疗及护理要求选择的膳食，如高蛋白膳食、低蛋白膳食、低脂肪膳食及低盐、无盐膳食等。

（1）高蛋白膳食：适用于长期消耗性疾病（如结核病）、严重贫血等。可在普通饭中每餐增加荤菜 1 份，也可在两餐间加牛乳、蛋羹等。

（2）低蛋白饮食：适用于急性肾炎早期或肾衰竭患儿。限制蛋白，原则上以素菜为主。

（3）低脂肪膳食：膳食中不用或禁用油脂或肥肉等，适用于肝病患儿等。

（4）低盐、无盐膳食：适用于肾炎、肾病综合征、心力衰竭等水肿患儿。无盐膳食，每日供钠 0.5 g。低盐膳食，每日给盐 1 g，早餐无盐。忌食含盐高的食品，如腐乳、酱菜等。

（5）少渣膳食：适用于肠炎、腹泻等患儿，膳食纤维量少且少油，如蛋类、嫩豆腐等。

（6）代谢病专用膳食：如低苯丙氨酸乳用于苯丙酮尿症的小儿、糖尿病患儿给予糖尿病膳食等。

3. 检查前膳食

检查前膳食指因各种化验检查的需要提出的膳食要求，包括：①潜血膳食，连续 3 日食用不含肉类、动物肝脏、血和绿叶蔬菜等，用于消化道出血的检查；②胆囊造影膳食，用高蛋白、高脂肪膳食，如油煎荷包蛋等，使胆囊排空，以检查胆囊和胆管功能；③干膳食，食用米饭、馒头、鱼、肉等含水分少的食物，以利于尿浓缩功能试验和 Addis 计数等检查。

（二）膳食护理

膳食护理是临床护理的重要内容。儿科护士必须及时了解患儿的饮食情况，做到定时、保质、保量。正在断奶的婴儿在住院期间应暂时停止断奶，继续喂哺母乳，待恢复健康后再断奶。能下地活动的患儿在护士的协助下可集体就餐，以促进食欲。食具要清洁美观，饮食的温度要适宜，并注意进餐环境的清洁、安静。奶头、奶瓶及餐具每次用后消毒。护士还应及时与营养师联系，以便协助营养师不断调整配餐。应避免在进餐前、后进行治疗操作，鼓励患儿完成食量，以保证营养的需要。

二、皮肤护理

皮肤的清洁护理可促进皮肤的血液循环，增强皮肤的排泄功能，预防皮肤感染和压疮等并发症的发生，同时可满足小儿身体舒适和清洁的需要。

新生儿皮肤薄嫩，易擦伤，护理时动作应轻柔、敏捷，指甲要剪短，以免损伤小儿皮肤。应注意保持小儿皮肤清洁，尤其注意头颈、腋窝、会阴等皮肤皱褶处。根据病情及季节定期为患儿擦浴或沐浴。冬季每周至少 1 次，夏日每日至少 1 次。每日晨、晚间护理时可擦洗。浴后用婴儿爽身粉，保持皮肤干爽。为了减少对皮肤的刺激，应使用中性肥皂。小儿头部要经常清洗，最好留短发，头发应经常梳理。内衣、内裤要经常换洗，对因呕吐而浸湿衣服者，应及时更换衣服。勤换尿布，大便后用温开水清洗臀部并吸干，以防臀红的发生。床铺必须平整、干净。饭前便后洗手。每日检查婴幼儿的皮肤，以便及时发现有无皮疹、出血、皮肤损伤或其他异常情况，还应及时变换体位，减少局部皮肤受压，改善血液循环。

三、心理护理

小儿正处于生长发育的过程中，患病和住院可对小儿的心理和身体造成很大影响。患儿住院时，由于年龄不同、疾病和病情不同、住院时间的长短不同，对住院有不同的心理反应，因此，在对患儿实施整体护理中，应认真做好心理护理。

（一）住院婴儿的心理反应与护理

1. 心理反应

婴儿期是小儿身心发育最快的时期，对住院的反应随月龄增加而有所不同。5个月以前的患儿，如生理需要获得满足，入院后较少哭闹，能够安静，即使与母亲分离，出现的困扰也不明显，但容易因住院而缺乏外界有益的刺激，感知觉和动作方面的发育受到一定影响。此时是婴儿和母亲开始建立信任感的时期，若患儿住院，此过程就会被迫中断。6个月后婴儿一般能认识自己的母亲，开始懂得认生，对母亲或抚育者的依恋性越来越强，故6个月至1岁的患儿住院反应强烈，主要表现为分离性焦虑，以哭闹表现与亲人分离的痛苦，对陌生环境与人持拒绝态度。

2. 护理重点

护理人员应多与患儿接触，呼唤其乳名，使其对护士从逐渐熟悉到产生好感。尽量做到有固定的护士对患儿进行连续的护理，使患儿与护士能够建立起信任感，满足患儿的生理需要。向家长了解并在护理中尽量保持患儿住院前的生活习惯，可把患儿喜爱的玩具或物品放在床旁。通过耐心、细致的护理，使患儿感到护士像亲人一样爱自己，从而产生信任。对小婴儿特别要多给予抚摸、怀抱、微笑，提供适当的颜色、声音等感知觉的刺激，协助其进行全身或局部的动作训练，维持患儿正常的发育。

（二）住院幼儿的心理反应与护理

1. 心理反应

幼儿对父母及其他亲人的爱护与照顾有着亲身的体验，住院后产生的心理变化比婴儿更强烈。如为无陪伴医院或父母因故不能陪伴患儿，幼儿可认为住院是对自己的惩罚，担心遭到父母的抛弃，由此产生分离性焦虑。幼儿对医院环境、生活等各方面均不熟悉，担心自身安全受到威胁；同时受语言表达与理解能力的限制，在表达需要、与他人交往上出现困难，感到苦恼。幼儿末期开始发展其自主性，对住院限制自己的活动产生不满情绪及出现各种心理反应，使患儿拒绝接触医护人员。具体表现为3个阶段。

（1）反抗：表现为侵略性、攻击性行为。例如，用语言攻击陌生人（"你讨厌""你走开！"），对陌生人进行身体攻击（脚踢、口咬、手打），企图逃跑找父母等。这些反抗行为可持续几小时至几天，哭叫直至精疲力竭，拒绝他人的劝阻、照顾。

（2）失望：儿童感到没有找到父母的希望，停止哭泣，但表现出明显的抑郁、悲伤、无活力。儿童的活动明显减少，对周围一切事物不感兴趣。此阶段易出现患儿逃避压力常用的行为方式——退行性行为，如吸吮自己的拇指或咬指甲、尿床、拒绝用杯子或碗而用奶瓶等。这些行为持续的时间对不同儿童来说可有所不同，儿童的身体状况可由于拒绝进水、进食或不活动等行为而受到伤害。

（3）否认：住院时间长的患儿可进入此阶段，即把对父母的思念压抑下去，克制自己的情感，能与周围人交往，而且形成新的人际关系，表现得很愉快，以满不在乎的态度对待父母来院探望或离去。但是，值得注意的是，这种行为只是一种无可奈何接受或忍受与父母分离的结果，而不是获得满足的表现。儿童把对父母的感情全部压抑下来，以建立新的、但很浅显的关系来应对失落和痛苦情绪。他们变得以自我为中心，而且将重要的情感依附于物质上，父母来探视时，表现得满不在乎，一旦达到否认阶段，将对儿童产生难以扭转的、极其不利，甚至永久性的影响。大多数情况下，因住院而导致的分离不会造成如此严重的结果。

2. 护理重点

以患儿能够理解的语言讲解医院的环境、生活安排，了解患儿表达需要和要求的特殊方式。鼓励家长陪伴及照顾患儿，尽量固定护士对患儿进行连续、全面的护理。运用语言与非语言沟通技巧，多与患儿交谈，以促进患儿语言能力的发展，达到互相理解。对患儿入院后出现的反抗、哭闹等，应予以理解，允许其发泄不满。如发现患儿有退行性行为时，切不可当众指责，而是在病情允许时努力帮助其恢复。为患儿创造表现其自主性的机会，如自己洗手、吃饭等，尽量满足其独立行动的愿望。

（三）住院学龄前患儿的心理反应与护理

1. 心理反应

学龄前患儿如在住院后与父母分离，同幼儿一样会出现分离性焦虑，但因智能发展更趋完善，思维能力进一步发展，故表现较温和，如悄悄哭泣、难以入睡，能把情感和注意更多地转移到游戏、绘画等活动中，来控制和调节自己的行为。此阶段患儿可有恐惧心理，源于对陌生环境的不习惯、对疾病与住院的不理解，尤其惧怕因疾病或治疗而破坏了身体的完整性。同时，怀疑被父母遗弃和受到惩罚。

2. 护理重点

护理人员要关心、爱护、尊重患儿，尽快熟悉患儿。介绍病房环境及其他患儿，以助其减轻陌生感。鼓励父母参与治疗和护理计划。根据患儿病情组织适当游戏，其目的包括：①通过治疗性游戏，以患儿容易理解的语言，讲解其所患的疾病、治疗的必要性，使患儿清楚疾病和住院治疗不会对自己的身体构成威胁，使患儿确信住院不是惩罚；②以游戏表达患儿情感、发泄恐惧和焦虑情绪，在病情允许时，鼓励患儿适当进行自我照顾，以帮助其树立自信心；③游戏的同时可进行健康教育。

（四）住院学龄患儿的心理反应与护理

1. 心理反应

此阶段患儿已进入学校学习，学校生活在他们心目中占有相当的位置，住院与父母暂时分离并不是焦虑的原因，主要的反应是与学校及同学分离，耽误了学习，感到孤独，担心会落后。因对疾病缺乏了解，患儿忧虑自己会残疾或死亡；因怕羞而不愿配合体格检查、不愿意回答个人卫生方面的问题；也有的患儿唯恐因自己住院给家庭造成严重的经济负担而感到内疚。此阶段患儿自尊心较强、独立性增加，因此，尽管他们的心理活动很多，但表现比较隐匿，多努力做出若无其事的样子来掩盖内心的恐慌。

2. 护理重点

护理人员要与患儿开诚布公地交谈，介绍有关病情、治疗和住院的目的，解除患儿的疑虑，取得患儿的信任，密切护患关系。协助他（她）们与同学保持联系，了解学校及学习情况。鼓励患儿与同伴和老师多联系，允许同伴来探望。与患儿共同计划一日生活安排，根据病情组织多种活动，鼓励患儿每日定时坚持学习，使其保持信心。进行体格检查及各项操作时，要采取必要的措施维护患儿的自尊。提供自我护理和处理个人卫生的机会，发挥他们的独立能力，引导他们安心、情绪稳定地接受治疗。

（五）青春期患者的心理反应与护理

1. 心理反应

青春期患者独立意识较强，心理适应能力提高但情绪容易波动，住院后如果医护人员过多干涉，容易使其出现逆反心理，也会因为出现日常生活被打乱而焦虑不安。

2. 护理重点

护理人员应注意运用沟通技巧与之建立良好的护患关系，增加患者的安全感，鼓励其表达情绪反应，以减轻焦虑情绪。与患者及其家长共同制定合理的作息时间表。尊重患者，在治疗和护理过程中提供给患者部分选择权，使之更好地配合。

（六）住院临终患儿的心理反应与护理

1. 心理反应

临终患儿心理反应与其对死亡的认识有关。婴幼儿尚不能理解死亡；学龄前小儿对死亡的概念仍不清楚，常与睡眠相混淆，不知道死后不能复生。他们还会把死亡与自己的不良行为联系起来，认为死亡是一种惩罚。学龄前儿童最害怕与父母分别，因此，他们对死亡的恐惧是长眠不醒所带来的分离和孤独。只要父母能在身边，就感到安全。学龄小儿开始认识死亡，但7~10岁的小儿并不理解死亡的真正意义，仅仅认为死亡是非常可怕的大事，而不能将死亡与自己直接联系起来。因此，对10岁以下的小儿来说，难以忍受的是病痛的折磨及与亲人的分离，而不是死亡的威胁；能够减轻病痛，与亲人在一起，便能有安全感。随着心理的发展，10岁以后的小儿逐渐懂得死亡是生命的终结，普遍存在且不可逆，自己也不例外，对死亡有了和成人相似的概念，因此，惧怕死亡及死亡前的痛苦。

2. 护理重点

护理人员应采取措施尽量减少临终患儿的痛苦，如稳、准、轻、快的操作，及时满足其心理、生理需要等。护士应向患儿父母提供护理指导，允许其家长守护在身边，参与适当的照顾，临终前儿童常希望得到身体的接触，应鼓励父母搂抱、抚摸患儿。尽量做到有固定的护士对患儿进行连续的护理，使患儿与护士能够建立起信任感，同时，以耐心、细致的护理服务支持患儿。结合10岁以后患儿对死亡的理解程度，要认真面对患儿提出的死亡问题并给予回答，但避免给予预期死亡时间。随时观察患儿情绪的变化，提供必要的支持与鼓励。

患儿离世后，要理解、同情、关心家长的痛苦，在劝解、安慰家长的同时，尽量满足他们的要求，如允许家长在患儿身边停留一些时间；提供家长发泄的场所等。

四、睡眠与游戏的需要

患儿比正常小儿需要更多的睡眠时间，故对住院患儿，在每日的活动中必须把护理、治疗等时间相对集中，空出较长时间以利于安排休息。

新生儿大脑皮质兴奋性低，睡眠时间长，每日只有2~3小时的清醒时间。婴幼儿所需的睡眠时间个体差异较大，随年龄的增长睡眠时间逐渐减少，且两次睡眠的间隔时间延长。但如果睡眠不足，会出现烦躁、易怒、食欲减退、体重下降，造成恶性循环，所以上、下午均需安排睡眠时间。年长儿也应保持下午有 2 小时的睡眠时间，并且保证患儿夜间睡眠达 10~11 小时。同时，在住院期间，护士应指导患儿及家长帮助患儿养成良好的睡眠习惯。一般 1~2 个月的婴儿尚未建立昼夜生活节律，胃容量小，可以间歇哺乳 1~2 次，但不应含奶头入睡。3~4 个月逐渐停止夜间哺乳，使其自然入睡。婴儿睡前应避免过度兴奋，保持身体清洁、干爽和舒适。幼儿睡前常需有人陪伴，或带一个喜欢的玩具上床，以使他（她）们有安全感。睡前不要给幼儿阅读紧张的故事书或做剧烈的游戏。夜间睡眠时，病房一般采用地灯或罩壁灯，使患儿易于入睡。

住院患儿应根据其身体状况安排适当的游戏活动。游戏活动有利于减轻患儿对陌生环境的恐惧，以尽快适应医院的环境。常用的方法包括讲故事、绘画、听音乐、有玩偶的游戏以及进行具有情节、戏剧性的游戏。治疗性游戏可帮助护士接近患儿，并可解释病因、治疗和护理过程、自我保健知识等。

五、住院护理常规

（一）入院护理

1. 迎接新患儿

接到新患儿住院通知后，应立即安置好床位（温箱调节温度与湿度），对危重患儿应安置在抢救室以便于抢救。护士接待新入院患儿和家属时应仪表端庄、语言温和、态度亲切和蔼，尽量满足新入院患儿心理、生理及陪护的合理要求。同时，准备医疗病历和护理病历各 1 份，并填写入院病历有关的各个项目和卡片。

2. 介绍病房情况

介绍病室环境、作息时间、探视制度及工作人员，包括主管医生、主管护士、护士长等。将患儿及家长带至病床边，并将其介绍给其他患儿和家长。对急、重症患儿，护士应根据病情先协助治疗，待病情稳定后，再按入院护理顺序进行工作。

3. 进行入院护理评估

按护理程序先给患儿做护理体检，测量体重、体温、脉搏、呼吸、血压等，然后向患儿及其家属进行健康史的采集，了解患儿生活情况，如患儿睡眠、饮食、排泄等生活习惯，询问其爱称或小名，是否去幼儿园，学龄期患儿所在年级、性格、爱好及学习情况等，患病后有何改变，还要问清与家长联系的方法。将获取的体检和病史资料进行分析、综合评估，做出护理诊断，制订相应的护理措施，并实施之。当班护士将入院护理评估详细记录于患儿的护理个案。

4. 清洁护理

给患儿做清洁护理，若病情允许，在 24 小时内完成卫生处置工作，如洗头、更换衣服、剪指（趾）甲、沐浴或擦浴等。洗浴时，观察全身情况，特别应注意有无皮疹，以利及时发现传染性疾病。

（二）住院护理

护士每班对患儿做住院护理评估，并及时做好护理记录。认真进行儿科基础护理和专科护理的各项操作，同时，在患儿住院期间护士应十分重视并积极开展对患儿及其家属的健康指导。

1. 清洁卫生护理

室内定时通风换气，每日 3 次，每次半小时，并根据患儿不同年龄保持室内适宜的温、湿度。保持皮肤、黏膜清洁，防止口腔炎、尿布皮炎发生。一般患儿每日晨、晚间护理各 1 次，每次给患儿换尿布后，应注意臀部清洁；饭前、便后为卧床患儿洗手，做到定期洗澡或擦浴，每周给患儿修剪指甲 1 次。

2. 饮食护理

按医嘱正确发放饮食，并记录进餐情况，一般患儿在护士协助下集体进餐，以促进食欲；同时护士应经常与营养师联系，反应患儿饮食情况，协助营养师不断改善患儿各种饮食的供应，提高其食欲。

3. 给药护理

按医嘱正确给药，严格查对制度，对静脉给药患儿要加强观察，发现问题及时处理。

4. 基础护理

给患儿测体温、脉搏、呼吸。新入院患儿，3 日内每日测 3 次；一般患儿每日测 2 次；危重（心脏病、重症肺炎等）、发热、低体温者则每 4 小时测 1 次；给予退热处理后半小时重测体温 1 次。一般患儿每周称体重 1 次，早产儿每周称体重 2 次。床边交接班时除病情交班外，要注意清点病区患儿人数。病危及死亡者及时通知家属。

5. 病室消毒护理

一般病室采用循环风空气消毒，地面用含氯消毒剂拖地，台面、床边用含氯消毒剂擦拭，新生儿室、重症病室每日 1 次，治疗室则每日 2 次。按时用消毒剂清洁台面、床栏杆及地面。对死亡患儿应进行终末消毒。

6. 休息和睡眠的护理

活泼好动是小儿的性格特点，故除病情严重外，勿过分限制其活动。可根据情况为患儿制定生活日程，保证患儿的休息与睡眠。

7. 特殊护理

长期住院的学龄期患儿，要注意使其与学校、同学保持联系，为其补习功课，如肾病综合征等慢性疾病患儿待其病情稳定后，可在每日午休后安排一些时间读书、做作业等，以免患儿担心因病影响学习而引起不安。

8. 预防意外事故的护理

认真执行各种安全防范措施，保证患儿的安全。如新生儿注意防止包被蒙头过严、哺乳姿势不当、乳房堵塞新生儿口鼻造成新生儿窒息；婴幼儿和年长儿应防止坠床、异物吸入、中毒、跌伤、触电、烫伤等。

（三）出院护理

1. 通知患儿及其家属

护士按出院医嘱，提前通知患儿和家属，做好出院的准备。

2. 办理出院手续

护士执行出院医嘱，填写出院通知单、结账、指导家属办理出院手续。同时，凭出院医嘱处方领取药物，交给家属，并指导用药常规。

3. 健康教育

按不同病种指导患儿，注意饮食健康，建立合理的生活制度，加强康复和锻炼，掌握药物服用知识和家庭护理知识及技能。对于患儿出院后仍需进行的特殊护理，如鹅口疮的护理、注射胰岛素等，护士应向家长示教，并待其熟练掌握后，患儿方可出院。

4. 记录有关文件

填写出院护理评估表，病历按出院病历顺序整理好。在出院登记本、日报表上登记出院患儿姓名，注销各种卡片，如住院患儿诊断卡、床头卡、服药卡等。

5. 病床单位消毒

整理用物，将污被服撤下送洗衣房清洗。垫、褥、被、枕芯放于日光下曝晒6小时，或用紫外线照射消毒；病床单位（床、桌、椅）用消毒溶液擦洗；食具、脸盆、便盆等应用蒸汽、煮沸消毒或用消毒溶液浸泡。病室应开门窗通风。

六、观察与记录

患儿不能准确地表达自己的病痛，护士的细致观察与记录，既可为诊疗提供依据，也为总结护理工作经验提供数据与资料。

（一）重点观察内容

1. 常规护理记录

按儿科护理常规测体温、脉搏、呼吸、血压，并予记录。

2. 身体重点部位的观察

特别要注意眼神、面色、对周围的反应。这些往往是反映病情轻重的重要标志。重点观察囟门是否凹陷或隆起；巩膜是否黄染，瞳孔是否等大；外耳道有无流脓；口腔有无鹅口疮、黏膜疹；皮肤有无黄染、红肿、皮疹及出血点；脐部有无红肿、渗液、溢脓；用尿布患儿应注意有无臀红发生。

3. 症状观察

当患儿啼哭不止时，应注意哭声有无异常改变，并认真查找原因，看是否因饥饿、口渴、寒冷、过热、尿湿、腹痛、体位不适等原因引起。当新生儿不吃不哭、体温不升，切勿误认为安睡。患儿如果出现发绀、呼吸困难或窒息，则说明缺氧，应注意是否为肺炎或气管异物所引起。腹泻时应注意大便次数、性质和失水量，注意有无脱水和酸中毒表现。如排便次数增多，呈黄绿色蛋花汤样，并有酸臭味，常为消化不良。出现果酱样血便，而肛门周围及外阴无损伤，大哭，则应考虑有无肠套叠可能。为患儿输液应注意速度，补液过快、过多易引起肺水肿，此外，对患儿的饮食以及精神状态等均应随时注意观察。

4. 药物应用的观察

观察各种药物的疗效和不良反应。对一些特殊药物如利尿剂、强心剂、抗心律失常药、血管扩张剂、胰岛素、抗凝剂等，在使用前应对患儿情况有全面了解并熟悉各有关药物的药理学知识。心脏病患儿用洋地黄类药物治疗时，应观察有无头痛、黄视、心律失常等中毒反应；对用胰岛素治疗的患儿，应注意观察有无乏力、出汗、头昏、脉速、饥饿及意识不清等低血糖反应；用利尿药者，注意尿量，若尿量多，应警惕患儿体内水及电解质紊乱；使用易产生过敏反应的血清类及青霉素类药物之前，应了解患儿有无过敏史，做过敏试验，用药时及用药后应严密观察病情，以防发生意外。用药时严格查对制度，准确掌握剂量，注意给药的浓度、速度和方法，用药过程中随时观察效果及反应，同时对患儿的血压、心律、尿量等变化及主诉和意识均应做细致观察和收集。

5. 心理状态的观察

护士可从患儿的语言、表情、情绪、睡眠、饮食等方面的变化来了解和掌握患儿的心理活动，根据患儿的具体情况和特点，做耐心细致的工作，消除影响患儿及其家属心理的不良因素，使之以最佳的心理状态配合治疗，尽快康复。

6. 特殊检查患儿的观察

为了进一步明确疾病的诊断，常常要做各种特殊检查。护士不仅是许多诊疗操作的执行者，而且应该对可能出现的结果、不良反应等进行严密的观察。如胸腔穿刺的患儿，应注意有无呼吸困难、面色苍白、皮下气肿等情况。肝穿刺的患儿，应注意有无内出血的现象，密切观察其脉搏及血压的变化。

（二）记录要求

护理记录应及时、准确、完整，全面扼要，医学术语要准确，不可用不恰当的简称，避免主观臆断，不能用含糊其词的语句。书写清楚、整齐，语句通顺，不能随意涂改，应采用国家法定的计量单位，数字一律用阿拉伯数字书写。眉栏、页码填写要完整，各项记录必须有完整日期及时间，记录者签全名，以明确职责。实习及进修人员书写的各项记录，上级医护人员应及时审查、修改并签名。护理记录除特殊规定外，须分别使用红、蓝色墨水的钢笔书写。

常见的日常护理记录内容有体温单、特别护理记录单、病室交班报告、患儿入院护理评估单、护理计划单、护理记录单、患儿出院护理评估单。护理记录是护士交接班核对工作的依据，记录时必须注意力集中、认真细致、准确无误。

（李安英）

第二节　口炎

口炎是指口腔黏膜的炎症，若病变仅局限于舌、牙龈、口角分别称为舌炎、牙龈炎或口角炎，多由病毒、真菌、细菌引起。全年可发病，多见于婴幼儿。本病可单独发生，也可继发于全身性疾病，如急性感染、腹泻、营养不良、久病体弱和维生素 B、维生素 C 缺乏等。食具消毒不严、口腔卫生不良或各种疾病导致机体抵抗力下降均可引起口炎发生。目前细菌感染性口炎已经很少见，但病毒及真菌感染引起的口炎仍较常见。

一、鹅口疮

鹅口疮又称雪口病，为白色念珠菌感染所致，多见于新生儿、营养不良、腹泻、长期应用广谱抗生素或激素的患儿。新生儿多由产道感染或因哺乳时乳头不洁及使用污染的奶具而感染。

（一）临床表现

本病特征是在口腔黏膜表面出现白色或灰白色乳凝块样小点或小片状物，可逐渐融合成大片，不易拭去，若强行擦拭剥离后，局部黏膜潮红、粗糙，可有溢血。患处不痛、不流涎，不影响吃奶，一般无全身症状。以颊黏膜最常见，其次是舌、牙龈及上腭，重者整个口腔均被白色斑膜覆盖，甚至可蔓延至咽、喉、食管、气管、肺等处，而出现呕吐、吞咽困难、声音嘶哑或呼吸困难。

（二）治疗要点

1. 保持口腔清洁

可用2%碳酸氢钠溶液于哺乳前后清洁口腔。

2. 局部用药

局部涂抹10万~20万U/mL制霉菌素鱼油肝混悬溶液，每日2~3次。

二、疱疹性口炎

疱疹性口炎由单纯疱疹病毒Ⅰ型感染所致，多见于婴幼儿，无明显季节性，传染性强，可在集体托幼机构引起小流行。

（一）临床表现

起病时发热，体温达38~40℃，牙龈红肿，触之易出血，继而在口腔黏膜上出现单个或成簇的小疱疹，直径约2mm，周围有红晕，迅速破溃后形成浅表溃疡，有黄白色纤维素性分泌物覆盖，多个小溃疡可融合成不规则的大溃疡。疱疹常见于牙龈、口唇、舌和颊黏膜，有时累及上腭及咽部。由于疼痛明显，患儿可表现拒食、流涎、烦躁，常有颌下淋巴结肿大。体温在3~5日后恢复正常，病程一般为1~2周，淋巴结肿大可持续2~3周。

本病须与疱疹性咽峡炎鉴别，后者由柯萨奇病毒引起，多发生于夏、秋季，疱疹主要在咽部和软腭，有时可见于舌，但不累及牙龈和颊黏膜，颌下淋巴结常无肿大。

（二）治疗要点

1. 保持口腔清洁

多饮水，可用3%过氧化氢溶液清洗口腔，避免刺激性食物。

2. 局部用药

局部可涂碘苷抑制病毒，也可喷西瓜霜、锡类散等。为预防继发感染，可涂2.5%~5.0%金霉素鱼肝油。疼痛严重者可在进食前用2%利多卡因涂局部。

3. 对症处理

发热者给予物理或药物降温，补充足够的营养和水分；有继发感染时按医嘱使用抗生素治疗。

三、溃疡性口炎

溃疡性口炎主要由链球菌、金黄色葡萄球菌、肺炎链球菌、铜绿假单胞菌或大肠埃希菌等引起，多见于婴幼儿，常发生于感染、长期腹泻等机体抵抗力下降时，口腔不洁更易于细菌繁殖而致病。

（一）临床表现

口腔各部位均可发生，常见于舌、唇内及颊黏膜处，可蔓延到唇及咽喉部。开始时口腔黏膜充血、水肿，随后形成大小不等的糜烂或溃疡，上有纤维素性炎性分泌物形成的假膜，呈灰白色或黄色，边界清楚，易拭去，露出溢血的创面，但不久又被假膜覆盖，涂片染色可见大量细菌。局部疼痛、流涎、拒食、烦躁，常有发热，体温可达 39～40℃，局部淋巴结肿大，全身症状轻者约 1 周体温恢复正常，溃疡逐渐愈合；严重者可出现脱水和酸中毒。

血常规检查：白细胞和中性粒细胞增多。

（二）治疗要点

1. 控制感染

选用有效抗生素。

2. 保持口腔清洁

可用 3% 过氧化氢溶液或 0.1% 依沙吖啶溶液清洁口腔。

3. 局部用药

溃疡面涂 5% 金霉素鱼肝油、锡类散等。

4. 其他

补充水分和营养。

四、口炎护理

（一）常见护理诊断/问题

1. 口腔黏膜受损

与口腔感染有关。

2. 体温过高

与口腔炎症有关。

3. 疼痛

与口腔黏膜糜烂、溃疡有关。

4. 营养失调——低于机体需要量

与疼痛引起拒食有关。

5. 知识缺乏

患儿及家长缺乏本病的预防及护理知识。

（二）护理措施

1. 口腔护理

根据不同病因选择不同溶液清洁口腔后涂药，年长儿可用含漱剂。鼓励患儿多饮水，进食后漱口，以保持口腔黏膜湿润和清洁。对流涎者，及时清除分泌物，保持皮肤干燥、清洁，避免引起皮肤湿疹及糜烂。

2. 正确涂药

为确保局部用药达到目的，涂药前应先将纱布或干棉球放在颊黏膜腮腺管口处或舌系带两侧，以隔断唾液，防止药物被冲掉；然后用干棉球将病变部位表面吸干后再涂药；涂药后嘱患儿闭口 10 分钟后取出纱布或棉球，并嘱患儿不可立即漱口、饮水或进食。

3. 发热护理

密切监测体温变化，根据患儿的具体情况选择物理降温或药物降温。

4. 饮食护理

供给高热量、富含维生素的温凉流质或半流质食物，食物宜甜、不宜咸，避免摄入酸辣或粗硬食物。对因口腔黏膜糜烂、溃疡引起疼痛影响进食者，可在进食前局部涂2%利多卡因；对不能进食者，可管饲喂养或肠外营养，以确保能量与液体的供给。

5. 健康教育

教育患儿养成良好的卫生习惯，纠正吮指、不刷牙等不良习惯；年长患儿应教导其进食后漱口，避免用力或粗暴擦伤口腔黏膜。宣传均衡饮食对提高机体抵抗力的重要性，避免偏食、挑食，培养良好的饮食习惯。指导家长食具专用，患儿使用过的食具应煮沸消毒或压力灭菌消毒。

（孙　丽）

第三节　胃食管反流

胃食管反流（GER）是指胃内容物，包括从十二指肠流入胃的胆盐和胰酶等反流入食管甚至口咽部，分生理性和病理性两种。生理情况下，由于小婴儿食管下端括约肌（LES）发育不成熟或神经肌肉协调功能差，可出现反流，往往出现于日间餐时或餐后，又称"溢乳"。病理性反流即胃食管反流病（GERD），是由于LES的功能障碍和（或）与其功能有关的组织结构异常，以至LES压力低下而出现的反流，常常发生于睡眠、仰卧位及空腹时，引起一系列临床症状和并发症。随着直立体位时间和固体饮食的增多，约60%的患儿到2岁时症状可自行缓解，部分患儿症状可持续到4岁以后。脑性瘫痪、21-三体综合征以及其他原因所致的发育迟缓患儿，GER发生率较高。

一、病因与发病机制

（一）抗反流屏障功能低下

①LES压力降低：是引起GER的主要原因。正常吞咽时LES反射性松弛，压力下降，通过食管蠕动推动食物进入胃内，然后压力又恢复到正常水平，并出现一个反应性的压力增高以防止食物反流。当胃内压和腹内压升高时，LES会发生反应性主动收缩，使其压力超过增高的胃内压，起到抗反流作用。如因某种因素使上述正常功能发生紊乱时，LES短暂性松弛即可导致胃内容物反流入食管。②LES周围组织薄弱或缺陷：例如缺少腹腔段食管，致使腹内压增高时不能将其传导至LES使之收缩达到抗反流的作用；小婴儿食管角（由食管和胃贲门形成的夹角，即His角，正常为30°~50°）较大；膈肌食管裂孔钳夹作用减弱；膈食管韧带和食管下端黏膜瓣解剖结构存在器质性或功能性病变；胃压低、腹内压增高等，均可破坏正常的抗反流作用。

（二）食管廓清能力降低

正常情况下，食管廓清能力是依靠食管的推动性蠕动、唾液的冲洗、对酸的中和作用、食丸的重力和食管黏膜细胞分泌的碳酸氢盐等多种因素完成对反流物的清除，以缩短反流物和食管黏膜的接触时间。当食管蠕动减弱、消失或出现病理性蠕动时，食管清除反流物的能力下降，这样就延长了有害的反流物质在食管内停留时间，增加了对黏膜的损伤。

（三）食管黏膜的屏障功能破坏

屏障作用是由黏液层、细胞内的缓冲液、细胞代谢及血液供应共同构成。反流物中的某些物质，如胃酸、胃蛋白酶以及从十二指肠反流入胃的胆盐和胰酶使食管黏膜的屏障功能受损，引起食管黏膜炎症。

（四）胃、十二指肠功能失常

胃排空能力低下，使胃内容物及其压力增加，当胃内压增高超过 LES 压力时，可使 LES 开放。胃容量增加又导致胃扩张，致贲门食管段缩短，使其抗反流屏障功能降低。十二指肠病变时，幽门括约肌关闭不全则导致十二指肠胃反流。

二、临床表现

食管上皮细胞暴露于反流的胃内容物中，是产生症状和体征的主要原因。

（一）呕吐

新生儿和婴幼儿以呕吐为主要表现。约 85% 患儿于出生后第 1 周即出现呕吐，而约 10% 患儿于出生后 6 周内出现呕吐。呕吐程度轻重不一，多数发生在进食后，有时在夜间或空腹时，可表现为溢乳、反刍或吐泡沫，严重者呈喷射状。呕吐物为胃内容物，有时含少量胆汁。年长儿以反胃、反酸、嗳气等症状多见。

（二）反流性食管炎

常见症状有：①烧灼感，见于有表达能力的年长儿，位于胸骨下端，饮用酸性饮料可使症状加重，服用抗酸剂症状减轻；②吞咽疼痛，婴幼儿表现为喂奶困难、烦躁、拒食，年长儿诉吞咽时疼痛，如并发食管狭窄，则出现严重呕吐和持续性咽下困难；③呕血和便血，食管炎严重者可发生糜烂或溃疡，出现呕血或黑便症状，严重的反流性食管炎可发生缺铁性贫血。

（三）巴雷特（Barrett）食管

由于慢性 GER，食管下端的鳞状上皮被增生的柱状上皮代替，抗酸能力增强，但更易发生食管溃疡、狭窄和腺癌。溃疡较深者可发生食管气管瘘。

（四）食管外症状

（1）呼吸系统症状：①呼吸道感染，反流物直接或间接引发反复呼吸道感染；②哮喘，反流物刺激食管黏膜感受器，反射性地引起支气管痉挛而出现哮喘；部分病例发病早、抗哮喘治疗无效，无特异体质家族史者更可能由 GERD 引起；③窒息和呼吸暂停，多见于小婴儿和早产儿，表现为面色青紫或苍白、心动过缓，甚至发生婴儿猝死综合征。

（2）营养不良：见于约 80% 的患儿，主要表现为体重不增和生长发育迟缓。

（3）其他：如声音嘶哑、中耳炎、鼻窦炎、反复口腔溃疡、龋齿等。部分患儿可出现精神、神经症状。①桑迪弗（Sandifer）综合征：是指病理性 GER 患儿出现类似斜颈样一种特殊"公鸡头样"的姿势，此为一种保护性机制，以期保持气道通畅或减轻胃酸反流所致的疼痛，同时伴有杵状指、蛋白丢失性肠病及贫血；②婴儿哭吵综合征：表现为易激惹、夜惊、进食时哭闹等。

三、辅助检查

（一）食管钡剂造影

可对食管形态、运动状况、钡剂的反流、食管与胃连接部的组织结构做出判断，还可观

— 171 —

察到是否存在食管裂孔疝等先天性疾病以及严重病例的食管黏膜炎症改变。

（二）食管 pH 动态监测

24 小时连续监测食管下端 pH，通过计算机软件进行分析，可区分生理性或病理性反流，是目前最可靠的诊断方法。

（三）其他检查

食管胆汁反流动态监测、食管动力功能检查、食管内镜检查及黏膜活体组织检查等均有助于诊断。

四、治疗要点

包括体位治疗、饮食治疗、药物治疗和手术治疗，其中体位治疗和饮食治疗参见护理措施部分。

（一）药物治疗

主要作用是降低胃内容物酸度和促进上消化道动力。包括以下几种。

（1）促胃肠动力药：疗程 4 周，如多巴胺受体拮抗剂有多潘立酮（吗叮啉），每日 3 次，饭前半小时及睡前口服。

（2）抑酸和抗酸药：疗程 8~12 周。①抑酸药有 H_2 受体阻滞剂，如西咪替丁；质子泵抑制剂，如奥美拉唑（洛赛克）等；②中和胃酸药有氢氧化铝凝胶，多用于年长儿。

（3）黏膜保护剂：疗程 4~8 周，可选用硫糖铝、硅酸铝盐、磷酸铝等。

（二）手术治疗

手术指征：①经内科治疗 6~8 周无效，有严重并发症；②严重食管炎伴溃疡、狭窄或发现有食管裂孔疝者；③有严重的呼吸道并发症，如呼吸道梗阻、反复发作吸入性肺炎或窒息、伴支气管肺发育不良者；④并发严重神经系统疾病。

五、常见护理诊断/问题

（一）有窒息的危险

与溢奶和呕吐有关。

（二）营养失调——低于机体需要量

与反复呕吐致能量和各种营养素摄入不足有关。

（三）疼痛

与胃内容物反流致反流性食管炎有关。

（四）知识缺乏

患儿家长缺乏本病护理的相关知识。

六、护理措施

（一）保持适宜体位

将床头抬高30°，婴儿以前倾俯卧位为最佳，但为防止婴儿猝死综合征的发生，睡眠时宜采取仰卧位及左侧卧位；年长儿在清醒状态下以直立位和坐位为最佳，睡眠时宜采取左侧卧位，将床头抬高 20~30 cm，以促进胃排空，减少反流频率及反流物误吸。有研究显示，左侧卧位能够显著降低短暂性的下食管括约肌松弛次数的发生，而右侧卧位增加松弛次数和液体反流。

（二）合理喂养

少量多餐，母乳喂养儿增加哺乳次数，人工喂养儿可在牛奶中加入糕干粉、米粉或进食谷类食品。严重反流以及生长发育迟缓者可管饲喂养，能减少呕吐和起到持续缓冲胃酸的作用。年长儿以高蛋白、低脂肪饮食为主，睡前 2 小时不予进食，保持胃处于非充盈状态，避免食用降低 LES 张力和增加胃酸分泌的食物，如碳酸饮料、高脂饮食、巧克力和辛辣食品。

（三）用药护理

按医嘱给药并观察药物疗效和不良反应，注意用法、剂量，不能吞服时应将药片研碎；多潘立酮应饭前半小时或睡前口服；服用西沙必利时，不能同时饮用橘子汁，同时加强观察心率和心律的变化，出现心率加快或心律不齐时，应及时联系医生进行处理；西咪替丁应在进餐时或睡前服用效果好。

（四）手术护理

GER 患儿术前、术后护理与其他腹部手术相似。术前配合做好各项检查和支持疗法；术后根据手术方式做好术后护理，应保持胃肠减压，做好引流管护理，注意观察有无腹部切口裂开、穿孔、大出血等并发症。

（五）健康教育

对新生儿和小婴儿，告知家长体位及饮食护理的方法、重要性和长期性。指导家长观察患儿有无发绀，判断患儿反应状况和喂养是否耐受，新生儿每日监测体重。带药出院时，详细说明用药方法和注意事项，尤其是用药剂量和不良反应。

（吴欣欣）

第四节　水痘

水痘是由水痘—带状疱疹病毒引起的急性出疹性疾病，为小儿常见传染病。临床上以皮肤黏膜分批出现的斑疹、丘疹、疱疹和结痂为特征。原发感染为水痘，潜伏再发表现为带状疱疹。水痘—带状疱疹病毒即人类疱疹病毒 3 型，属疱疹病毒科，为脱氧核糖核酸病毒，在外界抵抗力弱，不耐热和酸，对乙醚敏感，在痂皮中不能存活。水痘患者是唯一的传染源。出疹前 1 日至疱疹全部结痂时均有极强传染性。传播途径主要通过飞沫和直接接触水痘疱疹液传播，也可通过污染的物品传播。人群普遍易感，但 1~6 岁小儿发病多见，6 个月以内的婴儿发病较少，感染后可获得持久的免疫力，但以后可以发生带状疱疹。全年均可发生，冬、春季多见。

一、护理评估

（一）健康史

应询问患儿与水痘患者的接触史，患儿是否接种过水痘疫苗。

（二）身心状况

1. 临床表现

（1）症状和体征：潜伏期为 14～16 日。①前驱期：可有发热、头痛、全身不适、食欲不振等，婴幼儿常无前驱症状或症状轻微。持续1～2日。②出疹期：发热同时或1～2日后出疹，皮疹先见于躯干、头部，后延及全身，皮疹呈向心性分布，躯干最多，其次为头面部，手掌足底少见皮疹。开始为红斑疹，数小时内变为丘疹，迅速发展为疱疹，3～5 mm，为椭圆形小水疱，疱液初为透明，数小时后变为浑浊，水疱易破溃，周围有红晕，伴皮肤瘙痒，使患儿烦躁不安，1～2日后结痂，1～2周后痂皮脱落，一般不留瘢痕。皮疹分批陆续出现，同一部位可见斑疹、丘疹、疱疹和结痂同时存在，部分患儿疱疹可发生于口腔、咽喉、结膜和阴道黏膜，易破溃形成溃疡，常伴疼痛。

水痘为自限性疾病，一般 10 日左右自愈。少数免疫功能低下者可出现播散性和出血性水痘，高热，全身中毒症状重，病死率高。

（2）并发症：皮肤感染、血小板减少、脑炎、肺炎及瑞氏综合征等。

2. 心理—社会状况

该病有传染性，患儿须隔离治疗。患儿因活动受限制可产生孤独感、恐惧心理；评估家长对水痘相关知识了解程度，家长可产生紧张、焦虑反应。

（三）辅助检查

（1）血常规检查：白细胞正常或稍增多。

（2）疱疹刮片：刮新鲜疱疹基底组织涂片可发现多核巨细胞及核内包涵体。

（3）血清学检查：用酶联免疫吸附试验可检测血清中特异性抗体。

二、治疗要点

对症治疗，防治并发症，抗病毒治疗可选用阿昔洛韦、干扰素等。

三、常见护理诊断/问题

（一）皮肤完整性受损

与水痘病毒和继发细菌感染有关。

（二）有传播感染的可能

与病原体排出有关。

四、护理措施

（一）皮肤的护理

遵医嘱应用抗病毒治疗，如阿昔洛韦、干扰素等；室内空气要新鲜，温度要适宜，衣被不宜过厚，注意勤换内衣，保持皮肤清洁；应剪短指甲，婴幼儿可戴连指手套，以免抓伤皮肤，引起继发感染或留下瘢痕。皮肤瘙痒吵闹时，要给予安慰，或用温水洗浴、局部涂炉甘石洗剂或碳酸氢钠溶液，可遵医嘱服用抗组胺药物、镇静剂；继发感染者局部用抗生素软膏，或遵医嘱用抗生素控制感染。

（二）预防感染的传播

医护人员应严格执行消毒隔离制度，隔离患儿至疱疹全部结痂或出疹后 7 日止。室内经常通风换气，紫外线进行空气消毒，呼吸道分泌物及其污染物需及时消毒处理，减少不必要的探视。

（三）病情观察

水痘偶会发生播散性水痘或并发肺炎或脑炎，应注意观察，及早发现，并予以相应的治疗及护理。对发热患儿，应让其卧床休息，可采取物理降温或遵医嘱应用退热剂，忌用水杨酸药物如阿司匹林，以免诱发瑞氏综合征。给予充足水分和易消化的饮食。病程中一般不宜应用肾上腺皮质激素类药物，包括激素类软膏。

五、健康教育

（一）向患儿及家长讲解水痘的有关知识

介绍患儿的病情、治疗及护理内容，帮助患儿及家长减轻紧张、焦虑反应，配合治疗及护理。

（二）进行预防水痘的宣教

①管理传染源：对患儿采取隔离治疗至疱疹全部结痂或出疹后 7 日，易感儿避免与患儿接触，对接触者要隔离检疫 21 日；②切断传播途径：患儿居室要经常通风换气，进行空气消毒，消毒患儿呼吸道分泌物及其污染物，减少不必要的探视，流行期间托幼机构宜采用紫外线进行消毒；③保护易感儿：主动免疫应用水痘—带状疱疹减毒活疫苗；被动免疫如接触水痘患者，可在接触水痘后 72 小时内给予水痘—带状疱疹免疫球蛋白或恢复期血清肌内注射，可起到预防或减轻症状的作用。

（魏好丹）

第五节　猩红热

猩红热是由 A 族 β 型溶血性链球菌引起的急性呼吸道传染病，其临床特征是发热、咽峡炎、全身弥漫性红色皮疹、疹退后脱屑。少数患儿在病后出现风湿热或急性肾小球肾炎。A 族 β 型溶血性链球菌呈革兰染色阳性，该菌对热和干燥的抵抗力较弱，加热 56 ℃ 30 分钟和一般消毒剂均可将其杀灭。本病全年均可发病，但以冬、春季多见。传染原为患者和带菌者，主要通过呼吸道飞沫传播，也可经破损的皮肤传播，引起"外科型"猩红热；人群普遍易感，多见于 3 岁以上儿童，感染后可获得血清型特异性抗菌免疫和特异性抗毒免疫。婴儿可通过胎盘从母体获得被动免疫。

一、护理评估

（一）健康史

询问患儿与猩红热患者的接触史。

（二）身心状况

1. 临床表现

（1）症状与体征：潜伏期 1～12 日。起病较急、发热、头痛、咽痛、全身不适。体温

— 175 —

38 ~ 40 ℃。咽部及扁桃体充血、水肿明显，扁桃体腺窝处可有点状或片状白色脓性分泌物，易剥离。软腭处可见针尖大小出血点或红疹。病初舌被白苔、红肿的乳头突出于白苔之外，称为草莓舌，以后舌苔脱落，舌面光滑、鲜红，舌乳头红肿、突起，称为杨梅舌。皮疹多在发热第 2 日出现，最先见于耳后、颈部、上胸部等处，于 24 小时内布满全身。在全身皮肤弥漫性充血潮红的基础上，广泛散布着均匀、密集的红色细小皮疹，呈鸡皮样。面部皮肤潮红而无皮疹，口鼻周围无明显充血，形成口周苍白圈。皮疹在皮肤皱褶处，如腋窝、肘窝、腹股沟处聚集并伴有出血点，形成明显的横纹线，称为帕氏线。皮疹按出疹时的顺序于 3 日内消退，1 周后开始脱屑；轻者呈糠屑样，重者则大片状脱皮。

（2）并发症：少数患者可于病程第 2 ~ 3 周并发风湿热和急性肾小球肾炎。

2. 心理—社会状况

患儿需隔离治疗，患儿活动受到限制会有孤独感、恐惧心理，评估家长对猩红热相关知识了解程度及心理反应。少数患者可并发风湿热和急性肾小球肾炎，家长可有紧张不安、焦虑和失望等反应。

（三）辅助检查

（1）血常规检查：白细胞总数增高，多在（10 ~ 20）×10^9/L，中性粒细胞占比常在 80% 以上，严重患者可出现中毒颗粒。

（2）尿液检查：并发急性肾小球肾炎时，尿蛋白增加，出现红细胞、白细胞和管型。

（3）细菌学检查：咽拭子或其他病灶分泌物培养可有 β 型溶血性链球菌生长。也可用免疫荧光法检测咽拭涂片以进行快速诊断。

二、治疗要点

（一）一般治疗

做好呼吸道隔离，急性期应卧床休息；供给充足水分和营养；保持皮肤清洁，防止继发感染。

（二）抗菌治疗

首选青霉素。如有青霉素过敏，可选用红霉素、头孢菌素等药物。

三、常见护理诊断/问题

（一）体温过高

与乙型溶血性链球菌感染有关。

（二）皮肤完整性受损：皮疹

与细菌产生红疹毒素引起皮肤损害有关。

（三）疼痛：咽痛

与咽及扁桃体炎症有关。

四、护理措施

（一）皮肤的护理

衣服宽大、柔软，被褥保持整洁、干燥，勤换内衣，保持皮肤清洁，每日用温水轻擦皮肤，禁用肥皂水擦拭皮肤。皮肤瘙痒时，局部涂炉甘石洗剂，剪短患儿指甲，婴幼儿可戴连指手套，以免抓伤皮肤。

（二）预防感染的传播

医护人员应严格执行消毒隔离制度，采取隔离治疗，患者应隔离至咽拭子细菌培养阴性，室内经常通风换气，减少不必要的探视。

（三）维持体温正常

保持室内空气新鲜，空气流通，应卧床休息。供给充足水分、饮食，以营养丰富、高维生素、半流质饮食保证足够摄入量。监测并记录体温变化，高热患儿可用温水擦浴或遵医嘱予退热剂。

（四）咽痛的护理

注意口腔卫生，可用硼酸液漱口，口含溶菌酶含片。

五、健康教育

（一）向患儿及家长讲解猩红热的有关知识

介绍患儿的病情、治疗及护理内容，帮助患儿及家长减轻紧张、焦虑反应，配合治疗及护理。在病程第 2~3 周易出现并发症，其中以急性肾小球肾炎多见，应注意每周查 1 次尿常规，以便及时发现、早期治疗。

（二）进行预防猩红热的宣教

①管理传染源：患儿应隔离至咽拭子细菌培养阴性；②切断传播途径：流行期间，小儿应避免到公共场所，居室要经常通风换气；③保护易感儿：对有密切接触患儿的易感儿，可给予青霉素等药物预防。

（张朱虹妃）

第九章

中医常见病证护理

第一节　中医护理程序

中医护理程序是从中医整体观出发，通过四诊，收集有关疾病发生、发展资料，进行分析，对所得信息归纳、推理，按照中医的辨证得出所属何病、何证，进行科学评估，从而提出护理诊断或健康问题，遵循护理原则，制订相应的护理计划和所需采取的护理措施，并对施护的每个环节和步骤进行记录和反馈的动态过程。

一、评估

主要是运用四诊方法收集辨证资料，对患者的病情进行中医判断。

望诊主要是通过观察患者的神志、形态、皮肤、五官、舌苔以及分泌物、排泄物的异常变化，获知内脏病变的情况，了解疾病的本质。闻诊是通过听声音、嗅气味两个方面辨别病证的寒热虚实、病位深浅。问诊是详细询问患者的主诉、现病史、既往史、治疗情况、生活习惯、饮食爱好、情志状态等，为辨证施护提供可靠的依据，如疼痛的程度和性质，只能由问诊得到资料。切诊包括脉诊、按诊两个方面，用于判断疾病的部位、性质和邪正盛衰以及病变部位、性质、程度等。

二、诊断

提出护理问题为护理程序的第二步骤。可使用辨证的方法对护理评估进一步确定。护理问题的范围一定是在护理职责范围内能够解决或缓解的问题，是选择施护措施达到整体健康平衡目标的重要依据。

护理问题包括诊断名称、含义、诊断依据和相关因素4部分。

诊断名称：即问题陈述部分，是对护理对象的健康问题概括性描述及其接受护理措施后产生反应的描述，如寒热异常、恶寒发热、饮食调理的需要、不寐、便秘、乏力等。

含义：是指诊断名称所要表达内容的一种清晰、恰当的描述。

诊断依据：是做出护理诊断的临床判断根据。护理诊断的依据主要是症状、体征及危险因素。诊断依据视其在特定诊断中的重要程度分为主要和次要。

相关因素：是指影响个体健康状况的直接因素、促发因素或危险因素，这些因素是促成护理诊断成立和维持的原因或情境。通常相关因素来自以下几个方面。

（1）病因、病位、病性因素：是机体在疾病发展过程中某一阶段的病理反应。

（2）治疗因素：治疗过程中患者的自我感觉。

（3）情志因素：指患者的心理感受。

（4）环境因素：指当时环境和情境以及有关人员。

（5）年龄因素：指患者机体成熟的情况。

三、计划

根据护理诊断，制订护理要达到的消除、减缓或预防健康问题的目标和预期效果，所采取的具体护理措施和步骤，包括设定护理目标或预期效果，选择护理措施。

四、实施

准备工作包括进一步评估患者、审阅计划、分析实施计划所需要的护理知识与技术，预测可能会发生的并发症及预防措施，安排实施计划的人力、物力与时间。具体可考虑如下几点。

（一）做什么

回顾已制订好的护理计划，保证计划内容是适合的、科学的、安全的并符合患者目前情况，然后组织所要实施的护理措施。

（二）谁去做

确定哪些护理措施是护士自己做，哪些是由辅助护士执行，哪些是由其他医务人员共同完成。一旦护士为患者制订好了护理计划，计划可以由下列几类人员完成。

（1）护士本人：由制订护理计划的护理人员将计划付诸行动。

（2）其他医务人员：包括其他护理人员、医生和营养师。

（3）患者及其家属：有些护理措施需要患者及其家属参与或直接完成。

（三）怎么做

思考实施时将采取哪些技术和技巧，并回顾技术操作、仪器操作的过程。如果需要运用沟通交流，则应考虑在沟通中可能遇到的问题，可以使用的沟通技巧。

（四）何时做

根据患者的具体情况、健康状态，选择执行护理措施的时间。

五、评价

护理评价是对评估的客观性、诊断的准确性、计划的可行性、实施的有效性进行有计划地系统检验。

（赵　蓉　贺轶宁）

第二节　中医护理原则

中医护理原则是通过辨证提出的护理疾病的基本原则。它是以整体观念和辨证论治的基本理论为指导，以四诊所收集的客观资料为依据，对疾病进行全面的综合分析，根据不同的病证制定出不同的护理原则。

一、护病求本

"治病必治其本"是护理与治疗都必须先抓住疾病的本质，并针对疾病的本质进行护理和治疗，这是辨证施护与辨证论治的根本原则。疾病在发生发展过程中有着错综复杂的因素和各种各样的临床表现，作为医护工作者，必须从诸多因素变化中找出病变的本质，并进行有的放矢的护理、治疗。例如，"眩晕"一证，在病因学上可以由风邪、火邪、血虚、气虚、痰湿、肝阳上亢等多种因素引起，要做好护理和治疗就必须找出其原因所在，然后才能分别采用清热、平肝息风、养血、补气、燥湿化痰、平肝潜阳等方法进行护理与治疗，这种针对病因病位和病变性质的治疗，就是护病求本与治病求本的具体表现。

在一般情况下，多数疾病的临床表现与它的本质是一致的，但也有些疾病出现某些和本质相矛盾甚至相反的表现，即在症状上出现了假象，这时在确定护理原则时，就应该对假象进行去伪存真的分析，求得假象后面的真相，并针对疾病的本质进行护理。

二、施护防变

中医对既病者，强调既要争取早期做积极治疗，又要防止疾病的发展和传变。《素问·阴阳应象大论》说："故邪风之至，疾如风雨，故善治者治皮毛，其次治肌肤，其次治筋脉，其次治六腑，其次治五脏……"指出了外邪入侵人体，如果不做及时处理，病邪就可以步步深入，侵犯内脏，病情越来越复杂，治疗就越困难。在护理与防治疾病过程中，一定要掌握疾病发生发展的规律及其传变的途径，做到早期预防，早有准备。如《难经·七十七难》"所谓治未病者，见肝之病，则知肝当传之于脾，故先实其脾气，无令得受肝之邪"，指出在掌握了肝病往往会影响到脾的这一规律前提下，当肝病尚未及脾时，治疗时不仅要治肝，而且要照顾到脾，以预防肝病进一步传脾，这里指出了防止疾病传变的治疗与护理法则，又说明了既病之后，争取早期做积极治疗，以预防病情传变的重要性。在临床护理工作中，要密切观察病情变化，掌握疾病发生发展和传变规律，做到早发现、早治疗，防止病情传变和发展，避免疾病由表入里，以至侵犯内脏，使病情更加复杂、严重，给治疗与护理增加困难。若能根据疾病传变规律进行有效护理，则能够"务必先安未受邪之地"。

三、三因制宜

三因制宜是因时、因地、因人制宜的原则。由于疾病的发生发展由多方面因素决定，尤其因人体禀赋不同，对疾病影响更大。因此，在临床护理中，要学会全方面看问题，除了掌握一般护理原则外，还要根据具体情况进行具体分析，掌握每一例患者、每一种疾病的特性，要知常达变，灵活运用。四时气候变化，对人体生理病理有一定影响，而反常的气候则更是诱发疾病的重要条件。根据不同季节气候特点来确定保健、养生、用药、护理的原则，称为因时制宜。

四、同病异护

相同疾病由于引起疾病原因（机体自身、地区、季节）不同而采取不同的护理措施。例如，感冒，因发病季节、致病因素不同可表现为风寒证和风热证，只有把风寒证和风热证辨别清楚才能正确施护。又如，腹胀，中医认为"不通则痛"，无论何因引起的"不通"皆可致痛。治疗腹痛根据"通则不痛"的理论依据，以"通"为原则，按临床表现采取不同的"通法"。护理同样以"实则攻之、虚则补之、寒则热之、热则寒之、气滞者理气、血瘀者活血"确定护理措施。

五、异病同护

不同疾病在其发展过程中，由于出现了相同的病机，可采用同一护理方法。例如，子宫脱垂和脱肛是不同的病，但均表现为中气下陷证，都可采用提升中气的护理方法，即注意休息，避免过劳，以培育中气；可针刺百会、关元等穴位，以补中益气；可用黄芪、党参炖母鸡益气健脾，促使回纳。

中医护理不着眼于病的异同，而是着眼于病机和症状的异同。相同的病机或证可采用基本相同的护理方法，不同的病机或证要采用不同的护理措施。所谓"证同护亦同、证异护亦异"，实质是由于"证"的概念中包含着病机在内的缘故，这种针对疾病发展过程中不同质的矛盾用不同的方法解决的护理方法就是辨证施护。

（关　红）

第三节　心悸

心悸是指气血阴阳亏虚或痰饮瘀血阻滞，致心失所养，心脉不畅，心神不宁，以自觉心中悸动，惊惕不安，甚则不能自主为主要临床表现的一种病证。心悸包括惊悸和怔忡。惊悸是因惊恐而诱发的自觉心跳不安的病证，怔忡是不因惊恐而自发的自觉心中悸动，惊惕不安，甚至不能自主的一种病证。心悸一般多呈阵发性，每因情绪悸动或过度劳累而诱发，发作时常伴有气短、胸闷，甚至眩晕、喘促、晕厥，脉象或数或迟，或节律不齐。

《黄帝内经》虽无心悸或惊悸、怔忡之病名，但已有心悸类似证候的描述，如《素问·至真要大论》篇"心澹澹大动"，《素问·痹论》篇"心下鼓"及《灵枢经·本神》篇"心怵惕"。并认识到心悸的病因有宗气外泄、心脉不通、突受惊恐、复感外邪等。汉代张仲景在《金匮要略·惊悸吐衄下血胸满瘀血病脉证治》中以惊悸、心动悸为病证命名。

西医学中各种原因引起的心律失常，如心动过速、心动过缓、期前收缩、心房颤动或扑动及心功能不全、神经症等，凡具有心悸临床表现的，均可参照本节辨证施护。

一、病因病机

（一）体质虚弱

禀赋不足，素体亏虚，或脾胃虚弱，化源不足，或久病失养，劳欲过度，皆可使气血不足，心失所养，发为心悸。

（二）饮食劳倦

嗜食膏粱厚味、煎炸之品，蕴热化火生痰，痰火扰心，发为心悸；或饮食不节，损伤脾胃，运化失施，水液输布失常，滋生痰浊，痰阻心气，而致心悸。

（三）情志所伤

平素心虚胆怯，暴受惊恐，易使心气不敛，心神动摇，而心慌不能自主，惊悸不已，渐次加剧，直至稍遇惊恐，即作心悸，甚或外无所惊，时发怔忡。思虑过度，劳伤心脾，不仅暗耗阴血，又能影响脾胃功能，致生化之源不足，气血两虚，心失所养，发生心悸。长期抑郁，肝气郁结，气滞血瘀，心脉不畅，心神失养，引发心悸。大怒伤肝，肝火上炎，气血逆乱，且可夹痰，上扰于心，而出现心神不宁，心脉紊乱。

（四）感受外邪

心气素虚，风湿热邪，合而为痹，痹病日久，内舍于心，痹阻心脉，心血瘀阻，发为心悸；或风寒湿热之邪，耗伤心气心阴，亦可引起心悸。温病、疫毒均可灼伤营阴，心失所养，或邪毒内扰心神，如春温、风温、暑湿、白喉、梅毒等病，往往伴见心悸。

（五）药食不当

嗜食膏粱厚味，煎烤炙煿，蕴热化火生痰，痰火扰心，发为心悸。饮食不节，损伤脾胃，运化失司，水液输布失常，滋生痰浊，痰阻心气；或因用药不当，药毒损及于心而致心悸。常见药物如中药附子、乌头、雄黄、蟾蜍、麻黄等，西药奎尼丁、肾上腺素、洋地黄、锑剂等可致心悸。补液过多、过快时，也可发生心悸。

心悸的病位主要在心，但其发病与脾、肾、肺、肝四脏功能失调相关。心悸有虚实之分，但以虚证为多见，多因气血阴阳亏虚，心神失养所致；实证者常见痰浊、瘀血、水饮、气滞等邪气痹阻血脉、扰动心神；临床可见虚实夹杂或转化。

二、诊断与鉴别诊断

（一）诊断依据

（1）自觉心搏异常，或快速，或缓慢，或时而感觉心跳过重，或忽跳忽止，呈阵发性或持续不解，不能自主。

（2）常伴有胸闷不适、易激动、心烦寐差、颤抖乏力、头晕等症。或伴有心胸疼痛，甚则喘促，汗出肢冷，或见晕厥。

（3）听诊示心搏或快速，或缓慢，忽跳忽止，或伴有心音强弱不等，脉象可有速、促、结、代、沉、迟等变化。面色及舌象变化可以帮助诊断。

（4）常由情志刺激、劳倦过度、外感邪气或饮酒、饱食等因素而诱发。

（5）实验室检查、心电图、动态心电图监测及超声心动图、CT等检查，有助于明确诊断。

（二）病证鉴别

心悸与胸痹的鉴别：胸痹常与心悸合并出现，但胸痹除见心慌不安、脉结或代外，必以心痛为主症，多呈心前区或胸骨后刺痛、闷痛，常因劳累、感寒、饱餐或情绪波动而诱发，多呈短暂发作，但甚者心痛剧烈不止，唇甲发绀或手足青冷至节，呼吸急促，大汗淋漓，直至晕厥，病情危笃。

三、辨证施护

（一）辨证要点

1. 分清虚实及程度

心悸证候特点多为虚实相兼，故当首辨虚实，虚指脏腑气血阴阳的亏虚，实指痰饮、瘀血、火邪上扰。其次，当分清虚实之程度，在正虚方面，即一脏虚损者轻，多脏虚损者重。在邪实方面，一般来说，单见一种夹杂者轻，多种合并夹杂者重。临床以虚实夹杂者为多，但总属虚多实少。

2. 辨脉象变化

脉搏的节律异常为本病的特异征象，故辨脉象可以帮助判定心悸的寒热虚实属性。一般认为，数脉主热，迟脉主寒，脉有力为实，无力为虚。阳盛则促，阴盛则结。数滑有力为痰火，涩脉多提示有瘀血，迟而无力为虚寒，脉象迟、结、代、无力者，一般多属虚寒，结脉多提示气血凝滞，代脉常见元气虚衰、脏气衰微。若脉虽数、促而沉细、微细，伴有面浮肢肿，动则气短，形寒肢冷，舌淡者，为虚寒之象。其中凡久病体虚而脉象弦滑搏指者为逆，病情重笃而脉象散乱模糊者为病危之象。

3. 辨心悸的轻重

从引起心悸的病因、发作的频率、病程的长短及伴随症状区分心悸的轻重。如因惊恐而发，时发时止，伴有痰热内扰，胆气不舒者较轻；心悸频发，病程已久，脏气虚损，痰瘀阻滞心脉者较重。惊悸较轻，怔忡较重，发作急骤，伴有亡阳者多危重。

（二）证候分型

1. 心虚胆怯

证候表现：心悸不宁，善惊易恐，稍惊即发，劳则加重，兼有胸闷气短，自汗，坐卧不安，恶闻声响，少寐多梦而易惊醒。舌淡红，苔薄白，脉数或细弦。

护治法则：镇惊定志，养心安神。治疗代表方：安神定志丸加减。

2. 心脾两虚

证候表现：心悸气短，失眠多梦，思虑劳心则甚，兼有神疲乏力，眩晕健忘，面色无华，口唇色淡，纳少腹胀，大便溏薄。舌淡，苔薄白，脉细弱。

护治法则：补血养心，益气安神。治疗代表方：归脾汤。

3. 肝肾阴亏

证候表现：心悸失眠，眩晕耳鸣，兼有形体消瘦，五心烦热，潮热盗汗，腰膝酸软，视物昏花，两目干涩，咽干口燥，筋脉拘急，肢体麻木，急躁易怒。舌红少津，苔少或无，脉细数。

护治法则：滋补肝肾，养心安神。治疗代表方：一贯煎加减。

4. 心阳不振

证候表现：心悸不安，动则尤甚，形寒肢冷，兼有胸闷气短，面色苍白，自汗，畏寒喜温，或伴心痛。舌质淡，苔白，脉虚弱或沉细无力。

护治法则：温补心阳。治疗代表方：桂枝甘草龙骨牡蛎汤。

5. 水饮凌心

证候表现：心悸眩晕，肢面浮肿，下肢为甚，甚者咳喘，不能平卧，兼有胸脘痞满，纳呆食少，渴不欲饮，恶心呕吐，形寒肢冷，小便不利。舌质淡胖，苔滑，脉弦滑或沉细而滑。

护治法则：振奋心阳，化气利水。治疗代表方：苓桂术甘汤。

6. 血瘀气滞

证候表现：心悸，心胸憋闷，心痛时作，兼有两胁胀痛，善太息，形寒肢冷，面唇紫黯，爪甲青紫。舌质紫黯或有瘀点、瘀斑，脉涩，或结，或代。

护治法则：活血化瘀，理气通络。治疗代表方：桃仁红花煎。

7. 痰浊阻滞

证候表现：心悸气短，胸闷胀满。兼有食少腹胀，恶心呕吐，或伴烦躁失眠，口干口苦，纳呆，小便黄赤，大便秘结。舌苔白腻或黄腻，脉弦滑。

护治法则：理气化痰，宁心安神。治疗代表方：导痰汤。

（三）护理措施

1. 生活起居护理

保持病室环境安静、整洁，空气新鲜，温湿度适宜，注意四时气候变化，防寒保暖，以免外邪侵袭诱发或加重心悸。避免噪声及恐慌刺激。起居有节，劳逸适度。心悸发作时宜卧床休息，有胸闷、头晕、喘息等不适时应高枕卧位或半卧位，吸氧。水饮凌心、痰阻心脉等重症应绝对卧床。年老体弱、长期卧床、活动无耐力的患者，做好皮肤护理，预防压疮。养成良好的生活习惯，进餐不宜过饱，保持大便通畅，睡前放松身心。

2. 病情观察

观察心悸发作的规律、持续时间及诱发因素，以及心率、心律、血压、脉象等变化，给予心电监护进行监测，做好记录。若见脉结代、呼吸不畅、面色苍白等心气衰微表现，立即予以吸氧。心率持续在每分钟 120 次以上或 40 次以下或频发期前收缩，及时报告医生，予以处理。心阳不振、心力衰竭者，应注意观察其有无呼吸困难、喘促、咳吐粉红色泡沫痰的情况，可给予氧气吸入，必要时加 20% ~ 30% 乙醇湿化后吸入，协助患者采取半卧位、坐位或垂足坐位。若患者出现胸中绞痛、喘促大汗、面色苍白、四肢厥冷等心阳暴脱危象，应及时配合医生进行抢救。

3. 饮食护理

饮食宜低脂、低盐，进食营养丰富而易消化吸收的食物，忌过饥、过饱，避免烈酒、浓茶、咖啡等刺激性饮品。心阳不振者，饮食宜温补，可选羊肉、海参等，可用桂皮、葱、姜、蒜等调味，忌过食生冷；气血亏虚者，以补益气血之品为宜，如鸡肉、鸽肉、莲子、银耳、红枣、山药等，以及含铁丰富的食物；阴虚火旺者，以滋阴降火、清心安神之品为宜，如梨、百合、小麦、鸭肉等，忌辛辣炙煿；心虚胆怯者，以养心安神之品为宜，如桑椹、荔枝、猪心、蛋类、五味子等；心血瘀阻者，以活血化瘀之品为宜，如玫瑰花、山楂、红糖等；痰火扰心者，忌食膏粱厚味、煎炸炙煿之品；水饮凌心者，予以健脾养胃、温阳化饮之品，应限制钠盐和水的摄入。

4. 情志护理

心悸每因情志刺激诱发，故应加强疏导，关心体贴患者，避免不良情绪刺激。多和患者进行沟通，选择说理、劝解、安慰、鼓励等方法疏导患者，使其保持心情愉快，精神乐观，情绪稳定。对心虚胆怯及痰火扰心、阴虚火旺等引起的心悸，应避免惊恐刺激及忧思恼怒等。进行各种治疗和检查前，向患者做好解释。

5. 用药护理

遵医嘱使用各种抗心律失常药，注意观察药物的不良反应。心阳不振者中药汤剂应趁热服，补益药宜早晚温服，利水药宜空腹或饭前服用，安神药宜睡前服用。阴虚火旺者，中药汤剂宜浓煎，少量频服，睡前凉服，服药期间忌饮浓茶、咖啡，平时可用莲子心沸水泡后代茶饮，有清心除烦的功效。静脉输注抗心律失常药物和血管扩张药物时，应严格遵医嘱，控制剂量和滴速，密切观察心率、心律、血压情况。使用附子或洋地黄类药物，应密切观察心率变化及中毒反应，服用前测心率低于每分钟 60 次时应停药，若出现恶心、呕吐、脉结代等症状应立即报告医生处理。使用利尿剂的患者，要准确记录出入量。

6. 适宜技术

心悸发作时，可行耳穴埋豆，取心、神门、脑、肝、肾、交感、皮质下等耳穴。心阳不足者，可灸心俞穴，或针刺神门、内关等穴，以安神定惊；心虚胆怯者，可按揉心俞、内关、神门、胆俞等穴。失眠者可取神门、交感、心等耳穴进行按压，或睡前用热水泡脚及按摩脚心以宁心安神。阵发性心悸，脉搏明显加速而并无结代者，可用屏气法，深吸气后屏气几秒，再用力作呼气动作以止悸；或用压迫眼球法，患者轻闭双眼下视，用拇指压迫一侧眼球上部，逐渐增加压力，感到轻微疼痛，心悸减轻为止；或用压迫颈动脉窦法，以拇指轻压一侧颈动脉窦 10~20 秒，若不缓解可再重复 1 次，两侧可交替进行。注意切不可两侧同时压迫，或在一侧压迫时间过长，以免发生意外。

四、健康教育

（1）生活起居有常，保持充足的睡眠和休息，适寒温，预防外邪的侵袭，避免剧烈活动。对水饮凌心、心血瘀阻等重症心悸，应嘱其卧床休息，生活有规律。养成良好的排便习惯，临厕切忌努责。

（2）重视自我情志调节，保持乐观开朗的情绪，避免不良情绪刺激。丰富生活内容，怡情悦志，使气血条达，心气和顺。

（3）饮食有节，进食营养丰富而易消化吸收的食物，忌过饥、过饱、烟酒、浓茶，宜低脂、低盐饮食。平时应多吃新鲜蔬菜、水果，适当进食麻油、蜂蜜，以保持大便通畅。

（4）积极治疗原发病，在医生指导下合理应用药物。随身携带急救药品，如硝酸甘油片等，心悸伴有胸闷、胸痛时，可及时舌下含服。如出现心悸频发且重，伴有胸闷、心痛，尿量减少，下肢水肿，呼吸气短或喘促等时，应及时就医。

（李海艳）

第四节　不寐

不寐是指脏腑功能紊乱，气血亏虚，阴阳失调所致，是一种以不能获得正常睡眠为主要临床表现的病证。表现为睡眠时间、深度的不足，不能消除疲劳以及恢复体力与精力。轻者入睡困难，寐而易醒，或时寐时醒，或醒后不能再寐；重者彻夜不能入睡，严重影响正常的生活、工作、学习和心身健康。以中老年人为多见。

不寐一词虽首见于《难经》，但《黄帝内经》中即有"目不瞑""不得眠""不得卧"等提法，《灵枢经·邪客》有"阴虚故目不瞑"的记载，认为"阴虚"是不寐的主要病机。《素问·逆调论》中提到"胃不和则卧不安"，认为胃气不和，气血衰少也可导致失眠。东汉张仲景从外感与内伤论述了失眠的病因病机，其在《伤寒杂病论》中论及有因太阳病汗下后致胃中干，而烦躁不得眠；有因汗吐下虚烦不得眠；有邪入少阴、热化伤阴所致的失眠，并提出用黄连阿胶汤和酸枣仁汤治疗失眠。《医学心语·不得卧》提出了"脾胃不和"

"心血空虚""风寒热邪""惊恐不安""痰湿壅遏"为本病之病因。

西医学中的神经官能症、更年期综合征等，当出现以不寐为主要表现时，可参照本节辨证施护。

一、病因病机

（一）情志失调

喜怒忧思悲恐惊过极均可导致脏腑功能失调而发生失眠病证。或由情志不遂，肝气郁结，肝郁化火，邪火扰动心神，神不安而不寐。或由心火内炽，心神扰动而不寐。或由思虑太过，损伤心脾，心血暗耗，神不守舍，脾失健运，营血亏虚，不能奉养心神而致不寐。

（二）饮食不节

暴饮暴食，伤及脾胃，宿食停滞，酿生痰热，壅遏于中，胃气失和，胃脉通心，胃气上逆扰动心神而卧寐不安。久之，脾胃受损，脾失健运，气血亏虚，心神失养而不得安卧。此外，浓茶、咖啡、酒类等饮料也是造成不寐的因素。

（三）久病体虚

由于先天不足、后天失养，或年老体弱及病久耗伤正气，营血不足，心失所养，心神不安而不寐。如素体阴虚，肾阴不能上奉于心，水火不济，心火独亢，心肾不交而神志不宁。肝肾阴虚，肝阳上亢，火盛神动而不寐。年迈体虚，心血不足，阴阳亏虚，心失所养，心神不安导致失眠。

（四）劳逸失调

劳倦太过则伤脾，过逸少动亦致脾虚气弱，运化不健，气血生化乏源，不能上奉于心，心神失养而不安，神不守舍而失眠。或素体阴虚，兼因房劳过度，肾阴耗伤，心肾不交而神志不宁。

失眠的病位在心，与肝、脾、肾密切相关。因心主神明，神安则寐，神不安则不寐。心主火，肾主水，在正常情况下，水火相济而相安，一旦心火亢奋，下汲肾水，肾水匮乏，不能上济于心，而致心肾不交，神不安宅。脾之营血不足，无以奉心，心失其养，则神无所附而致不寐。肝体阴而用阳，若肝之阴血不足，相火偏盛，上扰于心，神魂不安，亦能失眠；或因肝胆气虚以致怯而难眠。本病的病机主要是阳盛阴衰，阴阳失交，一为阴虚不能纳阳，一为阳盛不得入于阴。其病理性质有虚实之分，总属虚多实少。

二、诊断与鉴别诊断

（一）诊断依据

（1）以不寐为主症，轻者入寐困难或睡而易醒，醒后不寐连续3周以上，重者彻夜难眠。

（2）常伴有头昏、心悸、健忘、神疲乏力、心神不宁、多梦等症。

（3）有饮食不节、情志刺激、思虑过度、劳逸太过、素体亏虚的病史。

（二）病证鉴别

不寐应与一时性失眠、生理性少寐、因他病痛苦而失眠相区别。若因情志影响或生活环境改变引起的暂时性失眠不属于病态。老年人少寐，早睡、早醒，寐时易醒，亦多属于生理性少寐。因痛苦而失眠，则在缓解痛苦后睡眠可得以改善。

三、辨证施护

（一）辨证要点

1. 辨虚实

失眠虚证，多属阴血不足，心失所养，阴阳失调，虚火扰神，心神不宁致失眠。临床特点为体质瘦弱，面色无华，或颧红、潮热，神疲懒言，或五心烦热，心悸健忘，多梦。常见阴虚火旺、心脾两虚、心胆气虚等证。实证多因肝郁化火，痰热内扰，食滞胃脘，胃气上逆，扰动心神，心神不安所致。临床特点为心烦易怒，口苦咽干，便秘溲赤，舌红，苔腻，脉滑数有力。多见于肝火扰心、痰热扰心等证。

2. 辨脏腑

不寐的主要病位在心，由于心神失养或不安，神不守舍而失眠，且与肝、脾、胆、胃、肾的阴阳气血失调有关。如急躁易怒为肝火内扰；脘腹胀满、苔腻而失眠，多为胃腑宿食，痰浊内盛；心烦心悸，头晕健忘而失眠，多为阴虚火旺，心肾不交；面色少华，肢倦神疲而失眠，多为脾虚不运，心神失养等。因惊悸而失眠，病位多在心、胆。

（二）证候分型

1. 实证

（1）肝火扰心。

证候表现：不寐多梦，甚则彻夜不寐，心烦，急躁易怒，伴头晕、头胀痛，面红目赤，耳鸣、耳聋，胁肋胀痛，口干口苦，小便黄赤，大便秘结，舌红，苔黄，脉弦数有力。

护治法则：疏肝泻热，清心安神。治疗代表方：龙胆泻肝汤。

（2）痰热内扰。

证候表现：心烦不寐，胸闷脘痞，恶食嗳气，吞酸恶心，心烦口苦，头重目眩，苔腻而黄，脉滑数。

护治法则：化痰清热，和中安神。治疗代表方：黄连温胆汤。

2. 虚证

（1）阴虚火旺。

证候表现：失眠，多梦，健忘，心悸，五心烦热，口干，盗汗，思虑劳心则症状加重，头晕目眩，舌红少津，苔少或无，脉细数。

护治法则：滋阴降火，养心安神。治疗代表方：黄连阿胶汤。

（2）心脾两虚。

证候表现：多梦易醒，醒后难于入睡，健忘，头晕目眩，心悸，饮食无味，食少，腹胀，便溏，肢倦神疲，面色少华，舌淡，脉细无力。

护治法则：补益心脾，养心安神。治疗代表方：归脾汤。

（3）心胆气虚。

证候表现：虚烦不眠，胆怯易惊，惕惕然不可终日，心悸，善太息，伴面色无华，气短乏力，舌淡，脉弦细或脉虚。

护治法则：益气镇惊，安神定志。治疗代表方：安神定志丸合酸枣仁汤。

（三）护理措施

1. 生活起居护理

居室安静、舒适，光线柔和，温湿度适宜，远离强光、噪声、异味刺激，为患者创造良好的睡眠环境。床单位舒适、整洁，枕头高度适宜。指导患者养成良好的生活习惯，建立有规律的作息时间，按时就寝。睡前避免情绪过度激动、兴奋，忌饮浓茶、咖啡、可乐等，晚餐不宜过饱，睡前少饮水。阴虚烦热者，衣被不宜过厚，汗出后及时更换，干爽舒适。指导患者讲究睡眠卫生，适当参加体力活动，促进睡眠。

2. 病情观察

注意观察患者睡眠时间、睡眠形态和睡眠习惯，有无头晕、头痛、心悸等伴随症状。因病痛而引发不寐者，及时祛除相关病因，如呼吸困难、喘息等，给予半卧位，氧气吸入；身有痛处造成不寐，应根据不同情况采取措施，如按摩、针刺、拔罐、冷敷、热敷等方法，缓解疼痛，使患者舒适入睡；因食滞胃脘而不得安卧者，遵医嘱可给予消食导滞药，或以探吐法，使其吐出胃中积滞食物；咳嗽者可酌情给予镇咳治疗。

3. 饮食护理

饮食宜清淡，少食肥甘厚味，忌食辛辣刺激食物。心脾两虚、心虚胆怯者，应多食补益气血、益气安神之品，如山药、莲子、薏米仁、大枣、龙眼肉等；阴虚火旺者，应多食养阴降火之品，如百合、莲子、海参、西洋参、牡蛎、淡菜等，忌食辛燥动火食物；肝火扰心、脾胃不和者，宜多食柑橘、金橘等理气之品，或多食消食导滞、和中安神之品，如荸荠、萝卜、山楂等。

4. 情志护理

忧思、郁怒等不良情绪可造成脏腑功能失调，可加重失眠，指导患者放松情绪，避免思虑过度，做好情志疏导，解除其恼怒。鼓励患者进行自我情志调节，做到喜怒有节，控制情绪，以豁达、乐观、平和的态度为人处事，正确对待失眠，树立信心。

5. 用药护理

中药汤剂宜温服，安神药应在睡前服用，严格按照医嘱服药，避免长期依赖安眠药物。

6. 适宜技术

用耳穴压贴法，取心、肝、肾、神门、枕等耳穴，每日自行按压，以宁心安神，适用于各种证型之不寐。梅花针叩刺督脉经线和足太阳膀胱经第一侧线，适用于各种证型之不寐。以推拿手法按揉头面部及背部经络穴位，取印堂、神庭、风池、肩井、背俞、心俞、肾俞、关元等穴，以补益气血、滋养肝肾、疏肝解郁；或按揉脾俞、心俞、神门、内关穴；心脾两虚者，睡前可按摩背部夹脊穴，或以中药煎汤泡足，以促进睡眠。

四、健康教育

（1）重视精神调摄，避免过度紧张、兴奋、焦虑、抑郁、惊恐、愤怒等不良情绪刺激。鼓励多参加社会活动，加强交流，保持愉悦的心情。

（2）家居环境应保持静谧、舒适，养成合理作息、规律睡眠的习惯，睡前精神放松，避免从事紧张、兴奋的活动，可用温水或中药煎汤泡脚。

（3）饮食有节，晚餐不宜过饱，忌浓茶、咖啡、酒类。根据不同证型，选择补益气血或滋阴化痰等功效的食物，如山药莲子粥、红枣莲子粥、银耳羹等。

（4）病后要注意调养，劳逸结合，适当从事体力劳动和体育运动，增强体质。脑力劳动者，应坚持每日适当进行体育锻炼。慎用镇静催眠药。

（崔赛男）

第五节　感冒

感冒是因感受触冒风邪，邪犯卫表，以鼻塞、流涕、打喷嚏、头痛、恶寒、发热、全身不适等为主要临床表现的常见外感病证。感冒病情有轻重之不同，轻者多为感受当令之气，通称为伤风或冒风、冒寒；重者多因感受非时之邪所致，称为重伤风。若感受时行疫毒，且在一个时期内广泛流行，具有较强的传染性，证候又相类似者，称为时行感冒。若正气虚弱，易受外邪，导致感冒反复发作者，称为体虚感冒。一般而言，感冒易愈，少数可诱发其他宿疾而使病情恶化。老年人、婴幼儿、体弱患者容易传变或同时夹杂其他疾病。本病一年四季均可发生，但以冬、春季多见。

感冒首见于北宋《仁斋直指方·诸风》篇："感冒风邪，发热头痛，咳嗽声重，涕唾稠黏。"此感冒为感受之意。张仲景在《伤寒论·辨太阳病脉证并治》中，用桂枝汤治疗太阳表虚证，用麻黄汤治表实证，为后世治疗感冒辨表实、表虚奠定了理论基础。朱丹溪《丹溪心法·伤风》中提出"伤风者属肺者多，宜辛温或辛凉之剂散之"，确立了感冒治疗的辛温、辛凉两大法则。及至明、清，对虚入感冒有了进一步的认识，清代李用粹《证治汇补·伤风》云："有平昔元气虚弱，表疏腠松，略有不慎即显风症者，此表里两因之虚证也。"提出扶正达邪的治疗原则。清代不少医家进一步强化了本病与感受时行之气的关系，林佩琴在《类证治裁·伤风》中明确提出了"时行感冒"之名，认识到部分感冒有传染性、流行性。

西医学的普通感冒、流行性感冒及其他上呼吸道感染表现为感冒症状者，均可参照本节辨证施护。

一、病因病机

（一）外感风邪疫毒

风邪虽为六淫之首，但不同季节，易与当令之气相合伤人，而表现不同的证型。如：冬季多与寒合，则为风寒证；春季多与热合，则为风热证；夏季多夹暑湿，则为风暑夹湿证；秋季多兼燥邪，则易出现燥邪伤津症状。若四时之中气候失常，"非其时而有其气"，则易侵入人体发生感冒或引起时行感冒的流行。由此可见，外感风邪是感冒的主要原因，但风邪多合时气或非时之气夹疫毒，从皮毛或口鼻侵犯人体，使肺卫失和而发病。

（二）正气虚弱，肺卫功能失常

外邪侵袭人体是否发病，除与感邪的轻重有关以外，关键在于卫气的强弱。若生活起居失常，寒暖不调或劳作过度，而致卫外不固，遇外邪侵袭则易发病。

本病病位在肺卫，病理性质多属于表实证，同时因四时六气的不同，以及人体反应性的差异，在临床病理表现亦有风寒、风热及暑湿兼夹之证。表卫失司、肺气失宣是本病的主要病机。若感受时行疫毒则病情较重，且有变生他证的可能。

— 189 —

二、诊断与鉴别诊断

（一）诊断依据

1. 以鼻咽和卫表症状为主

可见鼻塞、流涕、打喷嚏，恶风、恶寒等，继而发热、咳嗽、咽痛、肢体酸重不适，或有胃肠道症状，纳差、腹泻、恶心、呕吐，但以卫表症状为主。若风邪挟暑、挟湿、挟燥还可见相关症状。时行感冒，多呈流行性，病情较一般感冒为重，体力恢复较慢。

2. 一年四季均可发生

但以冬、春季节多见。起病急，普通感冒一般病程 3～7 日，不传变；时行感冒易发生传变，化热入里，继发或合并他病。

（二）病证鉴别

1. 感冒与风温初起

温病多有类似感冒的症状，风温初起，更与风热感冒相似。一般说来，感冒发热多不高，或不发热，予解表药后即可汗出，热退身凉，多不传变；而温病则高热、壮热，传变迅速，由卫而气，入营入血，甚者谵妄、神昏、惊厥等。感冒四时皆可，病程较短，易于治愈；而温病有明显的季节性，病程长短不一，重者难于治愈。

2. 普通感冒与时行感冒

普通感冒病情较轻，全身症状不重，少有传变。在气候变化时发病率上升，但无明显流行特点。时行感冒病情较重，发病急，全身症状显著，易发生传变，化热入里，继发或合并其他病证，具有广泛的传染性、流行性。

3. 感冒与鼻渊

两者均可有鼻塞、流涕。但鼻渊多流腥臭浊涕，一般无恶寒发热等，病程漫长，反复发作，不易治愈，常因感冒而诱发。而感冒一般流清涕或流黄涕，无腥臭味，并可见恶寒发热等其他外感表证，病程短，治疗后鼻塞流涕症状消失较快。

三、辨证施护

（一）辨证要点

1. 辨风寒风热

主要从寒热、有汗无汗、咽部红肿及舌、脉特点来辨别。恶寒重，发热轻，无汗，头痛，咽痒不肿或淡红微痛，苔白，脉浮紧者属风寒，多见于一般体质或阳虚体质，冬季为多；发热重，恶寒轻，咽痛，苔白少津或薄黄，脉浮数者属风热，多见于一般体质或阴虚或阳盛之体，春季易发。

2. 辨兼夹症

夹湿者以身热不扬，头胀如裹，骨节疼痛，胸闷，口淡或黏为特征，多见于梅雨季节；夹暑者以身热有汗，心烦口渴，小便短赤，苔黄腻为特征，多见于长夏；夹燥者，以身热头痛，鼻燥咽干，咳嗽无痰或少痰，口渴，舌红为特征，多见于秋季。

3. 辨气虚与阴虚

气虚感冒者，在感冒诸症的基础上兼有恶寒甚，倦怠无力，气短懒言，身痛无汗，咳痰无力，脉浮等气虚证；阴虚感冒者则兼见身微热，手足发热，心烦口干，少汗，干咳少痰，舌红，脉细数等阴虚证。

（二）证候分型

1. 风寒束表

证候表现：恶寒重，发热轻，无汗，头痛，肢节酸痛，鼻塞声重，时流清涕，咽痒咳嗽，痰稀薄色白，口不渴或渴喜热饮，舌质淡润，苔薄白，脉浮或浮紧。

护治法则：辛温解表。治疗代表方：荆防败毒散。

2. 风热犯表

证候表现：身热重，微恶风，汗出不畅，头胀痛，面赤目胀，咳嗽，痰黏或黄，咽燥，口渴欲饮或咽喉乳蛾红肿疼痛，鼻塞，流黄浊涕，舌苔薄白、微黄，边尖红，脉象浮数。

护治法则：辛凉解表。治疗代表方：银翘散或桑杏汤加减。

3. 暑湿伤表

证候表现：身热，微恶风，汗少，肢体酸重或疼痛，头昏重胀痛，咳嗽痰黏，鼻流浊涕，心烦，口渴或口中黏腻，渴不多饮，小便短赤，胸闷，脘痞，泛恶，便溏，舌苔薄黄而腻，脉濡数。

护治法则：清暑祛湿解表。治疗代表方：新加香薷饮加减。

4. 体虚感冒

（1）气虚感冒。

证候表现：经常感冒，反复不愈。恶寒较甚，发热，无汗，身楚倦怠，咳嗽，咳痰无力，舌苔淡白，脉浮无力。

护治法则：益气解表。治疗代表方：参苏饮加减。

（2）阴虚感冒。

证候表现：身热，微恶风寒，少汗，头昏，心烦，口干，干咳少痰，舌红少苔，脉细数。

护治法则：滋阴解表。治疗代表方：加减葳蕤汤。

（三）护理措施

1. 生活起居护理

保持病室清洁、舒适、安静。病室空气新鲜，避免直接吹风。风寒、气虚感冒者，室温可稍高，注意防寒保暖；风热、阴虚感冒者，室内宜凉爽、湿润；暑湿感冒者，宜凉爽通风；对感受疫疠邪气，恶寒发热者宜做好消毒隔离工作，预防传染，室内每日可用食醋熏蒸，或用紫外线照射进行空气消毒。恶寒发热严重者宜卧床休息，减少外出，热退后可适当下床活动，防止劳复。保持床单清洁、干燥，汗出热退时，宜用温毛巾或干毛巾擦身后更换衣被，使患者舒适，同时注意保暖，以防复感。外感发热，邪在卫分者可用温水擦浴，禁用乙醇擦浴及冷敷，以防腠理闭塞而加重病情。

2. 病情观察

密切观察患者恶寒发热、口渴、咽喉肿痛、脉搏、舌象、体温、汗出及有无变生他症的情况。高热者每 4 小时测量体温 1 次，若高热不退，应注意意识、皮肤等全身情况，必要时遵医嘱给予退热药。注意观察服解表药后反应，若汗出热解，脉静，胃纳佳为顺；若大汗淋漓，口渴引饮，热降复升，脉不静，且伴有心烦、胸闷、纳呆等，则应警惕津液耗伤，需防出现传变入里或竭阴亡阳等并发症。

3. 饮食护理

饮食宜清淡、富含营养，忌辛辣、油腻之品。风寒感冒宜热食，多喝热稀粥或饮生姜红糖茶，亦可用糯米、生姜、连须葱白煮制葱姜粥，趁热食用，忌生冷、油腻；风热感冒宜食凉润之品，多补充水分，多食蔬菜和水果，忌辛辣、油腻、煎炸之品；热盛口渴多汗者可给淡盐水、冬瓜汤、芦根茶等；暑湿感冒宜清淡饮食，忌食冷、甜、黏、油炸之品，多食西瓜、苡仁粥、绿豆汤等清热解暑之品；体虚感冒宜根据不同的体质选用滋补类食物；气虚感冒可选食山药粥、黄芪大枣粥、牛奶等健脾补气之品；阴虚感冒可食用银耳、海参、甲鱼等滋阴清补之品。

4. 情志护理

感冒恶寒发热、头身疼痛等症状较甚者，可有心烦、焦虑等表现，应做好解释和安慰，指导患者了解疾病的发生、发展过程，积极配合治疗，保持情志舒畅，乐观开朗，以利于增强正气，祛邪外达。年老体虚患者，病情容易反复，应指导患者的生活起居，合理调摄情志。

5. 用药护理

解表药多为辛散轻扬之品，故汤药宜武火快煎，不宜久煎，以防有效成分散失。外感风寒或体虚外感者汤药宜热服，服后卧床休息，盖被以利周身微微汗出，或喝热稀饭或热米汤以培汗源，以利祛邪外达，注意防止过汗或汗出当风，以免复感外邪；外感暑湿、风热者汤药宜温服，不宜凉服。服发汗药后，忌服酸醋生冷之品，以免收涩，影响发散效果，中病即止，不可过汗，以防伤阴。

6. 适宜技术

风寒而见恶寒发热无汗者，可行背部捏脊，取督脉及膀胱经腧穴，直至背部发热或遵医嘱针刺风池、合谷、大椎、曲池等穴位，也可用温水擦浴；汗出不畅者，可艾灸大椎、曲池穴以透汗，高热无汗者可针刺十宣放血以退热。外感暑湿见发热伴头身疼痛者，可用刮痧和拧痧法，取脊背两侧、颈部、胸肋间隙、肩、臂、肘窝、腋窝等部位，刮痧用力均匀，以出现紫色出血点为止。鼻塞流涕者可针刺或按摩迎香、列缺、外关等穴，或用热毛巾敷鼻、额部，头痛可按摩头面部穴位，如印堂、太阳、百会等。身体虚弱者，可耳穴埋籽，取肾上腺、内分泌、肾、肺等穴以扶正祛邪。

四、健康教育

（1）慎起居、适寒温，冬、春季注意防寒保暖，盛夏不可贪凉露宿，根据气候变化及时增减衣服，避免汗出当风。

（2）劳逸结合，加强运动锻炼，选择适合自身体质的运动方式，如太极拳、跑步、快走、球类运动等，以增强体质，抵御外邪。

（3）易患感冒者，可坚持每日按摩迎香、太阳、风池穴。如时邪毒盛，流行广泛时，可服用防治方药。

（4）在流行季节，应尽量少去人口密集的公共场所，外出时戴好口罩，室内可用食醋熏蒸，防止交叉感染。

（侯彦宇）

第十章

疾病康复护理

第一节　康复护理的基本概念

一、康复护理的定义

康复护理是护理学的一部分，它是针对损伤（injuries）、慢性病（chronic illness）和残疾（disability）的患者在其生理功能、心理功能、家庭与社会生活、经济状况、职业等方面发生功能障碍或改变时，能及时而有效地提供专业知识和技能的服务，预防并发症，并满足患者的需求，使其能恢复自我照顾的能力，支持和教育这些患者及其家属在较长时间内合理使用康复服务，并能维持其理想的健康功能状态。

二、康复护理的特性

康复护理具有以下 4 个主要特性。

（一）动态性

它是动态的护理过程，常因患者及其家属的需要而不断变化，以促进护理人员、残疾患者及其家属之间互动的过程。

（二）连续性

它贯穿于患者住院期间以及回到家庭与社区后的护理全过程。

（三）整体性

它主要针对慢性病、残疾患者以及家属，关注其身体、精神心理、社会、文化 4 个方面的内容。

（四）可操作性

它采用护理程序的工作方法，注重对病、伤、残者生理功能、心理功能、家庭社会适应状态过程中现存或潜在的各种健康问题做出全面而系统的评估，制订护理计划，拟订短期和长期护理目标，执行护理措施和完成护理评价。

三、康复护理的工作范围

康复护理的工作范围可划分为预防性、治疗性和康复性，分别说明如下。

（一）预防性

康复护理预防性的目标是促进和提高社区居民康复意识，预防伤、残、慢性病的发生。其主要内容包括加强社区居民康复知识的健康教育，指导人们预防意外伤害事故的发生，学会紧急处理措施（如搬运过程中的注意事项，预防颈椎、脊髓损伤等），提高人们对保障和促进健康生活方式的认识（如合理饮食、体重管理、压力管理等）。工作地点可以选择在各单位卫生所、各级地方卫生院及社区康复服务中心等。

（二）治疗性

康复护理治疗性的目标就是早期发现、早期诊断和早期治疗。主要是在住院期间为患者采取必要的医疗措施，提供良好的身心照顾，以减轻残疾和慢性病对个体造成的伤害，预防并发症的发生。

（三）康复性

主要体现在医院康复医疗中心和出院后社区康复医疗机构为伤、残、慢性病患者提供身体、心理和社会的全面康复服务。将功能训练内容与日常生活活动密切结合，将治疗性沟通和咨询与患者的心理功能改变相结合，将健康教育计划与患者及其家庭成员共同参与结合在一起，以提高患者家庭对慢性病和残疾带来的损害的认识，协助患者及其家庭成员在出院后学会利用社区康复医疗资源，获得最大的适应能力。

四、康复护理人员的角色与功能

康复护理专业人员的角色主要有照顾者、协调者、健康教育者、代言人、领导者、合作者、促进者、咨询者、出院前计划者和研究者。

（一）照顾者

在护理患者的过程中，根据病情发展的不同阶段，康复护理人员扮演着各种不同的角色。例如，刚入院时的双亲替代角色，满足患者日常生活的基本需要（如皮肤清洁、饮食照顾、排泄管理、床上翻身等），以及医疗与护理照顾角色（如静脉输液、给药、关节活动、预防跌倒等）。

（二）协调者

康复护理人员有责任协调康复团队小组中各康复专业人员之间的关系，帮助患者及其家属按照康复治疗计划有效地进行，了解康复护理计划是否符合患者当前身心状况需求，判断是否实现康复治疗目标，并协助患者早日重返家庭和社会生活。

（三）健康教育者

根据患者及其家庭成员的精神和心理需要，提供与疾病相关的预防、治疗、康复护理知识，并给予积极的支持与鼓励。

（四）代言人

康复护理人员是患者权益的维护者，有责任解释并维护患者权益不受侵犯，并能及时而正确地提供信息，成为康复专业人员和非专业人员（如保险公司）之间沟通的桥梁，协助解决由于残疾所面临的困难。

（五）领导者

康复护理人员应成为康复团队小组的领导者，领导患者、家属和其他小组成员，协助其实现康复的理想目标。

（六）合作者

康复护理人员与康复团队小组的其他成员，要团结患者及其家庭成员，建立平等、信任、尊重、合作的相互关系，实现最佳的康复治疗与护理目标。

（七）促进者

协助患者尽快实现康复目标。如果患者功能恢复的水平没能达到其所期待的目标，患者心理就会出现沮丧、挫折，这时康复护理人员在帮助患者最大限度恢复日常功能水平的基础上，还要在心理上给予鼓励和支持，减少其焦虑或忧郁情绪，建立积极向上的生活态度。

（八）咨询者

对患者以及家庭照顾者提供指导，以协助他们解决残疾和家庭照顾等相关的常见问题。康复护理人员扮演着疑难问题咨询者的重要角色，以提高居民保护身体健康的意识，预防各种伤害和慢性病的发生。例如，如何监测血压的变化，高血压药物的合理使用，各种慢性病的饮食指导与合理营养，功能锻炼的注意事项等。

（九）出院前计划者

患者和家属在即将出院时会面临各种问题，在提出疑问时，康复护理人员应该主动提供咨询，协助患者理解和接受各种康复医疗措施，指导自我照顾的护理方法，帮助患者重建积极、健康的自我概念，为重返家庭和社会做好准备。

（十）研究者

康复护理人员应积极主动地开展康复护理研究，研究残疾、损伤、慢性疾病对患者以及家庭健康所带来的影响，找出影响因素，采取有效的方法去除危险因素，将研究结果与康复治疗小组成员共同分享，并广泛应用于临床、康复医疗中心、社区康复服务机构，以改善康复护理服务质量，提高康复护理效果。

五、康复团队工作

患者在康复治疗中心或机构治疗期间，不仅要注重身体功能方面的恢复，还应包括心理适应、家庭与社会生活功能的全面恢复。因此，康复医疗服务应特别注重康复团队合作。康复小组的团队成员有患者与家属、内科医师、康复科医师、护理人员、物理治疗师、作业治疗师、心理治疗师、娱乐治疗师、语言治疗师、营养师、社会工作者、其他成员（如矫形技师、医学工程师等）。

在这个团队小组成员中，患者与家属是小组内最重要的成员，因为康复小组专业成员所制定的康复计划必须依靠患者及其家属的积极主动参与，一方面必须按照专业人员制订的、持续的再学习和再教育计划去执行康复活动，另一方面，患者及家属更应采取积极学习的态度去适应生活上的巨大改变。

六、康复护理人员在团队中的作用

康复护理人员是整个团队中重要的协调者，即在完成医嘱的基础上，经常与康复小组的其他成员保持联系，针对患者与家属的需要和各种问题，如患者有心理、社会（家庭、职业、经济困难）等方面问题，康复护理人员应该积极与心理治疗师、社会工作者、患者家属或患者所在工作单位及社区等有关部门共同协商解决。因此，护理人员在讨论康复计划的具体实施过程中，能起到有效的协调作用，在康复小组团队工作中能发挥关键的桥梁作用。

七、康复护理工作重点与目标

康复护理工作的重点是以患者及其家庭为中心，通过康复团队小组成员合作与协调，协助、支持与教育患者及其家属早日重返家庭与社区的健康生活。康复护士的职责就是维持患者现存功能水平，促进健康，预防身体结构和功能的进一步损伤，预防残疾，恢复社会角色。

在医疗环境中，康复护理人员主要是通过收集资料，提出护理问题，制订护理目标、计划和措施进行工作。同时康复护理人员本身就是一个治疗性工具，通过运用治疗性沟通技巧，与患者建立治疗性人际关系，将其被动、消极接受参与康复治疗和护理的过程转变成为主动、积极的自我照顾的过程，并引导患者重新认识和接纳自我，使其通过不断再学习、再实践，重建良好的生活适应模式。同时满足伤、病、残患者基本生活功能需要，预防并发症发生。

（刘　影　张岩岩）

第二节　康复护理理论在临床工作中的应用

临床康复护理工作应该以康复护理理论为依据，以康复护理程序为工作方法，为患者提供有效的康复护理服务。康复护理程序分为以下 5 个步骤，即评估、诊断、计划与目标、实施、评价。首先，通过收集资料提出护理诊断或问题，并根据护理诊断的具体问题，制订护理计划和目标，采取具体的护理活动，对护理对象提供具体的护理措施，并在护理活动结束后，再对患者的身体、心理、社会等方面的改变进行判断，以确定护理目标的实现和护理效果的达到程度。

一、护理评估

护理评估是护理程序的第一步，评估阶段是提供高质量、个体化护理的基础，也为确定患者的护理诊断、制定目标、实施护理计划和评价护理效果提供依据。除了在入院时的总体评估外，在护理程序的全过程中，还应不断对其进行评估，发现患者住院期间出现的新问题，并根据这些资料决定是否需要修改、中断或继续原有的护理措施。因此，护理评估是连续的、系统的、全面地收集护理对象身体状况以及心理、社会、文化、经济等方面的资料，并以护理理论为指导，对所收集的资料进行组织、整理、核实、分析、归纳、推理和记录。收集资料的方法包括交谈法、观察法、身体评估法和查阅病历法等。

根据康复护理理论来确定收集资料的内容和范围，如以奥伦的自理理论为依据，收集资料可以从一般性自我照顾需求、发展性自我照顾需求和健康不佳时的自我照顾需求 3 个方面来进行；如以适应理论模式为依据，收集资料可以从生理功能适应方式、自我概念适应方式、角色功能模式和相互依赖的适应方式 4 个方面来考虑。

二、护理诊断

康复护理是护理工作范围内的一个专业领域。它是诊断和治疗人们对功能活动和生活方式发生改变时所出现的现存的或潜在健康问题的反应。

根据以上所收集的资料，如果按照奥伦的自理理论框架，可以得出护理诊断为自理能力缺陷，而缺陷的水平可以分为：①完全缺陷，即患者完全丧失了自我照顾的能力，需要护理人员提供全部的帮助才能维持日常生活能力，如昏迷、高位截瘫、精神疾病、老年痴呆等患者；②部分缺陷，即患者有能力完成一部分自我照顾需要，另一部分需要护理人员协助完成以满足其日常生活能力需要，如卒中患者、骨折患者等；③支持和教育缺陷：患者和家属由于相关知识不足，不能满足自我照顾的需要，需要护理人员提供正确的指导、咨询、健康教育，以更好地了解疾病的发生、发展的过程，从而达到最佳健康状态，预防并发症，如肢体功能运动指导，药物依从性（抗抑郁症、抗高血压、糖尿病管理）等。

如果按照罗伊的适应理论模式，得出的护理诊断则为：①无效生理改变；②无效自我概念改变；③无效角色改变，即角色缺乏、角色冲突；④家庭社会关系适应不良。

三、护理计划

针对护理诊断制订措施来预防、减轻或解决有关问题。制订计划的目的是为了使患者得到适合于个人的护理，保持护理工作的连续性，促进医护人员的交流和利于评价。具体内容包括建立护理目标和制定护理措施。

（一）建立目标

建立目标的目的是指导护理措施的制订，衡量措施的有效性和实用性。为此，护理目标应具备下述特点：首先，必须以患者为中心，反映患者的行为；其次，必须现实，要以能够实现为目的；再次，是能够观察和测量，并有具体的检测标准和时间限度；最后，特别注意护理目标应由护理人员与患者以及家属共同来制订，以确保目标的可行性和个性化的特征。

同时，目标还有短期（近期）和长期（远期）之分。短期目标是当前需要解决的主要矛盾，长期目标是需要较长时间才能实现的，范围也比较广泛。如卒中偏瘫患者，其护理诊断为躯体移动障碍，短期目标（近期目标）是：第 1 周床上躯体的被动运动，第 2 周床上躯体练习翻身，第 3 周床上躯体的主动运动；远期目标是：1 个月内恢复床上躯体自主运动功能。短期目标应与长期目标互相配合、互相呼应。

（二）制订措施

护理措施是向患者解释，帮助患者达到预期目标的行为，是护士为患者提出的特定护理工作项目，是确定护理诊断与目标后的具体实施方案。重点是满足人的基本需要，预防功能缺损，维持功能正常，预防、减少并发症发生，促进功能最大限度的恢复。

护理措施可分为依赖性的、相互依赖性的和独立性的 3 类。

1. 依赖性的护理措施

即康复护理人员执行医嘱的具体方法，它描述了贯彻医疗措施的行为。如医嘱"按时服用降高血压药物，每日 2 次"。护士执行如下：每日早、晚各服药 1 次。

2. 相互依赖性的护理措施

这类护理措施包括了医生、护士、物理理疗师、作业治疗师之间的合作，需共同完成。如卒中偏瘫患者出现活动无耐力，在进行耐力训练时，护理人员与物理治疗师以及患者家庭成员一起，共同制订的措施为：①床上抬腿训练，左、右腿各 10 次；②双腿一前一后站立训练，各 10 次为 1 组；③行走训练，10 步 1 组，共 2 组；④上、下午各 1 次。

3. 独立性的护理措施

这类护理措施完全由护士设计并实施，不需要医嘱。护士凭借自己的知识、经验、能力，根据护理诊断来制订，是在其职责范围内，经独立思考、判断决定的措施，如床边合理膳食指导、功能训练时间、运动量大小、训练方式选择、采用合适的体位（卧位、坐位、站位）、为预防各种并发症而采取的护理措施等。

四、护理实施

护理实施是为达到护理目标而将计划中各项措施付诸行动的过程。包括康复护理人员所采用的各种具体的护理活动，以解决康复护理问题，并记录护理活动的结果及患者反应。重点放在促进健康，维持功能正常，预防功能丧失，满足人的基本需要，预防、降低或限制不良反应。实施由计划者亲自执行或指定他人执行，但必须有患者及其家属共同积极地参与。

在具体实施阶段，护理的重点是着手落实已制订的措施。根据依赖性、合作性和独立性护理措施的原则，以解决患者存在的主要护理问题。在实施中需进行健康教育，以满足患者的学习需要。内容包括获取知识、学习操作技术、改变个人心理和情感状态。实施过程的原则为应遵循个性化和安全性原则。实施的质量如何与护士的知识、人际关系技巧和操作技术 3 方面的水平有关。实施是评估、诊断和计划阶段的延续，须随时注意评估患者的生理、心理状态，了解患者对措施的承受能力、反应及效果，努力使护理措施满足患者的生理、心理需要，促进疾病的康复。实施过程中的情况应随时用文字记录下来，力求完整、准确、前后一致，以反映护理效果，为评价做好准备。

五、护理评价

护理评价是将患者的健康状况与原先确定的护理目标进行有计划的、系统的比较过程。护理评价是贯穿于护理全过程的活动，其中护理诊断是评价的依据，护理目标是评价的标准。进行评价的最主要目的是确定患者康复功能恢复的程度，同时也是判断康复护理措施的制订和实施的效果。

护理评价的方法是将护理效果与原定目标相比较，以鉴定护理效果，找出新的问题。经分析可得出 3 种结果：①达到目标；②部分达到目标；③未能达到目标。如未达目标，应考虑下述问题：原始资料是否充足，护理问题是否确切，所定目标是否现实，所用护理措施是否有效等。护理评价是护理程序循环中的一步，评价后还须进一步再收集资料、修订计划，以期达到患者最佳身心状况。一般急性期每 3 日评价 1 次，慢性康复患者酌情 2~4 周评价 1 次。康复护士应及时、准确记录评价的结果，及时发现存在的问题，为下一阶段制订进一步护理计划和目标做好准备。

（苏姗姗）

第三节　抗痉挛体位摆放及体位转移

一、抗痉挛体位摆放

（一）目的及意义

为了预防或减轻痉挛和畸形的出现，根据患者疾病的特点设计的一种治疗性体位，以预防以后出现并发症及继发性损害。

（二）方法

1. 脊髓损伤患者抗痉挛体位摆放

（1）仰卧位：头部垫枕，将头两侧固定，肩胛下垫枕，使肩上抬前挺，肘关节伸直，前臂旋后，腕背伸，手指微曲，髋、膝、踝下垫枕，足保持中立位。

（2）侧卧位：头部垫枕，上侧的上肢保持伸展位，下肢屈曲位，将下侧的肩关节拉出，以避免受压和后缩，臂前伸，前臂旋后，肢体下均垫长枕，背后用长枕靠住，以保持侧卧位。

2. 偏瘫患者抗痉挛体位摆放

（1）仰卧位：头部垫薄枕，患侧肩胛和上肢下垫一长枕，上臂旋后，肘与腕均伸直，掌心向上，手指伸展位，整个上肢平放于枕上；患侧髋下、臀部、大腿外侧放垫枕，防止下肢外展、外旋；膝下稍垫起，保持伸展微屈。该体位尽量少用，一方面易引起压疮，另一方面易受紧张性颈反射的影响，激发异常反射活动，强化患者上肢的屈曲痉挛和下肢的伸肌痉挛。

（2）健侧卧位：健侧在下，患侧在上，头部垫枕，患侧上肢伸展位，使患侧肩胛骨向前、向外伸，前臂旋前，手指伸展，掌心向下；患侧下肢取轻度屈曲位，放于长枕上，患侧踝关节不能内翻悬在枕头边缘，防止足内翻下垂。

（3）患侧卧位：患侧在下，健侧在上，头部垫枕，患臂外展前伸旋后，患肩向前拉出，以避免受压和后缩，肘伸展，掌心向上；患侧下肢轻度屈曲位放在床上，健腿屈髋屈膝向前放于长枕上，健侧上肢放松，放在胸前的枕上或躯干上。该体位是最重要的体位，是偏瘫患者的首选体位，一方面患者可通过健侧肢体早日进行一些日常活动，另一方面可通过自身体重对患侧肢体的挤压，刺激患侧的本体感受器，强化感觉输入，也抑制患侧肢体的痉挛模式。

3. 骨关节疾患患者抗痉挛体位摆放

（1）上肢功能位：肩关节屈曲45°，外展60°，肘关节屈曲90°，前臂中间位，腕背伸，各掌指关节和指间关节稍屈曲，拇指在对掌的中间位。

（2）下肢功能位：髋关节伸直，髋及大腿外侧垫枕，防止下肢外展、外旋，膝关节稍屈曲，踝关节处于90°中间位，防止足下垂。随着体位的改变，髋关节也需要变换成屈曲或伸直的位置。

二、体位转移训练

（一）目的及意义

体位转移是指人体从一种姿势转移到另一种姿势的过程，包括卧→坐→站→行走。教会瘫痪患者从卧位到坐位、从坐位到立位、从床到椅、从轮椅到卫生间的各种转移方法，使患者能够独立地完成各项日常生活活动，从而提高其生存质量。

（二）方法

1. 翻身训练

作为生活自理的第一步，患者利用肢体残存能力带动瘫痪肢体，在辅助下或独立地进行翻身。

（1）脊髓损伤患者的翻身动作：颈髓损伤患者独立翻身困难，需帮助翻身。现以 C_6 损伤患者为例予以介绍。

1）患者仰卧于床上，头、肩屈曲，双上肢屈曲上举、对称性用力向身体两侧摆动，产生钟摆样运动。

2）头转向翻身侧，双上肢用力甩向翻身侧时，带动躯干旋转而翻身。

3）位于上方的上肢用力前伸，使翻身侧的上肢放置到该侧位置，完成翻身动作。

（2）偏瘫患者的翻身训练。

1）辅助下向健侧翻身：将患侧下肢放于健侧下肢上，由健手将患手拉向健侧，护理人员于患侧帮助抬起患者肩胛、骨盆，翻身至健侧，每次辅助时仅给予最小辅助，并依次减少辅助量，最终使患者独立翻身，并向患者分步解释动作顺序及要求，以获得患者主动配合。

2）主动向患侧翻身：①用健手将患侧上肢外展，防止受压，健侧下肢屈髋屈膝；②头转向患侧，健侧肩上抬，上肢向患侧转，健侧下肢用力蹬床，将身体转向患侧。

3）主动向健侧翻身。

2. 坐起训练

（1）脊髓损伤患者的坐起。

1）截瘫患者从侧卧位坐起：①双上肢用力摆动要翻向的一侧，至侧卧位；②双肘支撑床面，抬起上身，并保持平衡，移动上身靠近下肢；③用上侧上肢用力勾住膝关节；④用力勾住膝关节的同时将另一侧肘弯曲、伸展并将肘逐步移近躯干，取得平衡，通过此动作将上身靠近双腿；⑤将双手置于体侧，伸肘至坐位。

2）截瘫患者的坐起：①双上肢同时用力向一侧摆动，躯干转向一侧；②翻向一侧的手和对侧肘支撑床面，然后伸展肘关节，用手支撑床面，并逐步靠近身体，另侧手移至身体同侧；③将双手置于体侧，伸肘至长坐位。

（2）偏瘫患者的坐起训练。

1）辅助下坐起：①患者的健侧脚插到患侧腿下，Bobath 握手伸肘屈膝摆动至健侧卧位，护理人员将患侧手放到自己的肩上，扶起患者双肩的同时，患者用健侧肘撑起上身；②健侧肘撑起上身的同时，用健腿将患腿移到床缘下；③伸展肘关节，健手支撑床面，使躯干直立，完成床边坐起动作。

2）偏瘫患者的独自坐起动作：①患者取健侧卧位，健手握住患手，用健侧腿将患侧腿移至床边；②用健侧前臂支撑起上身，头、颈和躯干向上方侧屈，同时用健腿将患腿移到床缘下；③肘伸直，坐起至床边坐位；④改用健手支撑，使躯干直立，完成床边坐起动作。

3. 床上坐位训练

由于长期卧床，患者在坐或站起时极容易出现直立性低血压，为了预防该类情况出现，护理人员应早期使用靠背架或摇床，通过逐步增加背靠角度来训练患者坐起。一般 2 周左右可以完全坐起。

（1）第 1 日将床头摇起 30°，询问患者有无不适感，上、下午各 5 分钟。

（2）以后每隔 1~2 日增加 10°、5 分钟，为防止腘绳肌疼痛，膝下应垫软枕。

（3）逐步达到 90°，时间能保持 20 分钟后，可进行坐位进食。

4. 坐位站起训练

（1）脊髓损伤患者的站起训练：截瘫患者佩戴矫形器站起。

1）驱动轮椅至双杠入口处，刹住轮椅闸，坐于轮椅前部。

2）佩戴好矫形器，双足着地，将躯干尽量前屈，双手握杠同时用力，将身体拉起，臀部向前，将髋关节处于过伸位，保持站立。

（2）偏瘫患者站起训练。

1）辅助站起：①患者双足平放于地面，患脚在前，患者 Bobath 握手伸肘，护理人员站在患者偏瘫侧，面向患者，指引患者躯干充分前倾，髋关节尽量屈曲，并注意引导患者体重向患腿移动；②护理人员一手放在患膝上，重心转移时帮助把患膝向前拉，另一手放在同侧臀部，帮助抬起身体；③患者伸髋伸膝，抬臀离开椅面，慢慢站起，护理人员用手扶住患者膝部（或用膝抵住患者膝部），防止患膝"打软"。

2）独立站起：①双足着地，分开，与肩同宽，患足稍后；②患者 Bobath 握手，双臂前伸，躯干前倾；③当双肩向前超过双膝位置时，抬臀，伸展膝关节，慢慢站起；④护理人员引导患者转身坐于轮椅上。

由轮椅返回病床，方法同前。

3）独立由床到轮椅转移：①将轮椅放在患者的健侧，与床成 45°夹角，关闭轮椅手闸，卸下近床侧轮椅扶手，移开近床侧脚踏板；②患者健手支撑于轮椅远侧扶手，患手支撑于床上；③患者向前倾斜躯干，健手用力支撑，抬起臀部，以双足为支点旋转身体，直至背靠轮椅，确信双腿后侧贴近轮椅后正对轮椅坐下。

由轮椅返回病床的转移与上述顺序相反。

三、注意事项

（一）抗痉挛体位的注意事项

（1）在仰卧位时，在足部放一支被架，把被子支撑起来，避免被子压在足上，引起垂足。

（2）在侧卧位时，尽量使头部和颈椎保持正常对线，偏瘫患者取患侧卧位时，患肩向前拉出，避免受压和后缩。

（3）1~2 小时变换 1 次体位，以维持良好的血液循环。

（4）消除患者紧张和焦虑的不良心理状态，以避免肌张力增高。

（5）室内温度适宜，因温度太低可使肌张力增高。

（二）体位转移的注意事项

（1）体位转移前消除患者的紧张、对抗心理，以配合转移，护理人员应详细讲解转移的方向、方法和步骤，使患者处于最佳的起始位置。

（2）互相转移时，两个平面之间的高度尽可能相等，两个平面应尽可能靠近，两个平面的物体应稳定：如轮椅转移时必须先制动，椅子转移时应在最稳定的位置等。

（3）转移时应注意安全，避免碰伤肢体、臀部、踝部的皮肤。

（4）转移前护理人员应了解患者的能力，如瘫痪的程度和认知情况、需要的方式和力度的大小等。

（孙海微）

第四节　增强肌力与耐力训练的技术

一、目的及意义

（一）增强肌力

使原先肌力减低的肌肉通过肌力训练，肌力得到增强。

（二）增强肌肉耐力

增强肌肉的耐力，使肌肉能够维持长时间的收缩。

（三）功能训练前准备

通过肌力训练使肌力增强，为以后的平衡、协调、步态等功能训练做准备。

二、方法

评估肌肉现存的肌力水平，分别采用辅助主动运动、主动运动、抗阻力运动和等长运动。

（一）辅助的主动运动

1. 徒手辅助主动运动

当患者肌力为 1 级或 2 级时，护理人员帮助患者进行主动运动。例如，腘绳肌肌力 2 级，患者俯卧位，护理人员站在训练一侧肢体旁，一手固定于大腿后部，让患者主动屈曲膝关节，另一手握踝关节辅助用力，当屈膝达 90°时，重力作用可促进屈曲。随着肌力的改善，随时可以做辅助量的精细调节，不受任何条件的限制，这样效果较好。

2. 悬吊辅助主动运动

利用绳索、挂钩、滑轮等简单装置，将运动的肢体悬吊起来，以减轻肢体的自身重量，然后在水平面上进行训练。例如，训练髂腰肌肌力时，患者侧卧，患肢在上，分别在膝关节及踝关节垂直上方放置挂钩，吊带固定于膝关节及踝关节，用绳索悬吊，患者主动屈髋。随着肌力的改善，还可以调节挂钩的位置，改变运动面的倾斜度，用手指稍加阻力或用重锤做阻力，以增加训练难度。

3. 滑板上辅助主动运动

滑板可减少肢体运动时的摩擦力，肢体在滑板上主动滑动可达到训练目的。例如，肱三头肌肌力为 1~2 级时，患者坐位，滑板置于治疗床上，治疗上肢放于滑板上，通过主动伸肘动作进行训练，也可同时轻拍或轻叩肱三头肌肌腹。随着肌力改善，可通过增加滑板的倾斜度来增加训练难度。

（二）主动运动

主动运动适用于肌力达 3 级以上的患者，是通过患者主动收缩肌肉完成运动。训练时选择正确的体位和姿势，将肢体置于抗重力体位，防止代偿动作，对运动的速度、次数及间歇予以适当的指导。常见的主动运动形式为徒手体操练习。

（三）抗阻力主动运动

（1）徒手抗阻力主动运动：阻力的方向总是与肌肉收缩使关节发生运动的方向相反，阻力通常加在需要增强肌力的肌肉附着部位远端，这样较少的力量即可产生较大的力矩。加阻力的部位要根据患者的状况来定。例如，当股四头肌肌力达到 4 级时，可在小腿的位置施加阻力；当肌力比 4 级稍强时，可以在踝关节处施加阻力；当肌力未达到 4 级时，可在小腿 1/3 处施加阻力或用两个手指的力量施加阻力，加阻力时不可过急，宜缓慢，使运动中的肌肉收缩时间延长，一次动作 2~3 秒完成，开始时在轻微阻力下主动运动 10 次，然后加大阻力，使肌肉全力收缩活动 10 次。训练时，对骨折患者要注意加阻力的部位和保护骨折固定的部位，阻力也不要过大，以免影响骨折恢复。

（2）利用哑铃、沙袋、滑轮、弹簧、重物、摩擦力等作为运动的阻力，施加阻力的大小、部位及时间应根据患者的肌力大小、运动部位进行调节。如直接用手拿重物或把重的东西系在身体某部位进行练习。例如，膝伸展动作时，将沙袋固定在小腿上进行练习。

（四）等长运动

等长收缩训练是增强肌力最有效的方法。肌肉收缩时，没有可见的肌肉缩短或关节运动。具体方法：指导患者全力收缩肌肉并维持 5~10 秒，重复 3 次，中间休息 2~3 分钟，每日训练 1 次。如骨折手术后石膏制动的早期训练中，为避免给损伤部位造成不良影响，可选用这种方法进行肌力增强训练。

（五）肌肉耐力训练

肌力训练的同时具有部分肌肉耐力训练的作用，但两者在训练方法上有所不同。为了迅速发展肌力，要求在较短的时间内对抗较重负荷，重复次数较少；而发展肌肉耐力则需在较轻负荷下，在较长时间内多次重复收缩。临床上常将肌力训练与耐力训练结合起来进行训练，从而使肌肉训练更为合理。

三、康复护理

（一）无痛和轻度疼痛范围内的训练

肌力训练应在无痛和轻度疼痛范围内进行训练，如果最初训练引起肌肉的轻微酸痛，则属正常反应，一般次日即可自行恢复，如肌力训练引起患者训练肌肉的明显疼痛，则应减少运动量或暂停。疼痛不仅增加患者不适，而且也难达到预期训练效果。待查明原因后，进行临床治疗后再进行训练。

（二）调动患者的积极性

肌力训练的效果与患者的主观努力程度关系密切，要充分调动患者的积极性，训练前进行训练指导，使患者了解训练的方法和作用，训练中经常给予语言鼓励并显示训练的效果，以提高患者的信心和主动参与。

（三）适应证和禁忌证

掌握肌力训练的适应证和禁忌证，尤其对心血管疾病患者、老年人、体弱者等高危人群应在治疗师指导下训练，密切观察患者的情况，严防意外发生。

四、注意事项

（一）合理选择训练方法

增强肌力的效果与选择的训练方法直接有关。训练前应先评估训练部位的关节活动范围和肌力情况，并根据肌力现有等级选择运动的方法（表10-1）。

表10-1　肌力级别与肌力训练方法的关系

肌力级别	选用运动方法	肌力级别	选用运动方法
0~1	功能性电刺激运动	3	主动抗重力运动
0~1	助力运动	3	抗轻微阻力运动
2	辅助主动运动	4	抗较大阻力运动
3	主动抗部分重力运动	5	抗最大阻力运动

（二）合理调整运动强度

运动强度包括重量和重复频率。根据患者的状况随时调整训练的强度、时间等，记录患者的训练情况，包括训练时患者对运动负荷的适应能力、训练的运动量是否适合、训练中患者的状况、在训练前后随时测试肌力的进展情况。患者锻炼时的最大抗阻重量应该适当小于患者的最大收缩力，施加的重量或阻力应恒定，避免突然的暴力或阻力增加。

（三）避免过度训练

肌力训练应该在无痛的前提下进行。肌力训练后短时间内的肌肉酸痛是正常现象，而次日晨的酸痛或疲劳增加说明运动量过大，护理人员应做好解释工作，并详细询问训练当时及次日晨患者的反应，做到及时调整训练方案。

（四）训练前准备

训练前进行准备活动和放松活动，将运动的肌肉、韧带、关节和心血管系统预热，避免突然运动导致适应障碍和合并症。

（五）注意心血管反应

运动时心血管将有不同程度的应激反应，特别是等长抗较大阻力运动时，具有明显的升血压反应，加之等长运动伴有憋气，对心血管造成额外的负荷。因此，有高血压、冠心病或其他心血管疾病者应禁忌在等长抗阻运动时过度用力或憋气。

（吴　奇　赵春莉）

第五节 关节活动度训练的技术

一、概述

关节活动范围（ROM）指关节的远端向着或离开近端运动，远端骨所达到的新位置与开始位置之间的夹角。关节活动训练的目的是使挛缩与粘连的纤维组织延长，维持或增加关节活动范围，以利于患者完成功能性活动。

（一）关节的运动

关节的运动方向包括屈和伸、内收和外展、旋转、翻转和环转。

1. 屈和伸

通常是指关节在矢状面，沿冠状轴进行的运动。运动时，关节的远端向近端接近，相关关节的两骨之间的角度变小称为屈，反之，关节的远端离开近端，角度增大称为伸。

2. 内收和外展

运动时，关节的远端接近身体中线为内收，离开身体中线为外展。

3. 旋转

向内或向前转动称旋内或旋前，向外或向后转动称旋外或旋后。

4. 翻转

指踝和足的联合运动，足底向内侧转动，足的内侧缘抬起为内翻；足底向外侧转动，足的外侧缘抬起为外翻。

5. 环转

能沿两轴以上运动的关节均可做环转运动，如肩关节、髋关节和桡腕关节等，环转运动是屈、展、伸、收依次结合的连续动作。

（二）关节运动的类型

1. 生理运动

生理运动是指关节在其自身生理允许的范围内发生的运动，通常为主动运动，如前述的屈和伸、内收和外展、旋转等。

2. 附属运动

附属运动是指关节在生理范围之外、解剖范围之内完成的一种被动运动，通常自己不能主动完成，而是由他人或健侧肢体帮助完成。

（三）影响关节活动的因素

关节活动范围的大小，受下列因素的影响。

1. 构成关节的两关节面积大小的差别

两关节面积的大小相差越大，关节活动的幅度也越大。

2. 关节囊的厚薄、松紧度

关节囊薄而松弛，则关节活动幅度大，反之则小。

3. 关节韧带的多少与强弱

关节韧带少而弱，则活动幅度大；关节韧带多而强，则活动幅度小。

4. 关节周围肌肉的伸展性和弹性状况

一般来说，肌肉的伸展性和弹性良好者，活动幅度增大；反之，活动幅度就小。此外，年龄、性别、训练水平对活动范围也有影响，如儿童和少年比成人大，女性比男性大，训练水平高者比低者大等。

（四）关节活动异常的原因

1. 关节及周围软组织疼痛

由于疼痛导致了主动和被动活动均减少，如骨折、关节炎症、手术后等。

2. 肌肉痉挛

中枢神经系统病变引起的痉挛，如脑损伤引起的肌肉痉挛，关节或韧带损伤引起的肌肉痉挛。

3. 软组织挛缩

关节周围的肌肉、韧带、关节囊等软组织挛缩，如烧伤、肌腱移植术后、长期制动等。

4. 肌肉无力

中枢神经系统病变引起的软瘫，周围神经损伤或肌肉、肌腱断裂。

5. 关节内异常

关节内渗出或有游离体。

6. 关节僵硬

关节骨性强直，关节融合术后。

（五）关节活动度训练的适应证和禁忌证

1. 适应证

引起关节挛缩僵硬致关节活动受限的疾病，如骨折固定后、关节脱位复位后、关节炎患者；肢体的瘫痪，如脊髓损伤后的四肢瘫或截瘫等、脑卒中后的偏瘫等。

2. 禁忌证

深静脉血栓形成；关节旁的异位骨化；心血管疾病不稳定期，如心肌缺血、心肌梗死；肌肉、肌腱、韧带、关节囊或皮肤手术后初期；部分骨折早期；肌肉、肌腱、韧带撕裂早期。

二、康复评定

关节活动度评定是测量远端骨所移动的度数，指关节的远端向着或离开近端运动，远端骨所达到的新位置与开始位置之间的夹角。

（一）测量常用仪器

1. 通用量角器

由一个圆形或半圆形的刻度盘和两条臂构成，固定臂与刻度盘相连接，不可移动，移动臂的一端与刻度盘中心连接，可以移动。通用量角器主要用来测量四肢关节。

2. 指关节测量器

可用小型半圆形量角器测量，也可以用直尺测量手指外展或屈曲的距离，或用两角分规测量拇指外展（虎口开大）程度。

3. 电子量角器

固定臂和移动臂为 2 个电子压力传感器，刻度盘为液晶显示器。

4. 脊柱活动范围测量

可以用专用的背部活动范围测量计或电子量角器来测量脊柱的屈伸活动范围，也可以通过测量直立位向前弯腰、向后伸腰，以及向两侧屈曲时中指指尖与地面的距离来评定脊柱的活动范围。

（二）各关节活动范围测量及正常参考值

各关节活动范围测量及正常参考值见表 10-2～表 10-4。

表 10-2　上肢主要关节活动范围测量

关节	运动	正常参考值	关节	运动	正常参考值
肩	屈	0°～180°	腕	桡侧偏移或外展	桡偏 0°～25°
	伸	0°～50°		尺侧偏移或外展	尺偏 0°～55°
	外展	0°～180°	掌指	伸	0°～20°
	内旋、外展	各 0°～90°		屈	0°～90°
肘	屈、伸	0°～150°			拇指 0°～30°
桡尺	旋前、旋后	各 0°～90°	指间	屈、伸	近指间为 0°～100°
腕	屈	0°～90°			远指间为 0°～80°
	伸	0°～70°	拇指掌腕	内收、外展	0°～60°

表 10-3　下肢主要关节活动范围测量

关节	运动	正常参考值	关节	运动	正常参考值
髋	屈	0°～125°		伸	0°
	伸	0°～15°	踝	背屈	0°～20°
	内收、外展	各 0°～45°		跖屈	0°～45°
	内旋、外旋	各 0°～45°		内翻	0°～35°
膝	屈	0°～150°		外翻	0°～25°

表 10-4　脊柱关节活动范围测量

关节	运动	正常参考值	关节	运动	正常参考值
颈部	前屈	0°～60°	胸腰部	前屈	0°～45°
	后伸	0°～50°		后伸	0°～30°
	左旋、右旋	各 0°～70°		左旋、右旋	0°～40°
	左、右侧屈	各 0°～50°		左、右侧屈	各 0°～50°

（三）测量注意事项

（1）明确关节的活动范围。

（2）熟悉关节的解剖位（中立位）和关节的运动方向。

（3）熟练掌握各关节测量时固定臂、移动臂、轴心的具体规定。

（4）同一对象应由专人测量，每次测量应取相同位置、同一种量角器，以便于比较。

三、关节活动康复训练方法

（一）主动运动

主动运动可以促进血液循环，具有温和的牵拉作用，能松解疏松的粘连组织，牵拉挛缩不严重的组织，有助于保持和增加关节活动范围。最常用的是各种徒手体操，一般根据患者关节活动受限的方向、程度，设计一些有针对性的动作。

（二）主动助力运动

1. 器械练习

器械练习是借助杠杆原理，利用器械为助力，带动活动受限的关节进行活动。应用时应根据病情及治疗目的，选择相应的器械，如体操棒、火棒、肋木，以及针对四肢不同关节活动障碍而专门设计的练习器械，如肩关节练习器、肘关节练习器、踝关节练习器等。

2. 悬吊练习

利用挂钩、绳索和吊带将拟活动的肢体悬吊起来，使其在去除肢体重力的前提下进行主动活动，类似于钟摆样运动。

3. 滑轮练习

利用滑轮和绳索，以健侧肢体帮助对侧肢体活动。

（三）被动运动

1. 关节可动范围运动

关节可动范围运动是治疗者根据关节运动学原理完成的关节各个方向的活动，具有维持关节现有活动范围、预防关节挛缩的作用。

2. 关节松动技术

关节松动技术主要利用关节的生理运动和附属运动被动地活动患者关节，以达到维持或改善关节活动范围、缓解疼痛的目的。常用手法包括关节的牵引、滑动、滚动、挤压、旋转等。澳大利亚的治疗师 Maitland 发展了这一技术，故又称为澳式手法或 Maitland 手法。

3. 关节牵引

关节牵引是应用力学中作用力与反作用力的原理，通过器械或电动牵引装置，使关节和软组织得到持续的牵伸，从而达到复位、固定、解除肌肉痉挛和挛缩、减轻神经根压迫、纠正关节畸形的目的。

牵引的种类：根据牵引部位可以分为颈椎牵引、腰椎牵引、四肢关节牵引，根据牵引的动力可分为徒手牵引、机械牵引、电动牵引，根据牵引持续的时间可分为间歇牵引和持续牵引，根据牵引的体位可分为坐位牵引、卧位牵引和直立位牵引。

（四）持续性被动活动

持续性被动活动（continuous passive motion，CPM）是利用机械或电动活动装置，在关节无疼痛范围内，缓慢、连续性活动关节的一种装置。CPM 在临床康复治疗中主要用于四肢关节术后及关节挛缩的治疗。使用 CPM，强调早期开始。使用前首先需要确定关节活动范围的大小，根据患者的耐受程度每日或间隔逐渐增加，直至达到关节的最大活动范围。根据病情或手术方式，连续数小时（或24小时）或连续30~60分钟，每日1~2次。

（五）作业治疗

作业治疗（occupational therapy）是有目的地应用某项活动，对不同程度的丧失生活自理和职业能力的患者进行治疗和训练，使其恢复、改善和增强生活、学习和劳动能力。作业治疗包括日常生活能力训练、就业技能训练、休闲文娱训练、教育技能训练等。

四、关节活动训练技术

（一）上肢关节活动技术

1. 肩部关节

（1）主动运动：基本动作为肩关节的前屈—后伸，内收—外展，旋内—旋外。

（2）被动活动：肩前屈、肩后伸、肩外展、肩水平外展内收、肩内旋和外旋、肩胛骨活动，关节松动技术，肌肉牵拉。

（3）器械运动：改善肩部关节活动的常用器械有肩轮、肋木、吊环、肩墙梯、肩关节旋转器、体操棒等。

（4）作业训练：木工作业、擦拭桌面、打乒乓球等。

2. 肘部关节

（1）主动运动：肘关节属于复合关节，包括不同性质的屈戌关节和车轴关节。其基本运动为屈、伸，还可以有5°~10°的过伸，桡尺近端关节与远端关节协同可以做前臂旋前和旋后运动。

（2）被动活动：肘屈伸、前臂旋转、肘及前臂的联合运动，关节松动技术，肌肉牵拉。

（3）器械运动：改善肘关节和前臂关节的器械最常用为肘屈伸牵引椅、前臂旋转牵引器。

（4）作业训练：木工作业、擦拭桌面、打乒乓球等。

3. 腕关节

（1）主动运动：腕部的运动比较复杂，桡腕关节可以进行掌屈、背伸、桡偏（外展）、尺偏（内收）4种运动，桡尺远端关节与近端关节共同完成旋前和旋后运动。

（2）被动活动：关节可动范围活动，腕的掌屈、背伸、桡偏、尺偏运动以及上述动作结合起来做腕的环绕；关节松动技术；肌肉牵伸。

（3）器械运动：改善腕关节活动的基本器械为腕屈伸牵引架，此外，也可双手托住一体操球，进行腕的屈、伸、桡偏、尺偏全方位活动。

（4）作业训练：写字、编织等。

4. 手部关节

（1）主动运动：腕掌关节可进行屈、伸、内收、外展及旋转、对掌对指，掌指关节和指尖关节可做屈伸运动。

（2）被动活动：腕掌及腕骨间关节、指间关节活动。

（3）器械运动：手部关节的常用器械有分指圆锥，分指板，拇指屈伸牵引架，拇指外展牵引架，屈指、伸指牵引架等。

（4）作业训练：插钉、捡豆、打字、拼图等。

（二）下肢关节活动技术

1. 髋部关节

（1）主动运动：屈髋屈膝、伸髋伸膝、髋的外展内收、髋的转动。

（2）被动运动：屈髋屈膝、后伸髋、外展髋、旋转髋。

（3）器械运动：下肢CPM。

（4）作业训练：上下楼、踏自行车。

2. 膝关节

（1）主动运动：屈膝、伸膝。

（2）被动运动：与髋关节一同运动、关节松动、肌肉牵拉。

（3）器械运动：下肢CPM、屈膝牵引架。

（4）作业训练：上下楼、踏自行车。

3. 踝及足部关节

（1）主动运动：跖屈—背伸、内翻—外翻。

（2）被动运动：跖屈—背伸、内翻—外翻、旋转。

（3）器械运动：楔形木块，踝屈伸练习器，踝内、外翻练习器。

（4）作业训练：上下楼。

（三）关节松动术

1. 关节松动术

主要治疗关节疼痛、关节活动受限、关节僵硬，具体应用中选择关节的生理运动及附属运动作为治疗手段。关节的生理运动是指关节在生理范围内完成的运动，包括关节的屈伸、内收外展、旋转等运动，可主动完成，也可被动进行。关节的附属运动是指关节在自身及周围组织允许的范围内完成的关节内运动，是维持关节正常活动不可缺少的一种运动，不能主动完成，需其他人或对侧肢体帮助才能完成。

2. 关节松动术的适应证

关节松动术主要适用于任何力学因素（非神经性）引起的关节功能障碍，包括：①关节疼痛，肌肉紧张及痉挛（骨关节退变、关节挫伤等）；②可逆性的关节活动受限（纤维性关节功能障碍等）；③进行性关节活动受限（骨化性肌炎等）；④功能性关节制动（骨折后关节的内外固定、矫形器固定等）。

3. 关节松动术的禁忌证

关节松动术的禁忌证为关节活动已经过度，外伤或疾病引起的关节肿胀（渗出增加），关节的炎症，恶性疾病及未愈合的骨折。

五、关节活动训练康复护理

（一）心理护理

患者由于伤病，担心疼痛、功能恢复、影响工作生活和运动等，经常会有很多顾虑，出现不良情绪，不利于患者接受治疗和功能训练。比较好的方法是与家属一起，体贴、关心、安慰、鼓励患者，帮助患者树立战胜疾病的信心，克服心理障碍，主动、积极地配合治疗，以取得最好的疗效。

（二）疼痛的护理

（1）运动前宣教：让患者了解治疗、训练的方法，对训练过程中出现的疼痛有思想准备。

（2）根据患者的爱好，通过聊天、听音乐、看电视等方法助其在一定程度上缓解疼痛。

（3）运动时疼痛稍有加重，运动结束后疼痛不减轻或持续加重，应适当调整运动范围或运动量。

（4）注意观察疼痛的变化，疼痛持续加重或肢体发绀、苍白，皮肤温度降低，感觉减退，不能自主活动或被动活动时疼痛，应及时告知医生，以避免不良后果发生。

（三）关节活动训练的注意事项

（1）训练前后观察患者的一般情况，使患者舒适，处于放松体位，肢体充分放松；注意保护受压部位，防止压疮。

（2）帮助患者做好训练部位的准备工作，在拆除缝线之前，不能随意打开纱布暴露伤口；伤口部位有引流管者，训练时不夹管。

（3）对于因伤病暂时不能活动的关节，要尽早在不引起病情、疼痛加重的情况下进行关节活动，活动范围应尽可能接近正常的最大限度。

（4）关节活动度的维持训练应包括全身的各个关节，对每个关节进行全方位的关节活动（如肩关节的屈、伸、外展、内收、内旋、外旋）。

（5）固定肢体近端，被动活动远端，避免替代运动；运动时动作缓慢、柔和、平稳、有节律，避免冲击性运动和暴力。每次各方向活动3～5次。

（6）用于增大关节活动范围的被动运动可出现酸痛或轻微的疼痛，但可耐受；不应引起肌肉明显的反射性痉挛或训练后持续疼痛。

（7）观察肢体肿胀程度，与前1日进行比较，如肿胀较前增加，应适当调整运动量。

（8）有外固定的患者，防止变形、松动，保证有效的外固定。

（9）训练时应遵循循序渐进的原则，与肌力练习同步进行。无论是主动、被动还是辅助活动，都必须在训练前对患者解释清楚，以得到患者的合作。

（耿丽娟　刘　娟）

参考文献

[1] 蒋红，顾妙娟，赵琦．临床实用护理技术操作规范[M]．上海：上海科学技术出版社，2019.

[2] 李乐之，路潜．外科护理学[M].7 版．北京：人民卫生出版社，2022.

[3] 姜丽萍．社区护理学[M].5 版．北京：人民卫生出版社，2022.

[4] 何文英，侯冬藏．实用消化内科护理手册[M]．北京：化学工业出版社，2019.

[5] 邵小平，黄海燕，胡三莲．实用危重症护理学[M]．上海：上海科学技术出版社，2021.

[6] 尤黎明，吴瑛．内科护理学[M].7 版．北京：人民卫生出版社，2022.

[7] 葛艳红，张玥．实用内分泌科护理手册[M]．北京：化学工业出版社，2019.

[8] 任潇勤．临床实用护理技术与常见病护理[M]．昆明：云南科学技术出版社，2018.

[9] 胡三莲，高远．实用骨科护理[M]．上海：上海科学技术出版社，2022.

[10] 胡雁，陆箴琦．实用肿瘤护理[M]．上海：上海科学技术出版社，2020.

[11] 陈凌，杨满青，林丽霞．心血管疾病临床护理[M]．广州：广东科技出版社，2021.

[12] 熊云新，叶国英．外科护理学[M].4 版．北京：人民卫生出版社，2018.

[13] 王霞，王会敏．实用肿瘤科护理手册[M]．北京：化学工业出版社，2019.

[14] 李卡，金静芬，马玉芬．加速康复外科护理实践专家共识[M]．北京：人民卫生出版社，2019.

[15] 邵小平．实用急危重症护理技术规范[M]．上海：上海科学技术出版社，2019.

[16] 李小寒，尚少梅．基础护理学[M].7 版．北京：人民卫生出版社，2022.

[17] 杨艳杰，曹枫林．护理心理学[M].5 版．北京：人民卫生出版社，2022.

[18] 曹梅娟，王克芳．新编护理学基础[M].4 版．北京：人民卫生出版社，2022.

[19] 李俊红，叶丽云．实用呼吸内科护理手册[M]．北京：化学工业出版社，2018.

[20] 冯岚，张雪梅，杨晓燕．脊柱外科护理学[M]．北京：科学出版社，2021.